全国高等医药院校药学类专业研究生规划教材

U0265564

中药质量分析与评价

（供中药学、药学专业用）

主　编　李　清

副主编　廖琼峰　王嗣岑　吴志生

编　者　（以姓氏笔画为序）

　　　　王　巧（河北医科大学）

　　　　王　梅（荷兰莱顿大学）

　　　　王铁杰（深圳市药品检验研究院）

　　　　王嗣岑（西安交通大学）

　　　　许风国（中国药科大学）

　　　　许华容（沈阳药科大学）

　　　　李　倩（哈尔滨医科大学）

　　　　李　清（沈阳药科大学）

　　　　李佐静（沈阳药科大学）

　　　　吴志生（北京中医药大学）

　　　　宋宗华（国家药典委员会）

　　　　张　倩（沈阳药科大学）

　　　　周婷婷（中国人民解放军海军军医大学）

　　　　孟宪生（辽宁中医药大学）

　　　　段宝忠（大理大学）

　　　　廖琼峰（广州中医药大学）

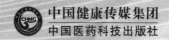

中国健康传媒集团

中国医药科技出版社

内 容 提 要

本教材系根据本课程标准的基本要求和课程特点编写而成。全书共九章，内容上涵盖中药质量管理相关政策与法规、中药质量标准体系与生产质量管理体系、中药质量表征成分确定与质量标准制定、中药的体内分析、中药质量评价中使用的统计学方法和中药质量评价的新技术、新方法与发展趋势等，具有"衔接基础、聚焦前沿、深入浅出、注重实用"的特点。本教材为书网融合教材，即纸质教材有机融合电子教材、教学配套资源（PPT、图片等）、数字化教学服务，使教学资源更加多样化、立体化。

本教材主要供高等医药院校中药学、药学专业研究生及教师使用，也可以作为药品研究开发单位、药品生产企业、医药行业质量检验部门等专业技术人员参考用书。

图书在版编目（CIP）数据

中药质量分析与评价 / 李清主编 . —北京：中国医药科技出版社，2023.12

全国高等医药院校药学类专业研究生规划教材

ISBN 978-7-5214-4265-6

Ⅰ.①中… Ⅱ.①李… Ⅲ.①中药材 – 质量分析 – 研究生 – 教材 ②中药材 – 质量评价 – 研究生 – 教材 Ⅳ.① R282

中国国家版本馆 CIP 数据核字（2023）第 204755 号

美术编辑 陈君杞

版式设计 友全图文

出版 **中国健康传媒集团** | 中国医药科技出版社

地址 北京市海淀区文慧园北路甲 22 号

邮编 100082

电话 发行 : 010-62227427 邮购 : 010-62236938

网址 www.cmstp.com

规格 889 × 1194 mm $^1/_{16}$

印张 15

字数 432 千字

版次 2023 年 12 月第 1 版

印次 2023 年 12 月第 1 次印刷

印刷 山东百润本色印刷有限公司

经销 全国各地新华书店

书号 ISBN 978-7-5214-4265-6

定价 68.00 元

获取新书信息、投稿、为图书纠错，请扫码联系我们。

前言

中医药学是我国优秀文化遗产的重要组成部分，中药亦是中医防治疾病的重要手段，中药在长期发展过程中，逐渐形成了独特的防治疾病理论体系，在疾病防治中发挥了重要作用。中药质量是保障中药安全有效、稳定可控的基础，中药质量的合理评价一直是中药国际化和高质量发展面临的瓶颈问题。

因此，面向服务中医药传承创新发展的研究生培养需求，亟需一本与之相适应的《中药质量分析与评价》教材，完善学生的知识结构，提高学生的专业素养。本教材正是在这样的背景下，本着"传承发展、融会贯通、守正创新"的编写方针，以中医药理论为指导，基于中药分析的整体性、复杂性特点，引入最新的中药质量分析与评价的理念与政策法规，融入现代分析技术和方法，聚焦中药研发、生产、临床、流通全生命周期，介绍中药质量分析与评价体系。

本教材引入"学习目标""思考""药知道""目标检测"等模块。"学习目标"紧密结合教学大纲，明确学习需求；"药知道"立足课程知识内容融入立德树人理念，旨在培养学生家国情怀，提高学生职业素养；"目标检测"帮助学生巩固学习内容，提升学习时效。教材各编写模块相互融合，力求在本科教材《中药分析》及其相关课程学习基础上，进一步提升学生中药质量分析与评价的理论水平和实践能力。

本教材由李清担任主编，具体编写分工如下：第一章由李清编写；第二章由王铁杰、王梅、王嗣岑、宋宗华和李清编写；第三章由吴志生编写；第四章由王巧、张倩编写；第五章由周婷婷编写；第六章由段宝忠和孟宪生编写；第七章由许风国编写；第八章由许华容、李倩和廖琼峰编写；第九章由李佐静编写。

本教材在编写过程中借鉴了众多参考文献，得到了各编者及其所在单位的大力支持，在此对被引用文献的作者和各编者及其所在单位一并表示感谢。由于编者知识与水平所限，教材中难免有疏漏和不当之处，恳请广大师生、专家和读者批评指正。

编　者

2023 年 7 月

目录

第一章 绪 论

> **学习目标**

1. 掌握中药质量管理相关政策与法规。
2. 熟悉中药质量分析与评价在中药研究中的作用。
3. 了解中药质量分析与评价的发展趋势。
4. 学会基于相关政策与法规对中药质量进行控制和管理。
5. 培养中药质量全过程控制体系的理念。

第一节 中药质量分析与评价在中药研究中的作用

PPT

中医药学是中华民族优秀文化遗产的重要组成部分，为中华民族繁衍昌盛作出了巨大贡献。中药学是研究中药的基本理论和临床应用的学科，是中医药各专业的基础学科之一。中药是指在中医理论指导下，用于预防、治疗、诊断疾病并具有康复与保健作用的物质，中药主要来源于天然药及其加工品，包括植物药、动物药、矿物药及部分化学、生物制品类药物。中药分析学是指运用物理、化学、物理化学、微生物学、信息学等方法，研究中药质量规律，对中药质量进行评价与控制的一门学科。

中药分析学是一级学科中药学下的二级学科，为中药及其相关学科发展提供了重要的技术支撑。中药质量分析与评价是中药分析学的重要内容，其在中药的全生命周期包括中药材种植、加工，中药提取、浓缩，中药制剂生产、包装，中药贮存、运输，中药的体内过程等多个环节中，为保障中药质量提供了分析方法与理论支撑。

由于中药材来源多样、组分复杂，作用靶点多元，生产过程各异，增加了中药质量分析与评价的难度。因此，构建合理的中药质量分析与评价体系将有助于促进中药的传承与创新发展。

第二节 中药质量管理相关政策与法规

PPT

随着国家对中医药产业高质量发展的持续重视支持，中药质量的提升既是产业发展的重中之重，也是中医药传承创新发展的重中之重，更是药品监管工作的重要组成部分。我国目前对中药质量的监督管理，形成了以《中华人民共和国药品管理法》《中华人民共和国中医药法》为核心，包括《中华人民共和国药品管理法实施条例》、《药品生产质量管理规范》（GMP）、《药品经营质量管理规范》（GSP）、《中药材生产质量管理规范（试行）》（GAP）和《中国药典》（2020年版）等法律法规、部门规章和质量标准在内的监管体系。

一、政策法规

（一）《中华人民共和国药品管理法》

为加强药品管理，保证药品质量，保护和促进公众健康，新修订的《中华人民共和国药品管理法》（以下简称《药品管理法》）经十三届全国人大常委会第十二次会议表决通过，于2019年12月1日起施行。

新修订的《药品管理法》全面规定了包括中药在内的药品研发、生产、经营、使用和监督管理。《药品管理法》中提及"中药""中药材""中药饮片"共21处，充分表明了中药在国家健康事业发展、药品监管工作中的重要地位；并对中药内容作出多项修订，增加"国家鼓励运用现代科学技术和传统中药研究方法开展中药科学技术研究和药物开发，建立和完善符合中药特点的技术评价体系，促进中药传承创新"，这一修改为解决中药传承创新发展中的技术评价体系建立问题提供了法律支撑。

（二）《中华人民共和国药品管理法实施条例》

《中华人民共和国药品管理法实施条例》（以下简称《药品管理法实施条例》），自2002年8月4日中华人民共和国国务院令第360号公布后，历经2016年和2019年两次修订。《药品管理法实施条例》提出国家鼓励培育中药材。对集中规模化栽培养殖、质量可以控制并符合国务院药品监督管理部门规定条件的中药材品种，实行批准文号管理。对中药饮片的生产、流通、使用及法律责任都有了明确规定，正式确立中药饮片生产企业要履行药品上市许可持有人的义务，并对假药劣药提出清晰的界定标准。在此基础上，国家又出台一系列鼓励中医药传承创新发展的政策规定，为中医药发展创造了良好外部环境。

（三）《中华人民共和国中医药法》

为继承和弘扬中医药，保障和促进中医药事业发展，保护人民健康，国家高度重视中药管理，2016年12月25日，十二届全国人大常委会第二十五次会议审议通过了《中华人民共和国中医药法》（以下简称《中医药法》），在中医药发展史上具有里程碑式的意义，第一次从法律层面明确了中医药的重要地位、发展方针和扶持措施，将人民群众对中医药的期盼和要求用法律形式体现出来，体现了党和国家对中医药事业的高度重视，为中医药事业发展提供了法律保障。

《中医药法》包含中医药服务、中药保护与发展、中医药人才培养、中医药科学研究、中医药传承与文化传播、保障措施、法律责任等内容，即明确在中医药事业的发展过程中应建立符合中医药特点的管理制度，加大对中医药事业的扶持力度，坚持扶持与规范并重，加强对中医药的监管以及加大对中医药违法行为的处罚力度等。《中医药法》在中医药管理方面进行了制度创新，加大了政府对中医药事业的扶持保障力度，保障中医医疗服务和中药质量安全，对继承和弘扬中医药、促进中医药事业健康发展意义重大。

（四）鼓励中药产业发展与质量管理的政策

2009年，国务院《关于扶持和促进中医药事业发展的若干意见》强调，要加强中药管理，推进实施中药材生产质量管理规范，加强对中药饮片生产质量和中药材、中药饮片流通监管，加强对医疗机构使用中药饮片和配制中药制剂的管理，鼓励和支持医疗机构研制和应用特色中药制剂。《中药材保护和发展规划（2015—2020年）》强调，要保障中成药大品种和中药饮片的原料供应，加大对中药饮片的抽样检验力度，在国家医药储备中进一步完善中药材及中药饮片储备，继续实施不取消中药饮片加成政策。2019年10月，中共中央、国务院《关于促进中医药传承创新发展的意见》第八条明确提出，要促进中药饮片和中成药质量提升，健全中药饮片标准体系，制定实施全国中药饮片炮制规范，改善市场竞争环境，促进中药饮片优质优价。第十条强调，要以中药饮片监管为抓手，向上下游延伸，落实中药生产企业主体责任，建立多部门协同监管机制，探索建立中药材、中药饮片、中成药生产流通使用全过程追溯体系，用5年左右时间，逐步实现中药重点品种来源可查、去向可追、责任可究。2020年12月，国家药监局发布《关于促进中药传承创新发展的实施意见》（国药监药注〔2020〕27号），从促进中药守正创新、健全符合中药特点的审评审批体系、强化中药质量安全监管、注重多方协调联动、推进中药监管体系和监管能力现代化等方面提出了20条具体措施，涵盖了中药审评审批、研制创新、安全性研究、质量源头管理、生产全过程质量控制、上市后监管、品种保护以及中药的法规标准体系、技术支撑体系、人才队伍、监管科学、国际合作等内容。

二、规范性文件与指导原则

（一）《药品生产质量管理规范》

1988年，卫生部颁发《药品生产质量管理规范》，我国药品生产开始实施GMP管理。1998年后，国家高度重视药品生产质量管理工作，历经5年修订、两次公开征求意见，制定了《药品生产质量管理规范》（good manufacture practice，GMP）（2010年版），并于2011年3月1日施行。GMP作为药品质量管理体系的一部分，是药品生产管理和质量控制的基本要求，旨在最大限度地降低药品生产过程中污染、交叉污染以及混淆、差错等风险，确保持续稳定地生产出符合预定用途和注册要求的药品。GMP是当今世界各国普遍采用的药品生产管理方式，实施GMP，实现对药品生产全过程的监督管理，是确保所生产药品安全有效、质量稳定可控的重要措施。

2003年，国家药品监督管理局发布《关于印发中药饮片、医用氧GMP补充规定的通知》。2004年，又下发了《关于推进中药饮片等类别药品监督实施GMP工作的通知》，要求自2008年1月1日起，所有中药饮片生产企业必须在符合GMP的条件下生产。作为《药品生产质量管理规范（GMP）》修订版的配套文件，截至2023年10月，国家药品监督管理局发布《药品生产质量管理规范》等11个附录，其中中药饮片、医用氧、取样3个附录适用于中药饮片生产管理和质量控制的全过程，对从事中药饮片生产管理人员、厂房、设施、设备、物料、产品、工艺验证、质量管理文件、生产管理、质量管理等都作了详细规定。

（二）《药物非临床研究质量管理规范》

为保证药物非临床安全性评价研究的质量，确保试验数据真实、准确和完整，保障公众用药安全，根据《药品管理法》《药品管理法实施条例》，国务院药品监督管理部门制定了《药物非临床研究质量管理规范》（good laboratory practice，GLP），并于2017年9月1日施行。本规范适用于为申请药品注册而进行的药物非临床安全性评价研究。药物非临床安全性评价研究的相关活动应当遵守本规范。

GLP是就药物非临床安全性评价研究机构的组织管理体系、人员、实验设施、设备仪器和实验资料、操作规程、研究工作的实施与管理而制定的法规性文件。GLP涉及非临床安全性评价实验室工作的所有方面，对药物的非临床安全性评价试验研究从计划、实验、监督、记录到实验报告等一系列工作明确了管理要求。目的是严格控制药物安全性评价试验的各个环节，严格控制可能影响试验结果准确性的各种主客观因素，降低试验误差，确保试验结果的真实性、完整性和可靠性。

（三）《药物临床研究质量管理规范》

为保证药物临床试验过程规范，数据和结果的科学、真实、可靠，保护受试者的权益和安全，根据

《药品管理法》《疫苗管理法》《药品管理法实施条例》，国家药品监督管理局会同国家卫生健康委员会组织修订了《药物临床试验质量管理规范》（good clinical practice，GCP），并于2020年7月1日施行。本规范适用于为申请药品注册而进行的药物临床试验。药物临床试验的相关活动应当遵守本规范。

GCP是药物临床试验全过程的质量标准，包括方案设计、组织实施、监查、稽查、记录、分析、总结和报告。药物临床试验应当符合《世界医学大会赫尔辛基宣言》的原则及相关伦理要求，力求使受试者最大程度受益和尽可能避免伤害。临床试验方案需经伦理委员会审议同意并签署批准后方可实施，研究者应当按照伦理委员会同意的试验方案实施临床试验。GCP的实施对规范药物临床试验的研究行为，加强药物临床试验的质量管理和受试者的保护，提高药物临床试验伦理审查工作的质量，确保临床试验的科学性和伦理合理性具有重要的意义。

（四）《药品经营质量管理规范》

为加强药品经营质量管理，规范药品经营行为，保障人体用药安全、有效，国务院药品监督管理部门根据《中华人民共和国药品管理法》《中华人民共和国药品管理法实施条例》制定了《药品经营质量管理规范》（good supply practice，GSP），并于2016年7月20日修订实施。药品经营企业应当严格执行本规范。药品生产企业药品销售、药品流通过程中其他涉及储存与运输药品的，也应当符合本规范相关要求。

GSP要求企业应当在药品采购、储存、销售、运输等环节采取有效的质量控制措施，确保药品质量，并按照国家有关要求建立药品追溯系统，实现药品可追溯。企业应当依据有关法律法规及本规范的要求建立质量管理体系，确定质量方针，制定质量管理体系文件，开展质量策划、质量控制、质量保证、质量改进和质量风险管理等活动。GSP是药品经营管理和质量控制的基本准则，GSP的实施有利于对药品经营全过程进行有效的质量控制，防止质量事故发生。

（五）《中药材生产质量管理规范》

为规范中药材生产，保证中药材质量，促进中药标准化、现代化，国务院药品监督管理部门依据《药品管理法》《药品管理法实施条例》制订了《中药材生产质量管理规范（试行）》（good agricultural practice，GAP），于2002年6月1日起正式施行，并最终于2022年发布了首个正式版本的GAP。GAP是中药材生产和质量管理的基本准则，适用于中药材生产企业生产中药材（含植物、动物药）的全过程。生产企业应运用规范化管理和质量控制手段，保护野生药材资源和生态环境，坚持"最大持续产量"原则，实现资源的可持续利用。

GAP对中药材生产的产地生态环境、种植和繁殖材料、栽培和养殖管理、采收与初加工、包装运输与贮藏、人员和设备等提出了明确的质量管理要求。实施GAP对中药材生产全过程进行有效的质量控制，是保证中药材质量稳定、可控，保障中医临床用药安全有效的重要措施，GAP有利于中药资源保护和持续利用，对促进中药材种植（养殖）的规模化、规范化、产业化发展以及中药现代化具有重要意义。

（六）《中药新药用药材质量控制研究技术指导原则（试行）》

药材是中药新药研发和生产的源头，其质量是影响中药新药安全、有效和质量可控的关键因素。为完善中药制剂质量控制体系，加强药品质量的可追溯性，为中药制剂提供安全有效、质量稳定的药材，基于全过程质量控制和风险管控的理念，针对药材生产的关键环节和关键质控点，国家药品监督管理局药品审评中心制定了《中药新药用药材质量控制研究技术指导原则（试行）》，并于2020年10月10日起实施。

本指导原则以尊重中医药传统和特色、满足中药新药研究设计需要、加强生产全过程质量控制和关注药材资源可持续利用为基本原则，包括药材基原与药用部位、产地、种植养殖、采收与产地加工、包装与贮藏及质量标准等内容，旨在为中药新药用药材的质量控制研究提供参考。

（七）《中药新药用饮片炮制研究技术指导原则（试行）》

中药新药用饮片炮制与新药制剂的质量控制和临床疗效密切相关，需要在新药研制阶段遵循中医药理论，围绕新药特点和研究设计需要开展研究。为指导中药新药用饮片炮制研究，国家药品监督管理局药品审评中心制定了《中药新药用饮片炮制研究技术指导原则（试行）》，并于2020年10月10日起实施。

本指导原则以遵循中医药理论、满足中药新药研究设计的需要、建立完善质量标准和加强全过程质量控制为一般原则，主要包括炮制工艺、炮制用辅料、饮片标准、包装与贮藏等内容，旨在为中药新药用饮片炮制的研究提供参考。

（八）《中药新药质量标准研究技术指导原则（试行）》

中药质量标准是中药新药研究的重要内容。中药质量标准研究应遵循中医药发展规律，坚持继承和创新相结合，体现药品质量全生命周期管理的理念；在深入研究的基础上，运用现代科学技术，建立科学、合理、可行的质量标准，保障药品质量可控。为指导中药新药的质量标准的研究和制订，国家药品监督管理局药品审评中心制定了《中药新药质量标准研究技术指导原则（试行）》，并于2020年10月10日起实施。

本指导原则要求研发者应根据中药新药的处方组成、制备工艺、药用物质的理化性质、制剂特性和稳定性的特点，有针对性地选择质量标准控制指标；还应结合科学技术的发展，不断完善质量标准内容，保证药品质量的稳定均一，进而保证药品的安全性和有效性。全面的质量标准也为工艺变更提供重要的依据。本指导原则主要用于中药新药的质量标准研究和制订；其他中药、天然药物的质量标准研究可参照本指导原则。

药知道

《新修本草》，简称《唐本草》，是世界上第一部由国家颁布的药典。公元659年，由唐代苏敬等20余人编撰。《新修本草》比欧洲最早的《佛罗伦萨药典》（1498年出版）早839年。

《新修本草》分为正文、图和图经三部分，正文二十卷，目录一卷，是在《神农本草经》《名医别录》和《本草经集注》等书籍基础上增补了隋、唐以来的一些新药品种，进一步修订改编而成，分为玉石、草、木、禽兽、虫鱼、果、菜、米谷及有名未用9类，共收药850种。

PPT

第三节　中药质量分析与评价的发展趋势

中药是一个复杂体系，中药与机体相互作用后，产生独特的功效，随着人们对中药和机体两个复杂体系认识的不断深入，随着中药质量分析技术与方法的不断发展，中药质量分析与评价体系也在不断完善。中药质量分析与评价历经了看、嗅、尝感官经验鉴别阶段，现代分析技术与方法不断应用的飞速发展阶段，不同科技手段与质量评价策略交叉融合的科学体系探索阶段，正在向基于中医药理论、满足临床安全有效性需求、融合现代分析新技术与新方法、覆盖中药全生命周期的整体质量控制创新模式发展。

一、构建基于中医药理论的质量评价模式

中药质量是中药临床疗效的保障，是中药产业发展的生命线。近年来，我国中药质量研究水平有了长足进步，但随着科学研究的不断深入，以某种或几种有效成分或指标成分为核心的质量控制模式所存在的问题逐渐明晰。中药药效物质是中药发挥疗效的物质基础，中药毒性物质是影响中药安全性的物质基础，因此中药的质量评价应依据中医药理论，充分考虑药效物质和毒性物质在质量控制中的作用，以满足临床安全有效性需求。但目前由于中药药效/毒性物质基础研究薄弱，致使质量控制指标与中药安全有效性关联不足。刘昌孝院士针对中药生物属性和特征，于2016年提出中药质量标志物（Q-marker）的概念，从质量传递与溯源、成分特有性、成分有效性、成分可测性和复方配伍环境5个要素提炼中药质量控制指标，建立多元化质量评价方法，促进了基于中药安全有效性的质量控制模式的构建。

二、融合现代分析新技术与新方法

中药分析的复杂性对分析技术与方法提出了更高的要求，使新技术与新方法应运而生并不断融合。近年来，中药分析的技术朝着自动化、高效、灵敏、经济、环境友好、在线分析等方向发展。在样品前处理中，超临界流体萃取、固相萃取、固相微萃取、分散液相微萃取、加速溶剂萃取等技术相继出现；在分析检测中，各种药物性质表征技术不断涌现，DNA条形码技术、生物自显影技术、色谱及其联用技术不断完善与发展，这些新技术与新方法不断融合，为中药复杂体系的质量评价提供了技术支撑。

三、加强全过程质量控制

中药全生命周期包括中药材栽培、野生采集、产地加工、饮片炮制、中成药生产、药品销售等环节，每个环节都要确保中药质量，基于全过程质量控制理念的中药质量体系构建对保障中药质量具有重要意义。

人用药品注册技术要求国际协调会（ICH）于2003年确定了一个质量愿景，即建立一个贯穿于产品整个生命周期的统一的制药质量系统，同时强调质量风险管理和科学一体化。随后，ICH出台了一系列指南文件指导药物开发和生产过程的质量管理以实现这一愿景，其理念主要是立足于把制药产业全流程看作一个整体，以药品质量为核心进行全流程的质量设计、监测和管理，这些理念和方法为制药行业的全程质量控制提供了理论和技术支撑。美国FDA在2016年12月发布了《工业界植物药研发指南》，推荐了一批植物药研究的新方法和新思路，强调了全程质量控制。目前，我国中药全过程质量控制理念正在形成，我国针对中药产业链的各环节采取了GAP、GMP、GSP、GLP等规范化管理，建立了以《中国药典》为核心的国家药品标准的中药质量标准体系，为中药质量评价与控制提供了有力保障。

 思考

请阐述中药全生命周期质量控制的思路和方法。

目标检测

一、选择题

（一）A型题（最佳选择题）

1.目前世界各国普遍采用的药品生产管理方式是

    A. GMP   B. GCP   C. GSP

    D. GAP   E. GLP

2.申请药品注册需进行药物非临床安全性评价研究，需要遵循的规范是

    A. GMP   B. GCP   C. GSP

    D. GAP   E. GLP

（二）X型题（多项选择题）

3.中药全生命周期包括

    A.中药材种植、加工   B.中药提取、浓缩   C.中药制剂生产、包装

    D.中药贮存、运输   E.中药的体内过程

二、问答题

请简述中药质量管理相关政策与法规。

第二章 中药质量标准体系

第一节 我国中药质量标准体系

PPT

一、中药质量标准的发展历程

我国中药产业呈现持续发展的态势，并形成了具有一定规模的产业体系。中药质量标准作为中药用药安全的保障，一直受到广泛关注。《中华人民共和国药典》（以下简称《中国药典》）是药品研制、生产（进口）、经营、使用和监督管理等领域必须遵循的法定技术标准，也是我国药品标准的核心组成部分。历版《中国药典》收载的中药质量标准体现了我国中药质量标准经历了以外观鉴别、显微鉴定和光谱色谱分析为主的三个发展阶段。

（一）第一阶段

该阶段以性状鉴别为主，主要根据中药的外观性状（形、色、气、味），利用感官即用看、摸、闻、尝等方法，必要时加用水试与火试法以达到鉴别的目的。

这一阶段包括《中国药典》1953年版和1963年版。1953年版中药质量标准品种只收载了几十种国际通用生药，无专属性鉴别，缺少定量指标。1963年版分为两部，一部为中药，突出了中药标准地位；一部除收载的品种增加外，为体现中药特色，增加了炮制、性味、功能与主治、用法与用量等项内容，并增加了鉴别项。但受科技发展水平的限制，鉴别项只收载了外观形态的经验鉴别方法。由于物种遗传上的原因，任何动、植物药种类都有特定的外观性状及某些特性，但同基原的药材也存在貌似而实异现象，如近缘品种外形大同小异，有些药材长期适应相同环境导致外形相似，此时直观观察难以进行鉴定。而当时中成药基本都是传统的丸剂和散剂，以中药饮片粉末为制剂的主要原料，且生产规模小，依据中药材的道地性和传统鉴别经验，基本可以保证中药质量。

（二）第二阶段

显微镜的使用和生药解剖图谱的发展为中药的显微鉴别提供了技术支持。由于中药的各种组织形态均具有较稳定的显微特征，利用显微镜来观察中药的组织结构、细胞形态及内含物，成为中药品种鉴别和鉴定的一个重要手段。显微鉴别弥补了性状鉴别的不足，尤其在对破碎中药及粉碎后的药材鉴定中发挥了重要作用。随着计算机的发展，显微鉴别有了进一步的发展，有学者运用显微镜、计算机图形学及自动图像处理系统，实现了某些中药材的显微刻画三维化。该阶段起始于《中国药典》1977年版，中药质量标准中大量收载了显微鉴别项目，尤其是粉末显微鉴别，在制剂中初步解决了丸、散、膏、丹等剂型难以鉴别的问题。

（三）第三阶段

随着科技的发展，中药从制剂工艺到生产方式都发生了变化，片剂、胶囊剂、气雾剂等现代剂型逐渐成为中药的主流剂型，制剂原料也由提取物替代了药材粉末，中药生产发展迅速的同时中药质量标准也迅速提高，现代分析仪器和方法逐渐应用至药典标准中。从1985年版开始，中药质量标准向着微观内在成分检测的方向发展，开始采用化学和仪器分析方法对中药成分进行鉴别和定量测定。薄层色谱法（TLC）正式用于药典中药质量的控制，结束了中药无专属性鉴别的历史。《中国药典》（1990年版）中，TLC鉴别法中进一步采用了对照药材对照方法，通过对照药材与供试品色谱图比较，既有较强的专属性，又体现了一定的整体性。《中国药典》（1990年版）首次采用现代仪器检测方法对中药成分含量进行测定，如高效液相色谱法（HPLC）、气相色谱法（GC）、薄层扫描法（TLCS）等。2005年版进一步加强了中药成分的鉴别和定量分析，在各品种质量标准项下，采用色谱法进行鉴别和定量分析的比例大幅增加。2015年版起，HPLC、GC和TLC等已成为中药质量控制的常规手段，定量成分指标选择逐渐由测定中药指标性成分向测定活性成分过渡，由测定单一成分向测定多种成分过渡。

此外，在鉴别项下，DNA分子标记技术的出现丰富了中药的鉴别方法。选用适当的DNA分子标记技术，可以实现在属、种、亚种居群或个体水平上的准确鉴别。分子遗传标记技术的兴起和逐步成熟，实现了从基因水平上对中药进行研究，使中药的质量评价有了更为准确、可靠的依据，弥补了性状鉴别、显微鉴别和理化鉴别中难以进行基原区分的不足。

在检查项下，逐渐关注安全性和有效性。中成药必须符合制剂通则项下各剂型规定的检查项目，一些特殊品种还规定特殊的检查项目。《中国药典》（2000年版）新增了有机氯类农药残留量测定法和微生物限度标准。2005年版对药品的安全性问题更加重视，增加了有害元素测定法和中药注射剂安全性检查法指导原则。首次规定了铅等几种有害元素的限量，增订了12种有机磷和3种拟除虫菊酯类农药的测定法，并根据中医药理论对收载的中成药标准项下的【功能与主治】进行了科学规范。2015年版指纹（特征）图谱、DNA分子鉴定、液相色谱-质谱联用技术首次用于中药质量控制，增强了质量控制的准确性和整体性。

在上述基础上，2020年版药典强化了对分析方法适用性要求的制定，确保药典方法的适用性和分析结果的可靠性。在增加安全性检查指标项目的同时，进一步将多种先进检测技术和方法应用于中药的质量标准中，例如，气相色谱-质谱联用、液相色谱-质谱联用、电感耦合等离子体质谱联用和酶联免疫法等。

二、中药质量标准的分类

（一）按标准制定的主体分类

我国中药标准可分为国家标准、地方标准、行业标准和企业标准。

1.国家药品标准 是国家为保证药品质量，对药品的质量指标、检验方法和生产工艺等所做的技术规定，是药品研究、生产、经营、使用及监督管理等各环节必须共同遵守，具有强制性的技术准则和法定依据。按照2019年修订的《药品管理法》规定，国务院药品监督管理部门颁布的《中国药典》和药品标准为国家药品标准。因此国家药品标准不仅包括《中国药典》，原卫生部颁布的成册药品标准（简称部颁标准）和原国家食品药品监督管理局颁布的成册药品标准（简称局颁标准），还包括以国家药品标准颁布文件形式发布的散页标准。

2. 地方标准 包括各省级药品监督管理部门制定、修订的地方药材标准和中药炮制规范，具有地方特色，是国家标准的有力补充，具有强制性实施的法律约束力。

3. 行业标准 是相关行业协会、社团等对道地药材标准体系的建设，在体现中药材道地特色等方面发挥了重要作用。

4. 企业标准 是在企业范围内需要协调、统一的技术要求、管理要求和工作要求所制定的标准，是企业组织生产、经营活动的依据。一般按照《中国药典》或者"局颁、部颁"标准制定。国家鼓励企业自行制定严于国家标准或者行业标准的企业标准，以确保药品的安全有效。

在药品检验时，首先应该按照《中国药典》的检验标准作检验依据，《中国药典》没有的品种，才按照局颁或者部颁标准作检验依据。一些中药炮制或中药饮片、药材在《中国药典》或局颁部颁都没有检验标准，按照各省、自治区、直辖市的标准作检验依据。

（二）按产品分类

我国中药标准可分为原料标准、提取物标准、制剂标准等。中药原料系指列入处方的药材、提取物、有效成分或有效部位等。中药材和饮片不同，药材相当于原料，一般不可以直接入药；饮片相当于成品，是药材经加工、筛选、炮制所得的合格品，可以直接入药。另外中药提取物中还有植物油脂和提取物，是指从中药材或饮片及其他药用植物中制得的挥发油和油脂、粗提物、有效部位、组分提取物和有效成分。

三、《中国药典》中药质量标准体系

《中国药典》是国家药品标准的核心组成部分，也是药品研制、生产、经营、使用和监督管理等必须遵循的法典。《中国药典》以建立"最严谨的标准"为指导，以提升药品质量、保障用药安全、服务药品监管为宗旨进行编制。《中国药典》的修订反映出国家药品标准的完善与提高，保障临床用药安全是药典标准修订的根本目标。

（一）《中国药典》中药质量标准体系简介

《中国药典》是国家药品标准体系的核心。现行版为《中国药典》（2020年版），共分为四部，一部收载中药，二部收载化学药，三部收载生物制品，四部收载通用技术要求、药用辅料。

一部中，收载药材和饮片、植物油脂和提取物、成方制剂和单味制剂，共收载品种2711种。较2015版新增117种、修订452种。

（二）《中国药典》中药质量标准体系的更新

1. 中药收载品种变化 中药包括药材、饮片、中药制剂，《中国药典》（2020年版）一部中药制剂品种增量较大，方便临床应用，以满足国家基本药物目录和基本医疗保险用药目录收录品种的需求。4个未收载品种则是因为含有致癌物质或为国家保护的动植物或是有争议的品种，如天仙藤（马兜铃科植物马兜铃或北马兜铃的干燥地上部分）、马兜铃（马兜铃科植物马兜铃或北马兜铃的干燥成熟果实）因为含有马兜铃酸类致癌物质而未被收载；穿山甲是国家一级保护动物而被禁止使用；粪便类药材使用一直存在争议，且质量不易控制，逐渐被取消是趋势，如黄连羊肝丸含有夜明砂（蝙蝠干燥粪便），其因含粪便而未被收载。

2.中药收载内容变化　中药品种正文项下可分别列有品名、来源、处方、制法、性状、鉴别、特征图谱、检查、浸出物、含量测定、炮制、性味与归经、功能与主治、用法与用量、制剂、规格以及贮藏等内容，品种项下内容修订较多的是来源、鉴别、检查和含量测定等。

（1）来源　主要是对品种来源项目中的中文名称与拉丁学名进行了规范。中药材多基原是中药的一大特色，因各地的植物分布不同，地域差异及不同地区的用药习惯差异等导致多基原中药的形成。药材多基原的研究确定是中药研究的重要内容，也是《中国药典》修订的重要内容。

（2）性状　主要是对不同药品品种性状表述的全面性与准确性进行了规范，在一定程度上反映药品的质量特性。

（3）鉴别　中药鉴别是指检验药材和饮片真实性的方法，包括经验鉴别、显微鉴别、理化鉴别和聚合酶链式反应法等，其中聚合酶链式反应法是稳定性和精准性极强的鉴别方法。2015年版已收载川贝母、乌梢蛇和蕲蛇三种药材的聚合酶链式反应法鉴别，2020年版又增加了霍山石斛、金钱白花蛇的聚合酶链式反应法鉴别。中药鉴别采用最多的还是显微鉴别和理化鉴别中的薄层色谱鉴别法。薄层色谱鉴别法以设备简单、操作简便为特点，用在中药制剂的鉴别中因需要鉴别的成分较多操作也会很复杂，其修订主要是根据实际情况对样品处理及鉴别操作的优化改进，尽量简化操作，方便实施。

（4）检查　检查是指药品在加工、生产和贮藏过程中，可能含有并需要控制的物质或其限度指标。检查是保证药品安全性的重要措施，增加药品检查项目是为了进一步提高药品安全性。药材和饮片的检查主要包括水分、灰分、杂质、毒性成分、重金属及有害元素、二氧化硫残留、农药残留以及黄曲霉毒素等。《中国药典》（2020年版）中增加了检查重金属及有害元素、农药残留量和真菌毒素的药材品种。经统计，《中国药典》（2020年版）检查重金属及有害元素的中药品种有41个（药材28个、提取物7个、成方制剂6个）；检查二氧化硫残留的有山药、天冬、天花粉、天麻、牛膝、白及、白术、白芍、党参以及粉葛10种药材；检查农药残留量的有人参、甘草、西洋参、红参、黄芪5种药材和人参茎叶总皂苷、人参总皂苷2种提取物；检查黄曲霉毒素的有九香虫、土鳖虫、大枣、马钱子、水蛭、地龙、肉豆蔻、延胡索、全蝎、决明子、麦芽、远志、陈皮、使君子、柏子仁、胖大海、莲子、桃仁、蜂房、蜈蚣、槟榔、酸枣仁、僵蚕和薏苡仁24种药材；在毒性成分控制方面，颠茄流浸膏与颠茄浸膏增加了阿托品的检查，九味羌活丸、辛芩颗粒增加了马兜铃酸Ⅰ的限度检查。

（5）特征图谱或指纹图谱　指纹图谱是指将中药适当处理后，采用适宜的分析手段，获得能显示该中药整体信息的图谱，通常要求供试品指纹图谱与对照指纹图谱的相似度不得低于规定值。特征图谱是指将中药适当处理后，采用适宜的分析手段，获得能显示该中药各组分群特征的图谱，通常要求供试品的几个色谱峰与对照品特征峰的保留时间相对应。指纹图谱或特征图谱能整体、宏观地表征中药样品中主要成分的特征，从而能有效、全面地控制中药质量。由于中药成分十分复杂，导致中药的分析研究一直是重点，也是难点之一。中药指纹图谱是借用DNA指纹图谱的概念发展而来的，用于进行中药的种属鉴定、品质研究等，是中药信息表达的一种最重要、最基本的模式，是新技术、新方法用于中药分析的巨大进步。《中国药典》（2020年版）除药材沉香继续收载有特征图谱外，增加了天麻、石斛、羌活、蟾酥以及金银花5种药材的特征图谱；增加了银杏叶提取物的指纹图谱；新增的中药品种血栓通胶囊、血塞通片、血塞通胶囊、血塞通颗粒、消癥丸和银黄丸均有指纹图谱或特征图谱。整体而言，收载指纹图谱或特征图谱的品种数量在增加，是对中药质量控制的加强。

（6）含量测定　对已知有效成分的药材尽量采用含量测定，《中国药典》（2020年版）对白及等13种药材新增了含量测定项目，对艾叶等6种药材新增了含量测定的成分，对地黄等5种药材变更了含量测定的成分。含量测定是化学药质量控制的必需项目，对中药材中主要成分非常明确、含量较高，且有稳定的检测方法时，含量测定也是一种中药质量控制切实可行的方法。中药含量测定是中药质量可控性的重要标准。

3.有关中药通则与指导原则的变化 《中国药典》（2020年版）四部收载的检测方法和其他通则中，主要针对中药的有0200其他通则中的0211药材和饮片取样法、0212药材和饮片检定通则与0213炮制通则；2000中药其他方法中2001显微鉴别法、2101膨胀度测定法、2102膏药软化点测定法、2201浸出物测定法、2202鞣质含量测定法、2203桉油精含量测定法、2204挥发油测定法、2301杂质检查法、2302灰分测定法、2303酸碱度测定法、2321铅镉砷汞铜测定法、2322汞砷元素形态及价态测定法、2331二氧化硫残留量测定法、2341农药残留量测定法、2351真菌毒素测定法以及2400注射剂有关物质检查法；新增1108中药饮片微生物限度检查法。有关中药通则的修订主要是加强中药材外源性污染控制，如增加了对农药残留量、真菌毒素、重金属及有害元素等的通用要求。农药残留、真菌毒素、重金属和有害元素是影响中药安全的重要因素，加强其测定均是为了提高对中药质量的控制，提高中药的安全性，是《中国药典》（2020年版）中药标准修订的最大变化及亮点。

（三）中药相关指导原则

《中国药典》（2020年版）四部指导原则中专门针对中药的是9105《中药生物活性测定指导原则》和9107《中药材DNA条形码分子鉴定法指导原则》。

1.9105《中药生物活性测定指导原则》 生物活性测定法是以药物的生物效应为基础，以生物统计为工具，运用特定的试验设计，测定药物有效性的一种方法，从而达到控制药品质量的作用。其测定方法包括生物效价测定法和生物活性限值测定法。

中药的药材来源广泛、多变，制备工艺复杂，使得中药制剂的质量控制相对困难，此外，中药含有多种活性成分和具有多种药理作用，因此，仅控制少数成分不能完全控制其质量和反映临床疗效。为了使中药的质量标准能更好地保证每批药品的临床使用安全有效，有必要在现有含量测定的基础上增加生物活性测定，以综合评价其质量。

此指导原则的目的是规范中药生物活性测定研究，为该类研究的试验设计、方法学建立等过程和测定方法的适用范围提供指导性的原则要求。

（1）**基本原则** 应符合药理学研究基本原则。建立的生物活性测定方法应符合药理学研究的随机、对照、重复的基本原则；具备简单、精确的特点；应有明确的判断标准。

1）体现中医药特点 鼓励应用生物活性测定方法探索中药质量控制，拟建立方法的测定指标应与该中药的"功能与主治"相关。

2）品种选择合理 拟开展生物活性测定研究的中药材、饮片、提取物或中成药应功能主治明确，其中，优先考虑适应证明确的品种，对中药注射剂、急重症用药等应重点进行研究。

3）方法科学可靠 优先选用生物效价测定法，不能建立生物效价测定的品种可考虑采用生物活性限值测定法，待条件成熟后可进一步研究采用生物效价测定法。

（2）**基本内容** 包括试验条件、试验设计、结果与统计、判断标准等内容。

1）试验条件

①试验系选择。生物活性测定所用的试验系，包括整体动物、离体器官、血清、微生物、组织、细胞、亚细胞器、受体、离子通道和酶等。试验系的选择与实验原理和制定指标密切相关，应选择背景资料清楚、影响因素少、检测指标灵敏和成本低廉的试验系。应尽可能研究各种因素对试验系的影响，采取必要的措施对影响因素进行控制。

如采用实验动物，尽可能使用小鼠和大鼠等来源多、成本低的实验动物，并说明其种属、品系、性别和年龄。实验动物的使用，应遵循"优化、减少、替代"的"3R"原则。

②供试品选择。应选择工艺稳定，质量合格的供试品。若为饮片，应基原清楚。应至少使用3批供试品。

③标准品或对照品选择。如采用生物效价测定法，应有基本同质的标准品以测定供试品的相对效价，标准品的选择应首选中药标准品，也可以考虑化学药作为标准品。如采用生物活性限值测定法，可采用中药成分或化学药品作为方法可靠性验证用对照品。采用标准品或对照品均应有理论依据和（或）试验依据。国家标准中采用的标准品或对照品的使用应符合国家有关规定要求。

2）试验设计

①设计原理。所选试验方法的原理应明确，所选择的检测指标应客观、专属性强，能够体现供试品的功能与主治或药理作用。

②设计类型。如采用生物效价测定法，应按生物检定统计法（通则1431）的要求进行试验设计研究；如采用生物活性限值测定法，试验设计可考虑设供试品组、阴性对照组或阳性对照组，测定方法使用动物模型时，应考虑设置模型对照组。重现性好的试验，也可以不设或仅在复试时设阳性对照组。

③剂量设计。如采用生物效价测定法，供试品和标准品均采用多剂量组试验，并按生物检定的要求进行合理的剂量设计，使不同剂量之间的生物效应有显著差异。如采用生物活性限值测定法，建议只设一个限值剂量，限值剂量应以产生生物效应为宜；但在方法学研究时，应采用多剂量试验，充分说明标准中设定限值剂量的依据。

④给药途径。一般应与临床用药途径一致。如采用不同的给药途径，应说明理由。

⑤给药次数。根据药效学研究合理设计给药次数，可采用多次或单次给药。

⑥指标选择。应客观、明确、专属，与"功能主治"相关。应充分说明指标选择的合理性、适用性和代表性。

3）结果与统计 试验结果评价应符合生物统计要求。生物效价测定法应符合生物检定统计法（通则1431）的要求，根据样品测定结果的变异性决定效价范围和可信限率（FL%）限值；生物活性限值测定法，应对误差控制进行说明，明确试验成立的判定依据，对结果进行统计学分析，并说明具体的统计方法和选择依据。

4）判断标准 生物效价测定，应按品种的效价范围和可信限率（FL%）限值进行结果判断。生物活性限值测定，应在规定的限值剂量下判定结果，初试结果有统计学意义者，可判定为符合规定。初试结果没有统计学意义者，可增加样本数进行一次复试，复试时应增设阳性对照组，复试结果有统计学意义，判定为符合规定，否则视为不符合规定。

（3）方法学验证

1）测定方法影响因素考察 应考察测定方法的各种影响因素，通过考察确定最佳的试验条件，以保证试验方法的专属性和准确性。根据对影响因素考察结果，规定方法的误差控制限值或对统计有效性进行说明。离体试验，应适当进行体内外试验结果的相关性验证。

2）精密度考察 应进行重复性、中间精密度、重现性考察。

①重复性。考察按确定的测定方法，至少用3批供试品、每批3次或同批供试品进行6次测定试验后对结果进行评价。生物活性测定试验结果判断应基本一致。

②中间精密度。考察实验室内部条件改变（如不同人员、不同仪器、不同工作日和试验时间）对测定结果的影响，至少应对同实验室改变人员进行考察。

③重现性。生物活性测定试验结果必须在3家以上实验室能够重现。

3）方法适用性考察 按拟采用的生物活性测定方法和剂量对10批以上该产品进行测定，以积累数据，考察质量标准中该测定项目的适用性。

2. 9107《中药材DNA条形码分子鉴定法指导原则》 本法用于中药材（包括药材及部分饮片）及基原物种的鉴定。

DNA条形码分子鉴定法是利用基因组中一段公认的、相对较短的DNA序列来进行物种鉴定的一种分子生物学技术，是传统形态鉴别方法的有效补充。由于不同物种的DNA序列是由腺嘌呤（A）、鸟嘌呤（G）、胞嘧啶（C）、胸腺嘧啶（T）四种碱基以不同顺序排列组成，因此对某一特定DNA片段序列进行分析即能够区分不同物种。

中药材DNA条形码分子鉴定通常是以核糖体DNA第二内部转录间隔区（ITS2）为主体条形码序列鉴定中药材的方法体系，其中植物类中药材选用ITS2/ITS为主体序列，以叶绿体*psb*A–*trn*H为辅助序列，动物类中药材采用细胞色素C氧化酶亚基I（COI）为主体序列，ITS2为辅助序列。

（1）仪器的一般要求 所用仪器有电子天平、离心机、聚合酶链式反应（polymerase chain reaction，PCR）仪、电泳仪和测序仪。

DNA序列测定用测序仪，是具有自动灌胶、自动进样、自动数据收集分析等全自动电脑控制的测定DNA片段中碱基顺序或大小，以及定量用的精密仪器。测序方法主要采用双脱氧链终止法，又称Sanger法。4种双脱氧核苷酸（ddNTP）的碱基分别用不同的荧光进行标记，在通过毛细管时，不同长度的DNA片段上的4种荧光基团被激光激发，发出不同颜色的荧光，被电荷耦合元件图像传感器（charge-coupled device，CCD）检测系统识别，并直接翻译成DNA序列，获得供试品的峰图文件和序列文件。

（2）测定步骤 主要包括供试品处理、DNA提取、DNA条形码序列PCR扩增、电泳检测和序列测定、序列拼接及结果判定，主要步骤如下。

1）供试品处理 按药材和饮片取样法（《中国药典》2020年版通则0211）取样。为防止外源微生物污染，药材和饮片一般使用75%乙醇擦拭表面后晾干，或采取其他有效去除微生物污染的方法。称取10~100mg备用。供试品具体取样部位根据不同药材特性作出相应规定。

2）DNA提取 包括使用研钵或研磨仪破碎细胞，粉碎成细粉，用试剂盒法进行DNA的分离和纯化等步骤，目前常用试剂盒包括植物基因组DNA提取试剂盒和动物组织/细胞基因组DNA提取试剂盒，试验选用的试剂盒须能够提取到满足后续试验要求的模板DNA。

由于植物类中药材种类繁多，可根据所鉴定的中药材的具体情况对提取方法加以改进。例如，植物细胞内含有大量多糖、多酚等次生代谢产物，这些物质在提取DNA的过程中与DNA共沉淀，形成黏稠的胶状物，难以溶解或氧化产生褐变，严重影响DNA提取的产量与质量，以及后续的PCR扩增试验。但如在提取DNA过程中加入抗氧化剂β-巯基乙醇，则可抑制氧化反应，避免其褐化。再如，PVP（聚乙烯吡咯烷酮）是酚的络合物，能与多酚形成一种不溶的络合物质，有效去除多酚，减少DNA提取过程中酚的污染；同时它也能和多糖结合，有效去除多糖。因此若将PVP和β-巯基乙醇配合使用，能够有效地防止DNA提取过程中多酚及多糖的污染。此外，乙二胺四乙酸（EDTA）能螯合Mg^{2+}或Mn^{2+}，从而抑制DNA酶（DNase）活性，防止DNA被其降解；在天然状态下，DNA与蛋白质以DNA蛋白质复合物（DNP）的形式存在，十六烷基三甲基溴化铵（CTAB）是一种阳离子去污剂，可溶解细胞膜，并与DNA形成复合物，使细胞中的DNP释放出来，该复合物在高盐溶液（>0.7mol/L NaCl）中能充分溶解，存在于液相中，通过有机溶剂抽提，去除蛋白质、多糖、酚类等杂质后加入乙醇沉淀即可使DNA分离出来。三羟甲基氨基甲烷（Tris–HCl）（pH8.0）溶液可提供一个缓冲环境，防止DNA被降解。

①根、根茎、茎木类、皮类。通常根和根茎组织中多酚、多糖含量高，在研磨时多酚极易氧化成醌类，使DNA带有一定颜色，在纯化过程中很难去除，影响后续的PCR反应，所以在提取根及根茎类药材DNA时一定要注意多糖、多酚的去除。提取此类药材DNA时水浴时间一般为90分钟，对于质地坚硬的

根、根茎类和茎木类药材，可以延长水浴时间并降低水浴温度，如56℃水浴8~12小时，使得DNA充分释放到缓冲溶液中。此外，根茎类药材由于富含纤维和淀粉等贮藏物质，需加大样品量才能提取到足量DNA，可用大体积离心管（5ml或15ml）抽提。皮类中药材组织中富含薄壁组织和纤维等，加液氮不易研磨成细粉，需适当增加样品量，同时应增加β-巯基乙醇和PVP的使用量。

②叶、花、全草类。该类药材采用试剂盒法一般都能成功提取其DNA，对于保存时间较久的叶、花、全草类药材可适当增加水浴时间，同时适当降低水浴温度，如56℃水浴8~12小时。

③果实及种子类。该类中药材中多富含油脂，研磨时易被氧化，且易黏着在研钵壁上，损失较大，提取时需增加样品量。另外，对研磨后的材料可用丙酮浸提，去除脂溶性酚类化合物。

④动物药材。肌肉动物药材如海龙、蛇类、蛤蚧等，需使用75%乙醇擦拭表面消除外源性污染，待乙醇挥发后充分磨碎。含有脂类较多的动物内脏器官如蛤蟆油，首先用不含蛋白酶K和十二烷基硫酸钠（SDS）的缓冲液浸泡药材，SDS是一种阴离子表面活性剂，在55~65℃条件下能裂解细胞，释放出核酸；然后在试剂盒消化缓冲液中增加SDS含量，有利于脱去脂类。角甲类药材如龟甲、鳖甲和鹿茸等，由于DNA含量较低，样品量要适当增大，也可用大体积离心管抽提。壳类药材如石决明、瓦楞子、蛤壳等，由于存在共生或寄生生物，提取前需进行去除。

3）PCR扩增　植物类中药材及其基原物种扩增ITS2或$psbA$-trnH序列，动物类中药材及其基原物种扩增COI序列，通用引物及扩增条件如下，特殊规定见各药材项下。

ITS2序列扩增正向引物ITS2F：5'-ATGCGATACTTGGTGTGAAT-3'；反向引物ITS3R：5'-GACGCTTCTCCAGACTACAAT-3'。$psbA$-trnH序列扩增正向引物$psbA$F：5'-GTTATGCATGAACGTAATGCTC-3'；反向引物trnHR：5'-CGCGCATGGTGGATTCACAATCC-3'。COI序列扩增正向引物HCO2198：5'-TAAACTTCAGGGTGACCAAAAAATCA-3'；反向引物LCO1490：5'-GGTCAACAAATCATAAAGATATTGG-3'。

PCR反应体系以25μl为参照，包括：1×PCR缓冲液（不含$MgCl_2$），2.0mmol/L Cl₂，0.2mmol/L dNTPs，0.1μmol/L引物对，模板DNA，1.0U Taq DNA聚合酶，加灭菌双蒸水至25μl。设置未加模板DNA的PCR反应为阴性对照。

ITS2序列扩增程序：94℃ 5分钟；94℃ 30秒，56℃ 30秒，72℃ 45秒，35~40个循环；72℃ 10分钟。$psbA$-trn H序列扩增程序：94℃ 5分钟；94℃ 1分钟，55℃ 1分钟，72℃ 1.5分钟，30个循环；72℃ 7分钟。COI序列扩增程序：94℃ 1分钟；94℃ 1分钟，45℃ 1.5分钟，72℃ 1.5分钟，5个循环；94℃ 1分钟，50℃ 1.5分钟，72℃ 1分钟，35个循环；72℃ 5分钟。

4）PCR产物检测　采取琼脂糖凝胶电泳方法检测PCR产物。电泳后，PCR产物应在相应的DNA条形码序列长度位置（具体见各药材项下）出现一条目的条带，阴性对照应无条带。

5）测序　切取目的条带所在位置并在紫外灯下迅速凝胶，采用琼脂糖凝胶DNA回收试剂盒进行纯化。使用DNA测序仪对目的条带进行双向测序，PCR扩增引物作为测序引物，测序原理同Sanger测序法。有目的条带的样品在测序仪上进行双向测序。

6）中药材DNA条形码序列获得　①序列拼接，即对双向测序峰图应用有序列拼接功能的专业软件进行序列拼接，去除引物区。②序列质量与方向，为确保DNA条形码序列的可靠性，需去除测序结果两端信号弱或重叠峰区域，序列方向应与PCR扩增正向引物方向一致，获得相应的DNA序列。

7）结果判定　将获得的序列与国家药品管理部门认可的中药材DNA条形码标准序列比对。

（3）方法学验证　应符合《中国药典》四部"指导原则9101"相关要求。

1）影响因素考察　考察DNA条形码分子鉴定法的影响因素，包括DNA提取（样品量、水浴温度和水浴时间）、PCR条件（变性时间、退火温度与时间及延伸时间）和产物纯化（考察不同纯化试剂盒），保证实验方法的准确性。

2）方法适用性考察　采用DNA条形码分子鉴定法对20批次以上药材或基原物种进行测定，积累数据，确定种内序列变异大小，保证该测定方法的适用性。

3）基原物种对比验证　以分类学家确认的基原物种叶片为对象，采用该方法获得DNA条形码数据，与相应药材产生的DNA条形码数据进行对比，避免内生真菌等污染，保证结果准确性。

（4）注意事项　①试验场所应具备分子生物学实验室的基本条件。②本法暂不适用于混合物与炮制品的鉴定及硫黄熏蒸等造成不适用的情况。③为防止外源微生物污染，试验前须将试验用具进行高压灭菌，并用75%乙醇擦拭药材表面。有些药材本身含有内生真菌，如果内生真菌存在于药材的外围组织，则选用内部组织进行试验。如果真菌遍布整个药材，植物类药材需选用*psb*A–*trn*H条形码（真菌内不含有该基因片段），不能选用ITS2序列。为进一步确保试验结果不被真菌污染，试验者可在GenBank数据库应用BLAST方法对所获ITS2序列进行检验，以确保序列鉴定准确。④本法用于鉴定药材的基原物种，不能确定药用部位。⑤必要时结合其他鉴别方法综合判断。⑥同一物种的不同样品间存在一定的变异范围，即种内变异阈值。不同物种，不同条形码序列均会影响种内变异范围。各基原物种的种内变异范围（种内遗传距离阈值）应在药材品种项下具体明确。

药知道

DNA条形码分子鉴定相关知识

ITS2：ITS（internal transcribed spacer of nuclear ribosomal DNA）为内部转录间隔区，是核糖体RNA（rRNA）基因非转录区的一部分。ITS位于18S rRNA基因和28S rRNA基因之间，中部被5.8S rRNA基因一分为二，即ITS1（the first internal transcribed spacer）区和ITS2（the second internal transcribed spacer）区。5.8S、18S和28S进化速率较慢，常用于探讨科级和科级以上等级的系统发育问题。而间隔区ITS（包括ITS1和ITS2）进化速率较快，一般用于研究属间、种间甚至居群间等较低分类等级的系统关系。

*psb*A–*trn*H：*psb*A–*trn*H基因间区是位于叶绿体基因*psb*A基因和*trn*H基因之间的一段非编码区，该间区进化速率较快，常用于植物属间、种间的系统发育研究。

COI：COI为线粒体基因组的蛋白质编码基因，全称为细胞色素C氧化酶亚基I（cytochrome C oxidase subunit I），由于该基因进化速率较快，常用于分析亲缘关系密切的种、亚种及地理种群之间的系统关系。

四、中药质量标准研究的主要内容

（一）药材与饮片

质量标准正文按名称（中文名、拼音、拉丁名）、来源、性状、鉴别、检查、浸出物、含量测定、炮制、性味与归经、功能与主治、用法与用量、注意、贮藏等顺序编写。有关项目的主要内容要求如下。

1. 名称　包括中文名、汉语拼音名、拉丁名。命名应明确、简短、科学，不用容易误解和混同的名称。

2. 来源　包括原植（动）物的科名，植（动）物的中文名、拉丁学名、药用部位、采收季节和产地加工等。矿物药包括该矿物的类、族、矿石名或岩石名、主要成分及产地加工。

3. 性状 一般包括药材的外形、颜色、表面特征、质地、断面及气味等特征的描述，描述一般以主要特征进行详细和重点介绍。

4. 鉴别 包括显微鉴别、理化鉴别、色谱或光谱鉴别和指纹图谱鉴别等。选用方法要求专属、灵敏。

（1）显微鉴别 包括组织切片、粉末或表面制片、显微化学反应。

（2）理化鉴别 包括呈色反应、沉淀反应、荧光反应等，凡有相同功能团的成分均可能呈阳性反应，因此专属性不强，不宜作为质量标准中最终鉴别项目。

（3）色谱鉴别 利用薄层色谱（TLC）、气相色谱（GC）或高效液相色谱（HPLC）等对中药材进行真伪鉴定的方法。色谱鉴别应设对照品或对照药材。

（4）光谱鉴别 中药材鉴别时，由于多数药材的提取物在270～280nm均可能有最大吸收，因而往往不能构成某一药材的鉴别特征，所以在一般情况下，光谱直接用于鉴别的不多。目前光谱鉴别在类似品或掺伪品鉴别中应用较多。

（5）指纹图谱鉴别 中药指纹图谱是指某些中药材或中药制剂经适当处理后，采用一定的分析手段，得到的能够标示其化学特征的色谱图或光谱图。它是建立在中药化学成分系统研究的基础上，主要用于评价中药材以及中药制剂半成品质量的一种分析方法。

中药指纹图谱必须同时具有系统性、特征性和重现性。系统性是指纹图谱反映的化学成分应包括有效组分群中的主要成分，或指标成分的全部。特征性是指指纹图谱中反映的化学成分信息，是具有高度选择性的，这些信息的综合结果能特征地区分目标中药材的真伪与优劣。重现性指在规定的方法和条件下，不同的操作人员和不同的实验室所建立的指纹图谱的误差应在允许范围之内。

5. 检查 中药材质量标准中的"检查"部分是指中药材中可能掺入的一些杂质以及与中药材质量有关的项目，根据品种不同或具体情况，检查内容不同，是保证质量的重要项目之一。有关检查项目如下。

（1）杂质 是指来源与规定相同，但其性状或药用部位与规定不符；来源与规定不同的物质；无机杂质如砂石、泥块、尘土等。

【检查方法】取适量的供试品，摊开，用肉眼或借助放大镜（5～10倍）观察，将杂质拣出；如其中有可以筛分的杂质，则通过适当的筛，将杂质分出。

将各类杂质分别称重，计算其在供试品中的含量（%）。

【附注】药材或饮片中混存的杂质如与正品相似，难以从外观鉴别时，可称取适量，进行显微、化学或物理鉴别试验，证明其为杂质后，计入杂质重量中。

个体大的药材或饮片，必要时可破开，检查有无虫蛀、霉烂或变质情况。

杂质检查所用的供试品量，除另有规定外，按药材和饮片取样法称取。

（2）药用部分比例 为保证中药质量，有的中药材需规定药用部位的比例。例如穿心莲中穿心莲叶不得少于30%。

（3）灰分 有总灰分及酸不溶性灰分，对测定中药材品质颇为重要。根据中药材的具体情况，可规定其中一项或两项。易夹杂泥沙药材或对难以加工处理和炮制也不易除去泥沙的中药材，应规定总灰分。同一中药材来源不同，其总灰分含量也会相差悬殊。因此需对多产地（或多购进地）的产品进行测定后，再定出总灰分限度。不易夹杂泥沙或未经涂抹而产品加工比较光洁的药材，可不规定总灰分。

（4）水分 对容易吸湿发霉变质、酸败的中药材一般规定水分检查。

（5）酸败度 酸败是指油脂或含油脂的种子类中药材，在贮藏过程中，与空气、光线接触，发生复杂的化学变化，产生特异的刺激气味，即产生低分子化合物醛类、酮类和游离脂肪酸，从而影响了中药的质量。本检查是通过酸值、羰基值或过氧化值的测定，以控制含油脂种子类的酸败程度。

（6）色度　颜色（溶液的颜色）检查是药物纯度检查的重要指标，其目的是控制生产过程中可能引入的微量有色杂质；控制在贮藏过程中产生的有色杂质。溶液颜色检查法系将药物溶液的颜色与规定的标准比色液比较，或在规定的波长处测定其吸光度。如供试品管呈现的颜色与对照管的颜色深浅非常接近或色调不完全一致，使目视观察无法辨别两者的深浅时，应改用第三法（色差计法）测定，并将其测定结果作为判定依据。例如，白术色度检查要求与黄色9号标准比色液比较，不得更深。

（7）重金属和有害元素　是指在试验条件下能与硫代乙酰胺或硫化钠作用显色的金属杂质，如砷、汞、铅、镉、铜、铝等。加强重金属和有害元素的检查是保证中药安全性的措施之一。

（8）农药残留　重点检查有机氯类、有机磷类和拟除虫菊酯类。加强农药残留的检查也是保证中药材安全性的措施之一。农药残留量测定法系用气相色谱法和质谱法测定药材、饮片及制剂中部分农药残留量。

（9）特殊检查项目　对某些炮制是否得当的毒性药材或者容易混入有毒有害物质的药材，应当进行有针对性的检查，如寄生于夹竹桃树上的桑寄生，应对其强心苷进行检查。

6. 浸出物　某些中药材确实无法建立含量测定项，并且证明浸出物的指标能明显区别中药材的质量优劣，可结合用药习惯、中药材质地及已知化学成分类别等，选定适宜的溶剂测定其浸出物。

7. 含量测定　对中药材中所含的化学成分尤其是有效成分进行定量分析，是中药材内在质量最有效的检测方法。测定方法选择应遵循"准确、灵敏、简便、快速"的原则，同时要考虑到方法的专属性、重现性、稳定性及实际工作中的可操作性等。目前所采用的测定方法主要是HPLC法，此外还包括有GC法、UV法等。

8. 炮制　中药炮制是按照中医药理论，根据药材自身性质，以及调剂、制剂和临床应用的需要，所采取的一项独特的制药技术。根据用药需要进行炮制的品种，应制定合理的加工炮制工艺，明确辅料用量和炮制品的质量要求。

9. 性味与归经　涉及中药与疗效有关的性质和性能。

此外，还包括功能与主治、用法与用量、注意与贮藏等项。

（二）植物油脂和提取物

植物油脂和提取物系指从中药材或饮片及其他药用植物中制得的挥发油和油脂、粗提物、有效部位、组分提取物和有效成分，不设拉丁名。质量标准正文按名称、来源、制法、性状、鉴别、检查、含量测定、用途、贮藏、制剂等顺序编写。

（三）成方制剂和单味制剂中药成方制剂

质量标准正文按名称、处方、制法、性状、鉴别、检查、浸出物、指纹/特征图谱、含量测定、功能与主治、用法与用量、注意、规格、贮藏等顺序编写。制剂项目：【处方】处方组成；【制法】记载主要生产步骤及必要技术参数；【性状】记载药品的外观、质地、断面、臭、溶解度及物理常数等；【鉴别】包括经验鉴别、显微鉴别、理化鉴别；【检查】药品在加工、生产和贮藏过程中可能含有并需要控制的物质或物理参数，常见的有杂质、水分、总灰分、酸不溶性灰分、重金属及有害元素、有机氯农药残留量、含氮量、总固体等；【浸出物】水溶性浸出物、醇溶性浸出物、挥发性醚浸出物；【特征图谱或指纹图谱】GC或HPLC法；【含量测定】【炮制】【性味与归经】临床用药的警示性参考；【功能与主治】临床用药指导；【用法与用量】服用范围和剂量；【注意】主要禁忌和不良反应；【贮藏】贮藏与保管的基本要求。

制剂通则要求适用的制剂应遵循单位剂量均匀性、稳定性、安全性与有效性、剂型与给药途径、包装与贮藏、标签与说明书的原则。

第二节 主要国际植物药质量标准

PPT

一、《美国药典》植物药标准

（一）《美国药典》的概述

《美国药典》（U.S. Pharmacopeia，USP）是由美国药典委员会（The United States Pharmacopoeia Convention）负责编辑出版，是美国药品生产、使用、管理和检验的法律依据。1888年美国药学会出版了第一部《美国国家非法定处方集》（national formulary of unofficial preparations，NF），收载药用辅料及其标准物质的标准，自1906年更名为《美国国家处方集》（national formulary，NF）。1975年USP将NF兼并，缩写为USP-NF，由美国药典委员会统一编辑出版。USP-NF从2002年开始每年修订出版1次。USP-NF从2021年开始以网络形式发布于online.uspnf.com，不再保留整套药典的版本号，引入以单个文件标准为中心的模型，没有特别说明的情况下，引用的USP-NF标准是指现行生效标准。

近年来，USP十分重视植物药标准，在其《膳食补充剂法典》（US dietary supplement compendium）和《草药法典》（USP herbal medicine compendium，USP-HMC）中收载中药在内的植物药及其制剂质量标准。USP-HMC是一个免费的在线资源，主要收载草药标准，包括药材、饮片、提取物系列标准，此外还收载凡例和通则。USP-HMC自2013年5月发布了首批23个草药标准，目前已有近百个草药标准相继被收载。

USP-HMC草药标准由专家委员会审定通过，专家委员会下设东亚和南亚2个专家组，定期对提交至USP-HMC的草药标准进行审核，以推进草药标准相关工作。

（二）《美国药典》的工作流程

USP-HMC草药标准申报流程包括三个阶段（图2-1），具体如下。

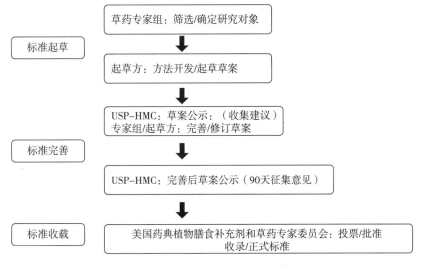

图2-1 《美国药典》品种正文起草流程

1. 标准起草 USP-HMC专家组筛选并确认候选研究对象，USP提供相应条件供工作人员和申办方进行信息收集、方法开发和标准起草，起草人提交草药标准草案，由USP-HMC工作人员审核并提交给专家组审核。

2. 标准完善 USP-HMC专家组审核后的草案在USP-HMC网站上进行公示，广泛征求利益相关方建议，修订和完善草案。而后进入征集意见阶段，广泛征集公众意见，时间90天。

3. 标准收载 专家委员会投票通过后，成为正式标准（final authorized），收载于USP-HMC。

（三）USP-HMC草药标准的主要内容

USP-HMC草药标准主要包括草药名称、定义（definition）、鉴别（identification）、检查（test）、含量测定（assay）、其他（储存条件、包装标签、试剂信息）。

1. 名称 草药名称由拉丁文二项式+植物药用部位+植物加工方法组成。如红景天名称为 *Rhodiola Crenulata* Root and Rhizome，红景天提取物名称为 *Rhodiola Crenulata* Root and Rhizome Dry Extract。

2. 定义 此部分是对草药的基本描述，包括拉丁名、药用部位、采收季节、加工方法，主要成分的化学名称、分子式和限度。如果包含多个物种，须针对每个物种按上述内容进行描述。

3. 鉴别 是判断草药的真伪。USP-HMC鼓励建立草药与其伪品、相似类别植物区分的鉴别方法。鉴别项下通常包括性状鉴别、显微鉴别、TLC/HPTLC鉴别。指纹图谱鉴别虽未收载于质量标准中，但在提交标准草案时，建议提交指纹图谱鉴别研究内容。

（1）性状与显微鉴别 须提供详细的彩色照片。性状鉴别主要描述草药特有的特征，与ChP内容基本一致。显微鉴别可以参照ChP相关描述，如根和根茎的横切面、皮的横切面、木材的横切面、叶的横切面、叶的表面、花的垂直剖面、果实和种子等显微描述。

（2）TLC/HPTLC鉴别 须描述特征条带的颜色和位置，并提供彩色的典型色谱图。通常选用具有指纹性的薄层鉴别方法，采用条带点样法，展距为6~8 cm。

鉴别时要使用标准物质，作为比对的依据。标准物质可以选用对照品，也可以选用提取物，这些标准物质须经USP标定。

4. 含量测定 在含量测定中，一般根据文献信息和起草者前期工作，选用药效成分或指标成分作为含量测定指标。常采用HPLC/UPLC、GC等方法进行测定，鼓励采用一测多评的方法同时对多个成分进行定量分析，同时在研究资料中须提供各个成分的校正因子。在测定中，如果多个成分属于同一化学类别，可选择一个对照品对多个成分进行定量；如果多个成分分属于不同化学类别，则每个类别最好选择一个对照品对此类别化学成分进行定量。

含量测定中通常会给出计算公式，以及各个参数的含义以方便计算。含量测定一般需规定下限，对于既是药效成分又是毒性成分的指标，需规定上下限。

5. 检查

（1）污染物检查 包括微生物限度、黄曲霉毒素、重金属、农药残留检查等，这些检查项可以参照USP-NF通则的内容。

（2）特殊检查 包括总灰分、灼烧残渣、酸不溶性或水溶性灰分检查，并要求规定限度。

根据不同草药的特点，USP草药标准中还收载一些其他检查项，如水提取物检查、苦味检查、单宁酸检查、皂苷溶血检查试验等。针对这些检查项，起草说明中须提交试验基本原理和分析数据。

6. 其他 起草者需提供包装和储存条件、标签信息。

标准最后要列出需使用的USP标准物质。这些标准物质均能够在USP购得。

二、《欧洲药典》植物药标准

（一）《欧洲药典》的概述

《欧洲药典》（*European pharmacopoeia*，Ph.Eur.）是由欧洲药典委员会（the European Pharmacopoeia Commission）负责组织编写，欧洲药品质量和健康管理局（European Directorate for the Quality of Medicines and Health Care，EDQM）出版，是欧洲在药品研发、生产和销售中用于质量检测的法定标准。Ph.Eur. 在1964年由8个创始国开始发行，从2002年Ph.Eur. 4.0开始，出版周期为每3年一版，每年出版3期增补本。Ph.Eur. 11.0于2023年1月1日生效，目前已更新至Ph.Eur.10.8。Ph.Eur. 已成为欧洲药品质量的基本参考文献，而且具有全球影响力。Ph.Eur.中的文本内容具有法律效力，目前是适用于38个欧盟成员国的标准，这些成员国也是《欧洲药典起草公约》的签署国。随着摩尔多瓦共和国于2017年加入《公约》以及3个新观察员国（2016年：印度和日本；2018年：乌兹别克斯坦共和国）的加入，22个非洲国家及世界卫生组织（WHO）都作为其观察员，表明Ph.Eur.对全世界产生着影响。

随着传统中草药的广泛使用，进入欧盟市场的中药材产品的质量和安全问题引发了EDQM的关注，2008年EDQM正式成立了中药工作组（TCM），成员包括来自欧盟及其他国家地区等具有中药专业背景的科学家。

欧洲药典委员会中药工作组专家应具备：在草药和草药制剂质量控制以及控制方法开发相关的制药和分析方法方面的专业知识；使用实验室设施验证建议纳入品种正文的方法；具备中药的知识和中药的背景信息，在中药及其制剂的质量控制、进口中草药的市场监督或监管事务监督、中药种植采收与保护、草药成分色谱分离等领域具有多年工作经验。

（二）《欧洲药典》的工作流程

Ph.Eur.工作计划由欧洲药典委员会在年度会议上决定，一般只要有2个成员国提出起草品种标准意愿，欧洲药典委员会通过会议商讨决定起草或修订品种正文，由工作组为该特定品种任命一名报告员，报告员根据科学研究起草该品种正文草案，随后将其发表于欧洲药典委员会的官方网站药典论坛（Pharmeuropa）收集评论，欧洲药典委员会根据已发表品种正文草案的评论和工作组审查意见相应地修改品种正文草案，修订后的品种正文草案提交给欧洲药典委员会通过，经欧洲药典委员会批准，该品种正文将出版并成为正式的《欧洲药典》正文，这一流程通常需要两年完成（图2-2）。

（三）《欧洲药典》中药标准的主要内容

Ph.Eur.由引言、绪论、欧洲药典委员会简介、通则（包括凡例、分析方法试剂等）和品种正文组成。通则是所有中药需要符合的标准，比如农残、重金属、微生物、毒素等，在通则中，详细描述了中药有关检查项的具体操作。而品种正文是针对每一个具体中药而言的质量标准，内容包括定义、鉴别、检查、含量测定。

目前，Ph.Eur. 10.8已正式收载86种中草药。Ph.Eur.品种正文的编写须按照Ph.Eur."格式与技术指导原则"要求，以ChP为基础，也需同时参考USP以及香港中药材标准（HKCMMS）等。

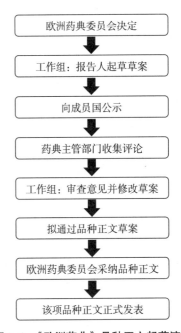

图2-2　《欧洲药典》品种正文起草流程

1. **定义**　定义项下要说明中药的完整学名（包括属、种、亚种、变种及命名人等）、中药的来源，列出药物的状态，如完整、碎片、去皮、新鲜或干燥。如有可能，规定其含量测定成分的最低含量。有时相同名称的中药Ph.Eur.与ChP收载的来源可能不相同。此外，除少数中药外，大多数中药用药部位与ChP相同。

2. **鉴别**　是判断草药的真伪。此部分包含粉末的显微图和TLC/HPTLC色谱图，其中TLC结果以示意图显示条带的位置。由于Ph.Eur.和ChP所选的指标成分不同，在TLC鉴别方法存在差异，包括固定相、展开剂、检视条件。Ph.Eur.中TLC/HPTLC方法需开展系统适用性试验和强度试验，并规定斑点点样长度一般为8mm。Ph.Eur.指标成分通常选择活性成分或者满足分析目的的成分或成分组。

3. **检查**　包括杂质、干燥失重、水分、农残、重金属、总灰分、酸不溶灰分、浸出物、黄曲霉毒素B1、赭曲霉毒素A、放射性污染和微生物污染等。Ph.Eur.在"植物药检测方法通则"中列出了所需的检测项目。Ph.Eur.品种正文中涉及的相关检查项目，除另有规定外，依照通则方法。

4. **含量测定**　在含量测定中，一般采用HPLC等分析方法，对于挥发性成分，通常含量测定采用GC，如果没有可行的方法，会缺少"含量测定"项。选用药效成分或指标成分作为含量测定指标。Ph.Eur.含量测定中通常会给出计算公式，以及各个参数的含义以方便计算。

Ph.Eur.中常使用化学对照品（CRS）和对照药材（HRS）用于HPLC分析的系统适用性评估，Ph.Eur.中收录的86种中药中有20余种将对照药材（HRS）应用于HPLC分析的系统适用性评估。

在临床应用中，根据中医理论，中药炮制可以简单到清洗、净制、切制和粉碎，也可以复杂到炒制、蒸制、蜜炙、醋炙或酒炙等。尽管Ph.Eur.在品种正文中未有提及，但已收录在Ph.Eur."一般信息"的5.18"中药炮制的预处理方法"。

三、ISO 植物药标准

（一）ISO植物药标准概述

国际标准化组织（Internation Organization for Standardization，ISO）是由各国标准化团体组成的世界性的联合会，1946年10月14～26日，来自中国、美国、法国、英国等25个国家的65个代表于英国伦敦讨论决定成立ISO。1947年2月23日，ISO正式成立，总部设在瑞士日内瓦。ISO的宗旨是"加速促进标准化及其相关活动的发展，以便于商品和服务的国际交换，在智力、科学、技术和经济领域开展合作"。其主要任务是"制定、发布和推广国际标准；协调世界范围内的标准化工作；组织各成员国和技术委员会进行信息交流；与其他国际组织共同研究有关标准化问题"。ISO是目前世界上最大、最具权威的国际标准化机构，与IEC、ITU相互协调，共同构成世界范围内国际标准化工作的核心，在世界经济贸易中发挥着重要作用。

2009年，在中国国家标准化管理委员会和国家中医药管理局的共同努力下，促使了在ISO成立中医药（暂定名）［traditional Chinese medicine（provisional）］标准化技术委员会（technical committee，TC），代号TC249，中国承担秘书处工作。ISO/TC249的工作范围主要是制定中药材、中成药、针灸针具、中医药设备的质量和安全标准，以及中医药信息标准。ISO/TC249的主要活动是制定支持中医药国际实践的国际标准，旨在保证中医药产品的质量、安全性和有效性，并促进相关商品、服务贸易和商业发展。通过使用传统中医药，在人类维护健康和医疗保健的改善方面作出贡献。ISO/TC249的组织架构主要包括：主席、秘书处、主席顾问组、编辑委员会、国家成员体、工作组和召集人、项目负责人、注册专家及联络组织。目前ISO/TC249国际标准收录中药品种77个，正在制定的中药标准相关标准34个。

（二）ISO/TC249的工作程序

ISO/TC249国际标准工作的基本程序主要包括：国际标准项目申报、国际标准项目制定、处理国际投票、参加国际会议及处理国际技术文件等事项。

ISO/TC249国际标准制定的流程如下。首先是预阶段，将预备工作项目提交秘书处，秘书处在收到预备工作项目后将其分派到相应的工作组充分讨论，经委员会批准，进入提案阶段。预备工作项目注册成为新工作项目，至少提前4个月将新工作项目分发给ISO/TC249的全体成员，由国家成员体中的成员对其是否立项进行评审、投票。通过后，进入准备阶段，项目负责人及成员依据《ISO、IEC导则》第2部分要求在6个月内完成第一版工作草案，经工作组讨论修改后形成最终版草案，在委员会内部投票通过后，注册成为委员会草案，进入委员会阶段。委员会充分考虑国家成员体对第一版委员会草案的意见，并对技术内容进行协商统一。从新工作项目批准到完成第一版委员会草案，限期12个月。在委员会内部投票通过后，注册成为国际标准草案，进入询问阶段。从新工作项目批准到完成国际标准草案，限期18个月。在询问阶段，将ISO国际标准草案分发给所有国家成员体征求意见，根据成员的投票结果作出决定，通过后注册为最终国际标准草案。进入批准阶段，ISO所有国家成员对最终国际标准草案进行投票，在此阶段不再接受编辑或技术修改意见。最后进入出版阶段，中央秘书处在2个月内更正委员会秘书处指出的全部错误，并且印刷和分发国际标准正式出版。后期委员会根据需要开启复审阶段或撤销阶段（图2-3）。

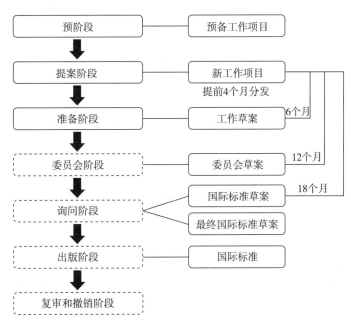

图2-3　ISO/TC249国际标准工作流程

（实线：提案人准备及汇报内容；虚线：委员会成员准备及汇报部分）

（三）ISO/TC249的主要内容

1. ISO/TC249国际标准工作项目的准备工作　提案文件的名称应准确简洁表达出新项目内容。格式写法规范，阐述提案的目的和依据，描述所涉及的全球相关性商业、技术、社会或环境问题，描述其技术效应、经济效应、社会效应、环境效益，阐述预期应用、前景、与ISO相关原则和制定的时间期限，展示与现有工作的关系、其他现有相关文件（例如各国药典）、利益相关方的影响，确定联络组织、相关国家参与、版权问题等。

2. ISO起草编写格式　ISO/TC249国际标准制定草案的起草编写集中在准备阶段，一般按照国际标准草案的编写规则，国际标准的层次划分和设计采用部分（part）、条（clause）、分条（subclause）、段（paragraph）等。

（1）"部分"　是国际标准起草、批准和发布的系列文件之一，一项标准的不同部分共用一个标准顺序号，共同组成一项标准，编号位于标准序号之后，使用连字符相隔，采用阿拉伯数字从1开始编号，其名称与标准名称的组成方式相同。

（2）"条"　是标准或部分中划分出的第一层次，构成标准的基本框架，编号从"范围"开始，采用阿拉伯数字从1开始编号，连续至附录之前，每一条都有标题，位于编号之后。

（3）"分条"　是对条的细分，条以下有编号的层次均为"分条"，最多可设5层，编号采用阿拉伯数字加点的形式，每个层的分条都宜给出标题。

（4）"段"　是对条或分条的细分，是标准内容的呈现。

3. ISO起草主要内容

（1）封面（title page）　此项包含标准名称及编号，另外分为外封（警告，warning）和内封（版权注意，copyright notice）。

（2）目录（table of contents）　内容超过10页的标准需要设置目录，其位于封面之后，前言、引言、条的编号、标题、附录编号、性质、参考文献、索引等如果有都应列出。

（3）前言（foreword）　此项是必需的材料性概述，由基本部分和特殊部分组成，不含要求和图标，可由ISO中央秘书处提供。

（4）引言（introduction）　此项为可选资料性要素，不含要求，一般不编号，可以给出一些关于促使编制该标准的原因、有关技术标准内容的说明、设计的专利说明等。

（5）名称（title）　此项为必备的规范性一般要素，识别标准的标志之一，应表示出标准的主题。

（6）范围（scope）　此项为必备的规范性一般要素，位于每项标准的起始位置，指示标准所涉及的内容和应用的范围。

（7）规范性引用文件［normative reference（s）］　此项为可选的规范性要素，引用其他文件或条款，在使用该国际标准时，除遵守标准中规范性内容，还要遵守标准中规范性引用的其他文件或条款的内容。

（8）术语和定义（terms and definitions）　此项为可选的规范性要素，明确和解释非众所周知，或不同语境有不同理解的术语。

（9）符号和缩略语（symbols and abbreviated terms）　此项为可选的规范性要素，给出本标准中所涉及的符号和缩略语一览表。

（10）要求（requirements）　此项为可选的规范性要素，给出标准中所涉及内容的所有特性，可量化特性要求的极限值，对每个要求可引用测定或检验特性值的试验方法，或直接规定试验方法。由于特性值是由相应的试验方法测得的，方法不同，特性值可能存在差异，所以要指明试验方法，当提及2个方法时，需制定仲裁方法。在ISO/TC249国际标准制定的技术要素中，"要求"这部分是中药标准制定的核心内容，主要包括性状、形态特征、水分、总灰分、酸不溶性灰分、乙醇可溶性提取物、鉴定、含量测定、重金属、农药残留等部分，与各国药典相比，在检测的方式方法有一定相似，但表述形式不尽相同。为满足"要求"项下的内容，还需要规定一些参数，例如，取样、检测方法、检测报告、包装、贮存、运输和标识等，可逐条列出。如果ISO有相关的检测方法的标准，应采用ISO标准，如果没有，可再进行规范性描述；如果检测方法的描述较为复杂，可置于附录中。

（11）附录（annex）　此项为可选要素，分为2类，一类是规范性附录（normative annex）是标准正文的附加条款，使用标准时应遵守；另一类是资料性附录（informative）用于辅助对标准的理解和使用。上述举例的ISO 20409：2017（e）标准的各项具体的检测方法均列在规范性附录（normative annex）中。

（12）参考文献（bibliography）　此项为可选独立的资料性补充要素，不同于资料性附录，需要将标准中资料性引用的文件列出，位于最后一个附录之后，格式遵循《信息和文件　参考文献和信息来源引用指南》（ISO690：2010 information and documentation-guidelines for bibliography references and citations to information resources）的规定。

（13）索引（indexes）　此项为可选独立的资料性补充要素，位于标准最后，如存在应为自动生成格式。

4. ISO起草语言表述　ISO标准的语言较为规范，第一个单词、专有名词首字母大写，其余单词全部小写。有些具有固定形式的表述方式，例如一般用"Test method"或"Determination of …"表示"检测方法"。在规范性内容表述的形式上，一般采用"要求""推荐""陈述"等形式，要求型条款表示符合标准时需要遵守的准则，常用祈使句表示指示，常用"shall"或"shall not"；推荐型条款表达建议或指导，常用"should"或"should not"；陈述型条款用于提供信息，使用一般陈述句，常用"can"或"can not"。标准草案的撰写尽量采用断句，便于理解和应用；尽量采用主动语态，便于分清标准主体；减少缩略语的使用，如需使用，首次出现时要用全称。

 思考

请简述各国药典收载的中草药标准的异同点。

目标检测

一、选择题

（一）A型题（最佳选择题）

1.《中国药典》中药质量标准体系不断更新，其中增加药品检查项目是为了进一步

　　A. 提升药品生产能力

　　B. 提高药品安全性

　　C. 增加分析手段

　　D. 优化药品贮藏方法

　　E. 提高药品有效性

2.《中国药典》中药色谱鉴别方法采用最多的一种方法是

　　A. 柱色谱法　　　　　　　　B. 气相色谱法　　　　　　　C. 纸色谱法

　　D. 薄层色谱法　　　　　　　E. 离子色谱法

（二）X型题（多项选择题）

3. 我国中药质量标准按产品划分为

　　A. 原料标准　　　　　　　　B. 提取物标准　　　　　　　C. 种植标准

　　D. 炮制工艺标准　　　　　　E. 制剂标准

4.下列属于中药材与饮片质量标准内容的是

A. 名称   B. 鉴别   C. 检查

D. 浸出物   E. 含量测定

二、问答题

请简述《中国药典》（2020年版）9105《中药生物活性测定指导原则》和9107《中药材DNA条形码分子鉴定法指导原则》制订的目的。

第三章 中药生产质量管理体系

学习目标

1.掌握中药生产过程质量控制涉及的关键技术方法。

2.熟悉中药生产质量管理体系的构成；中药智能制造的相关理念。

3.了解现有中药生产质量管理相关法律法规体系的构成。

4.学会分析主要中成药剂型生产过程涉及的质量控制方法；能够理解基于中药生产质量管理系统的中药智能制造体系在中药产业发展中的重要作用。

5.培养对于中药自动化、智能化生产的产业需求以及中药生产质量管理过程涉及工具、技术、策略整合应用的认知。

第一节 中药生产质量管理相关法规

PPT

《中华人民共和国药品管理法》《中华人民共和国药品管理法实施条例》《药品生产质量管理规范》（good manufacturing practice，GMP）、《药品生产监督管理办法》《中药材生产质量管理规范》（good agriculture practice，GAP）等法规文件在我国药品生产质量管理中占据重要地位，与中药生产的质量管理密切相关。本节将对各部法规文件中与中药生产与质量管理相关的规定进行介绍。

一、《中华人民共和国药品管理法》和《中华人民共和国药品管理法实施条例》

《中华人民共和国药品管理法》（以下简称《药品管理法》）和《中华人民共和国药品管理法实施条例》（以下简称《药品管理法实施条例》）是我国药品管理的基本法律法规。我国制药领域中的其他相关法律法规，均在《药品管理法》的基本原则和主要精神的指导下进行制定与修改。《药品管理法》以及《药品管理法实施条例》全面落实"四个最严"要求，以实施药品上市许可持有人制度为主线，进一步明确药品全生命周期质量安全责任归属，并规定持有人应当建立药品质量保证体系。此外，《药品管理法》进一步强调了动态监管的重要作用，在已有的GMP认证基础上，增加了药品监管部门对GMP执行情况进行跟踪检查的要求。这些新规充分体现了国家对药品质量安全的重视。

（一）《中华人民共和国药品管理法》

新修订的《药品管理法》第四章中对药品生产作出了相应规定。第四十三条中明确规定，从事药品生产活动，应当遵守药品生产质量管理规范，建立健全药品生产质量管理体系，保证药品生产全过程持续符合法定要求。除药品上市许可持有人对药品的质量全面负责外，药品生产企业还应对药品的实际生产活动负责，确保生产的药品符合质量要求。新修订的《药品管理法》中对中药饮片的生产进行了规定，要求企业应当按照国家药品标准或地方报国务院备案的炮制规范对中药饮片进行炮制。并且，中药饮片生产企业应履行药品上市许可持有人的相关义务，对中药饮片生产、销售实行全过程管理，建立中药饮片追溯体系，保证中药饮片安全、有效、可追溯。这些规定确保中药饮片生产企业能够为中药生产企业提供质量稳定可靠的原辅料，从而在根源上保障中药产品的有效、安全、质量稳定。

《药品管理法》的逐步修订，体现出国家对于药品生产质量的重视程度不断提高，开展质量评价工作策略的指导更加科学。对于中药饮片，《药品管理法》充分考虑其在中医药临床应用中的实际应用特点，并结合药品上市许可持有人制度的特色管理模式，从而有效促进中药材、中药饮片和中药制剂的质量提升。

（二）《中华人民共和国药品管理法实施条例》

《药品管理法实施条例》是对《药品管理法》内容进行的补充说明，是《药品管理法》和其他药品领域法规文件衔接的桥梁。例如，《药品管理法实施条例》明确了纳入批准文号管理形式的中药所必备的特征，在第三十九条中，规定"国家鼓励培育中药材。对集中规模化栽培养殖、质量可以控制并符合国务院药品监督管理部门规定条件的中药材品种，实行批准文号管理。"这项规定充分体现了国家在中药管理方面的灵活性。对于常见的中药品种，学界对于其质量属性已有充分了解的前提下，能够以更加严格的批准文号形式进行管理，从而有效提高中药制剂的质量可控性。然而对于地方习用药或制备工艺相对复杂的饮片，则以较为宽松的备案方式进行管理，更有利于保护各地的用药特色，更好地继承中药临床应用方式。

2022年5月，国家药监局发布了《中华人民共和国药品管理法实施条例（修订草案征求意见稿）》（以下简称《征求意见稿》），在《征求意见稿》中，章节编排和规定内容较上一版做出重大调整，规章条目数量从上一版的80条大幅增加至181条。《征求意见稿》第四章"药品生产"中对中药生产做出了相关规定。各地方应制定相应的中药材产地加工指导原则。中药饮片生产企业应建立中药饮片质量管理、风险防控和追溯体系，实施全过程管理。对于刚刚结束试点工作，转向备案管理的中药配方颗粒，《征求意见稿》中对生产企业的生产能力进行了规定，并指出生产企业应当对中药配方颗粒进行生产全过程管理，建立追溯体系，具备风险管理能力。以上体现在《征求意见稿》中的各项改变，是在我国全面推进中医药事业发展的大背景下，对于药品生产提出的新要求。在此基础上，根据已有的生产实践以及科学研究成果，我国药品监管部门已经充分认识到中药生产的独特性，因此在相关法规的修订中就相应内容进行了规定。这些新举措标志着我国中药生产水平已经发展到新的阶段。

二、《药品生产质量管理规范》

现行《药品生产质量管理规范》（GMP）是2010年修订的版本，其中重大调整之一是将"质量管理体系"和"质量风险管理"的概念引入规范之中，对无法满足当代药品质量需求的落后质量评价体系进行了改进。其中，质量管理体系强调药物生产企业应当在配备基础的质量管理方案之上，进一步完善人力资源和管理制度，充分落实"企业是药品质量第一责任人"的思想。质量风险管理则体现了药品质量源于设计与生产的理念，制药企业应在生产过程中对可能出现的质量风险进行管控，并增加了稳定性考察计划、偏差管理、纠正和预防措施、产品质量回顾分析等多个新制度，最大程度地保障药品质量稳定可控。

（一）《药品生产质量管理规范》对药品生产质量的一般规定

GMP总则第三条中强调，GMP"作为质量管理体系的一部分，是药品生产管理和质量控制的基本要求，旨在最大限度地降低药品生产过程中污染、交叉污染以及混淆、差错等风险，确保持续稳定地生产出符合预定用途和注册要求的药品。"确保药品生产质量的最直接单位为药品生产企业，GMP要求企业"建立药品质量管理体系。该体系应当涵盖影响药品质量的所有因素，包括确保药品质量符合预定用途的有组织、有计划的全部活动。"现就GMP中与药品生产密切相关的重点条文进行介绍和解读。

GMP第二章首先介绍了质量管理的基本原则和基本要求，分为质量保证、质量控制和质量风险管理三部分内容。在质量保证和控制系统中，GMP规定企业应配备足够的人员和设备，制定明确的规程，并做好相应文件的记录和留存等工作。GMP将质量风险管理定义为"在整个产品生命周期中采用前瞻或回顾的方式，对质量风险进行评估、控制、沟通、审核的系统过程。"中药制剂的生产过程涉及多种工艺过程，产品生命周期可追溯至中药材种植环节，因此对于中药制剂而言，对其进行全生命周期的质量风险管理，尽管难度更高，但十分必要。GMP第十四条提出"应当根据科学知识及经验对质量风险进行评估，以保证产品质量。"进一步强调应结合中医药传统经验，深入研究中药生产全过程各个环节对最终产品质量的影响。

在机构与人员一章，GMP要求企业设立独立的质量管理部门，配备具有一定资历的专门人员负责企业的质量管理及授权工作。厂房与设施方面，GMP规定企业必须设置独立于生产区域的质量控制区，其中生物检定、微生物和放射性等不同用途的实验室应互不干扰，在必要情况下应为灵敏度高的仪器设备设置专用的仪器室，以确保质量控制工作不受干扰地有序开展。物料与产品一章详细规定了制药过程中涉及各类物料的管理要求，对于原辅料，GMP规定"只有经质量管理部门批准放行并在有效期或复验期内的原辅料方可使用。"特别是对中药材或中药饮片而言，其作为来源于自然界的制药原辅料，在种植、采收、加工、运输和贮存等环节中，存在较多质量风险因素，因此必须由企业质量管理部门进行充分的质量检验后，方可投入生产。另外，原辅料、中间产品和待包装产品必须标识其质量状态，这一要求与中药生产密切相关。由于中药制剂生产工艺复杂，生产过程中间体的物态、所含成分等随制剂处方和工艺不同而千差万别，因此对于中间产品的质量管理是保障中药制剂成品质量的关键。GMP第八章的质量标准一节中，明确指出"物料和成品应当有经批准的现行质量标准；必要时，中间产品或待包装产品也应当有质量标准。"这一规定对中药生产的质量管理工作具有重要的指导意义。

GMP第十章中对质量控制与质量保证工作进行了全面规定。第一节首先对质量控制实验室管理工作提出基本要求。制药企业质量控制实验室应配备具有足够资质与经验的质量控制负责人、必要的工具书、标准品、对照品等资料以及必要的仪器设备。对于取样的操作规程，如取样方法、样品量、样品处置和标识、取样注意事项等，质量控制实验室应进行详细规定。对于物料和不同生产阶段产品的检验，GMP提出了九项基本要求，涵盖检验方法需验证的情形、检验记录应包括的内容、对分析仪器的质量检验等内容。对于留样、试剂、试液、培养基、标准品或对照品等质量检验过程中涉及物料的管理要求，GMP也分别进行了详细规定。

（二）《药品生产质量管理规范》四项重点新规定

2010年修订版GMP的重点之一，是在质量控制与保证一章加入了持续稳定性考察、变更控制、偏差处理以及纠正措施和预防措施等四项全新的规定，下面分别进行介绍。

持续稳定性考察的主要目的是"在有效期内监控已上市药品的质量，以发现药品与生产相关的稳定性问题，并确定药品能够在标示的贮存条件下，符合质量标准的各项要求。"GMP同时指出，持续稳定性考察"主要针对市售包装药品，但也需兼顾待包装产品。此外，还应当考虑对贮存时间较长的中间产品进行考察。"充分体现了新版GMP对药品全生命周期进行质量监测的精神。

变更控制是指"企业应当建立变更控制系统，对所有影响产品质量的变更进行评估和管理。"这一规定要求"变更都应当评估其对产品质量的潜在影响。企业可以根据变更的性质、范围、对产品质量潜在影响的程度将变更分类（如主要、次要变更）。判断变更所需的验证、额外的检验以及稳定性考察应当有科学依据。"目前随着中药生产企业对生产线进行数字化、信息化和智能化改造，很多工艺环节会因制造设备的更新而进行工艺参数或工艺流程上的调整，2010年修订版GMP要求企业在做出此类调整后及时进行变更的论证，以确保制剂产品质量均一稳定。

偏差处理规定要求"企业应当建立偏差处理的操作规程，规定偏差的报告、记录、调查、处理以及所采取的纠正措施，并有相应的记录。"这一规定指出，"任何偏差都应当评估其对产品质量的潜在影响。企业可以根据偏差的性质、范围、对产品质量潜在影响的程度将偏差分类（如重大、次要偏差），对重大偏差的评估还应当考虑是否需要对产品进行额外的检验以及对产品有效期的影响，必要时，应当对涉及重大偏差的产品进行稳定性考察。"

在此基础上，纠正措施和预防措施项下指出，"企业还应当采取预防措施有效防止类似偏差的再次发生"。GMP要求药品生产企业"应当建立纠正措施和预防措施系统，对投诉、召回、偏差、自检或外部检查结果、工艺性能和质量监测趋势等进行调查并采取纠正和预防措施。"并指出，"纠正措施和预防措施系统应当能够增进对产品和工艺的理解，改进产品和工艺"，这一要求与ICH提出的质量源于设计思想和药品智能制造的要求保持了高度一致，对于药品质量的有效控制应建立在对产品工艺与质量关系的深入理解之上。因此，对于中药质量风险的纠正与预防，首先应明确质量风险较高的工艺单元中对应的工艺参数，以及这些参数的改变会对中药质量造成何种影响，最终得出有效的质量风险纠正和预防方案，切实提升中药产品质量。

综上所述，现行版《药品生产质量管理规范》是药品生产过程的根本性指导文件，一切药品生产活动均必须至少满足GMP要求。随着我国药品监督管理机构对企业GMP执行情况的认证和跟踪检查工作不断深入开展，我国中药制剂的质量将不断提升。

三、《药品生产监督管理办法》

（一）《药品生产监督管理办法》修订过程

《药品生产监督管理办法》（以下简称《管理办法》）是指导药品监督管理部门依法对药品生产条件和生产过程进行审查、许可、认证、检查等监督管理活动的行政法规，对开办药品生产企业的申请与审批、药品生产许可证管理、药品委托生产管理及监督检查管理等药品生产相关活动作出了相应规范。2002年，国家药品监督管理局首次发布《药品生产监督管理办法》（试行），于2003年2月起实施。此后，于2004年和2017年发布了正式版本的《管理办法》及其修正版本。最新版本的《管理办法》由国家市场监督管理总局于2020年1月发布，同年7月1日起施行。其中"生产管理"一章对药品生产企业应符合药品生产质量管理规范（GMP）进行了明确规定，2020年修订版中增加了"对质量体系运行过程进行风险评估和持续改进"，契合最新版《药品管理法》的精神。值得指出的是，2020年修订版《管理办法》的制定依据将2017年起施行的《中华人民共和国中医药法》纳入其中，充分体现了国家对于中医药产业发展的重视。

2020年修订版《管理办法》以2010年版GMP为基础，以风险管理、全过程管理为原则，对药品生产的质量监督管理工作进行了全面的规范。基于药品上市许可持有人制度，2020年修订版《管理办法》中进一步明确了药品质量的责任主体，上市许可持有人和药品生产企业在各自职责范围内，对药品均应担负起质量检验、质量控制、质量监督的责任。这些新规定构筑起了牢固的药品质量安全防线，更加有效地保障人民群众的用药安全，促进全民健康。

（二）《药品生产监督管理办法》相关规定

在总则第三条中，《管理办法》规定了药品质量应由该药品的上市许可持有人负责，"药品上市许可持有人应当建立药品质量保证体系，履行药品上市放行责任，对其取得药品注册证书的药品质量负责。"该规定明确了保障药品质量的责任主体，有助于国家药品监督管理机构和人民群众对药品质量进行监督。而对于中药饮片，在该条第四款中规定"中药饮片生产企业应当履行药品上市许可持有人的相关义务，确保中药饮片生产过程持续符合法定要求。"该款规定对未执行药品上市许可持有人制度的中药饮片类产品的质量责任人进行了明确，为中医临床用药和中药制造企业购买原料的质量提供了一定的保障。相应地，《管理办法》第三十七条第三款中进一步规定，"中药饮片符合国家药品标准或者省、自治区、直辖市药品监督管理部门制定的炮制规范的，方可出厂、销售。"规定了中药饮片出厂销售的前提，确保供中医临床或中药制造企业使用的中药饮片质量稳定可靠，特别地，对于制药企业而言，原料药质量的稳定是保证最终产品质量的先决条件。

《管理办法》第六条明确指出，药品生产企业应当具备能对所生产药品进行质量管理和质量检验的机构、人员、必要仪器设备，并建立保证药品质量的规章制度，符合GMP的各项要求。第二十四条规定从事药品生产活动应"对质量体系运行过程进行风险评估和持续改进"，第二十六条对此项规定进行了进一步说明，从事药品生产活动，应当遵守药品生产质量管理规范，建立健全药品生产质量管理体系，涵盖影响药品质量的所有因素，保证药品生产全过程持续符合法定要求。这些规定充分体现了对药品全生命周期进行质量控制的重要性。第二十七、二十八条界定了药品上市许可持有人对药品质量全面负责过程当中应履行的职责，包括配备专人进行质量管理，对受托生产企业的质量体系进行定期审核，在出现与药品质量相关的重大安全事件时对风险进行管控等。药品生产企业则须对本企业负责生产的药品质量全面负责，具体内容与药品上市许可持有人基本一致。

在《管理办法》有关药品质量的规定中，多次提到各种物料以及设施应当符合药品生产质量管理规范的要求，充分表明GMP在药品生产活动中的指导性地位。此外，药品上市许可持有人和药品生产企业还应"对所生产的药品按照品种进行产品质量回顾分析、记录，以确认工艺稳定可靠，以及原料、辅料、成品现行质量标准的适用性。"强调了对药品质量应同时进行实时和回顾性监管，以确保药品的生产工艺和质量标准的有效性。

四、《中药材生产质量管理规范》

（一）《中药材生产质量管理规范》修订过程

对于中医药领域而言，中药饮片作为一种特殊的药品应用形式，广泛地存在于各种临床应用场景中，如医疗机构、诊所、药店、超市，都是中药饮片或其同类制品的贩售场合。因此，针对中药材这一细分领域，国家四部委于2022年3月联合出台了正式版的《中药材生产质量管理规范》，即中药材GAP，作为指导中药材生产的规章文件，对中药材生产的各个环节作出了详细规定。我国于2002年起开始试行中药材GAP的认证工作。2015年，原国家食品药品监督管理总局启动了中药材GAP的修订工作，随后在2016年国务院发布的《国务院关于取消和调整一批行政审批项目等事项的决定》文件中，宣布取消中药材GAP的认证工作。随后，中药材GAP修订工作于2017年和2018年面向社会征求意见，历经6年的修订，最终于2022年发布了中药材GAP，标志着我国中药材的生产质量管理进入了新的阶段。新版的中药材GAP通过对章节内容的重新编排，突出了对中药材生产质量管理的要求。在此基础上，基于《药品管理法》的指导精神，中药材GAP在中药材质量控制方面同样引入了风险管控理念，充分强调中药材全生命周期的质量管理，要求中药材生产全过程的关键环节可追溯。

（二）《中药材生产质量管理规范》相关规定

相比2002年的试行版，2022年颁布的中药材GAP进行了大篇幅的内容扩充，对中药材生产过程的关键环节作出了细致的规范。对于生产主体，新版中药材GAP采用两章的篇幅分别就"机构与人员"和"设施、设备与工具"进行了规定，进一步明确了中药材生产过程的质量责任主体。特别值得强调的是，新版中药材GAP突出中药材生产质量的管理，采用"质量管理""质量检验""内审"三章的篇幅对中药材生产的质量要求作出详细规定，体现了国家对于中药材生产质量管理的重视程度。

新版中药材GAP在第二章"质量管理"指出，"企业应当根据中药材生产特点，明确影响中药材质量的关键环节，开展质量风险评估，制定有效的生产管理与质量控制、预防措施"，充分体现了新版中药材GAP中贯穿始终的指导思想，即针对中药材生产的关键环节开展质量风险评估，在生产过程中实施风险管控，促进中药材质量管理工作由事后检测转向事前规划，从而在源头确保中药材生产质量稳定。后续条文进一步对中药材生产企业应承担的生产质量管理责任进行了明确，包括"实现关键环节的现场指导、监督和记录""统一规划生产基地，统一供应种子种苗或其他繁殖材料，统一肥料、农药或者饲料、兽药等投入品管理措施，统一种植或者养殖技术规程，统一采收与产地加工技术规程，统一包装与贮存技术规程""保证每批中药材质量的一致性和可追溯""建立中药材生产质量追溯体系，保证全过程关键环节可追溯"等。这些规定充分体现了新版中药材GAP的整体质量观，以及对中药材生产的质量风险管控理念，是整个新版中药材GAP的纲领性章节。

在第三章与第四章有关中药材生产机构、人员和设备的有关规定中，新版中药材GAP强调了企业负责人是该企业所生产的中药材的质量负责人，企业应配备人数充足的，具有对应资质的生产质量管理人员，并建设能够满足中药材质量检验条件的质量检验室，其中应设置检验、仪器、标本、留样等具备多种质量评价功能的相应工作室。

新版GAP第十一章"质量检验"中规定，中药材生产企业"应建立质量控制系统，包括相应的组织机构、文件系统以及取样、检验等，确保中药材质量符合要求""应制定质量检验规程，对自己繁育并在生产基地使用的种子种苗或其他繁殖材料、生产的中药材实行按批检验"。质量检验工作的具体实施可以由中药材生产企业自行完成，也可以委托第三方或中药材的使用单位进行检验，但作为委托方，中药材生产企业有责任对受托方进行检查或现场质量审计，调阅或者检查记录和样品。这一章节对中药材质量检验的具体操作进行了规定，突出了质量检验的规范性和可操作性。

"内审"一章借鉴了GMP提出的管理理念，进一步健全了中药材生产质量管理体系。该章节内容指出，企业应"定期组织对本规范实施情况的内审，对影响中药材质量的关键数据定期进行趋势分析和风险评估，确认是否符合本规范要求，采取必要改进措施"，并"制定内审计划，对质量管理、机构与人员、设施设备与工具、生产基地、种子种苗或其他繁殖材料、种植与养殖、采收与产地加工、包装放行与储运、文件、质量检验等项目进行检查"，这些要求明确了中药材生产如何实现质量风险的管理，以及中药材生产全过程质量控制的必要性。本章还规定，"内审应当有记录和内审报告；针对影响中药材质量的重大偏差，提出必要的纠正和预防措施"，这些规定无不体现GMP中先进的质量管理理念。

中药材是中药生产的原料，对于中药材生产质量的管理是中药各类制品质量管理的基础。中药材GAP，对于整个中药产业的发展而言是一项具有里程碑意义的事件，标志着中药产品的质量要求与管理水平上升至全新的高度。

药知道

由国务院批准印发的《"健康中国2030"规划纲要》第二十章中，明确指出要促进医药产业的发展。一方面要加强医药技术创新，通过完善产学研用的协同创新体系，加强中药新药创新能力的建设，大力发展优质中药，并推动重大药物的产业化。另一方面，国家推动提升产业发展水平，构建创新驱动、绿色低碳、智能高效的先进制造体系。

2022年3月3日，国务院印发《"十四五"中医药发展规划》（以下简称《规划》），对中医药产业的发展寄予厚望。《规划》指出，在"十四五"期间，应推动中药产业高质量发展，包括中药材质量水平持续提升，中药新药创制活力增强。在中药饮片生产方面，制定实施全国中药饮片炮制规范，推进中药炮制技术传承基地建设。对于中药制造行业，加快其数字化、网络化、智能化建设，加强技术集成与工艺创新，提升中药装备制造水平，以共同加速实现中药生产工艺和流程的标准化和现代化。《规划》的专栏8以"中药质量提升工程"为题，提出开展中药智能制造的提升行动，具体包括：①研发中药材种植、采收以及产地加工装备；②研发中药饮片的自动化、智能化生产装备；③研发中成药生产共性技术环节数字化、网络化生产装备。从这三个环节全面提升中药生产智能化水平。

中药产业正迎来前所未有的全力发展机遇期，国家对于中药产业的创新和智能化发展给予了殷切期望和大力支持。中药生产信息化、智能化改革是全面提升中药产品质量的关键举措，有助于中药制造行业减轻生产过程对环境的污染，促进行业的绿色发展，同时进一步降低生产成本，提升中药资源利用率，保证中药产品质量稳定。目前在全国范围内，已有数十家中药生产企业将智能制造相关技术和装备引入生产线，并逐步扩大智能制造体系的应用范围，实现了多种中成药品种的智能化生产。中药智能制造的发展迅速，是中医药行业现代化进程中起到引领示范作用的领域之一。

PPT

第二节 中药生产质量管理系统

随着国家对于中医药产业支持力度的不断加大，中医药行业将在我国乃至世界范围内越来越多地肩负起养生保健和疾病防治的重大使命，而各种中药产品则是中医药守护人民健康的核心载体。中药生产制造领域向信息化、智能化的转型是中药企业提升其核心竞争力的关键所在，更是有效保障中药产品质量的必经之路。在这一过程中，各级各类生产质量管理系统的应用直接决定了中药生产过程的智能化水平。本节将对目前中药生产过程质量管理体系中常见的质量管理系统进行介绍，明确各个系统在中药生产质量管理体系中发挥的作用，以及各系统间如何协同配合，以实现中药生产质量管理的目标。

一、分布式控制系统

分布式控制系统（distributed control system，DCS），又称集散式控制系统，是一种经典的对生产过程进行"集中管理"和"分散控制"的计算机控制系统。随着当代生产企业的规模不断扩大，特别是21世纪以来，中药生产企业发展势头正盛，自动化水平的逐渐提高，以及生产工艺的复杂性对于过程控制的要求不断提高，促使中药生产企业开始将以DCS为代表的一系列生产过程管理系统应用到生产实践中。DCS系统将自动控制技术、网络通信技术、计算机技术等集成于一体，其目的在于分散风险，并将控制进行集中优化,从而实现对生产过程的高效管控。

DCS历经数十年的发展,随着计算机和互联网技术的发展而不断迭代。第一阶段为20世纪70年代末至80年代初,彼时的DCS系统主要由过程控制单元(PCU)、数据采集设备(DAU)、CRT操作站、监控计算机以及数据传输通路等模块构成,这一时期的DCS系统在软硬件方面都尚处于起步阶段。进入80年代后,随着局域网络(local area network,LAN)技术的发展,DCS系统的通信能力得到进一步提升。80年代末至90年代起,DCS厂商在国际标准化组织的开放系统互连结构基础上,制定了制造自动化协议来解决不同型号设备的互联通信问题。在硬件方面,DCS系统开始使用更先进的CPU和冗余技术,软件方面则采用通用操作系统,进而有效地将控制、监督和统筹管理等任务结合起来,此时的DCS系统已经开始使用开放式的系统管理,实时的多用户多任务操作系统,图形用户界面以及具有更加丰富功能的软件,逐渐形成了目前广泛应用的DCS系统。

常见的DCS系统分为三个层级,包括过程控制层、生产监控层和集中管理层。其中,过程控制层是系统的最下层,一般由分散的现场控制设备和数据采集设备构成,同时起到生产状态检测和生产过程控制的功能。生产监控层对采集的数据进行统计分析,可以实现生产过程统计报表、故障诊断、风险报警等功能。随着信息技术和互联网的飞速发展,DCS系统已经可以凭借网络连接和处理能力更强的中央计算机,实现高层级的集中管控功能,如生产计划调度、仓储管理、能耗管理等。基于DCS系统的构成方式,可以将其特点归纳为以下几方面。

(1)由于DCS系统采用分布式架构,因此其中单个设备的故障并不会影响整个系统的可用性,同时,由于每个设备所担负的任务具有高度的专门性,因此可以根据实际需求设计专用的硬件设备和对应程序,从而在单一设备和系统整体两个层面保障整个DCS系统的可靠性。

(2)DCS的分布式架构还有助于提高整个系统的兼容性,系统中的各个设备使用标准化、模块化和系列化设计,并基于局域网络完成设备间通信,因而可以十分便利地进行系统内的设备装卸,而不对其他设备的运行造成影响。此外,这种设计还让DCS系统具备易于维护的特性,当某一生产模块或计算机出现故障时,可以在不影响整个系统的情况下完成对系统的修复。

(3)通过硬件的调配和组态软件的支持,DCS系统可以针对不同生产流程实现灵活的软硬件组态,这对于工艺流程相对复杂的中药生产过程而言尤为重要,由于同一中药企业生产的品种范围通常较广,对于不同剂型、不同品种的产品而言,生产工艺流程有所差异,因而对于生产控制系统的灵活性有较大要求,因此,DCS系统对于中药制造企业而言具有很好的适应性。

(4)DCS系统由于采用统一的协议进行软硬件开发与适配,各设备之间可以基于局域网通信进行数据传递,实现信息共享,便于系统整体的协调与统筹。此外,通过集成多种控制算法,可以实现连续控制、顺序控制以及批处理控制等多种功能,也可以搭建多层级的控制系统,实现串级、前馈/反馈、自适应和预测控制等更为复杂的在线控制,也可根据生产的实际需求在系统写入专用的控制算法。

DCS作为一种经典的生产过程控制管理系统,在经历数十年的生产实践检验后依然作为生产过程控制的基础性技术,广泛应用于生产制造行业。并且,随着计算机技术、互联网技术以及信息技术的飞速发展,在DCS系统的基础之上,越来越多满足各层级监控或管理需求的新型生产监管系统被逐渐引入制造企业之中。

二、数据采集与监视系统

数据采集与监控系统(supervisory control and data acquisition,SCADA)是以采集设备和计算机为硬件基础的,集成数据实时采集、处理、分析、展示等功能的生产设备监控系统。SCADA的采集端依靠各种传感器、仪表系统、条码或射频识别系统，以及配备PLC控制装置和HMI人机交互界面的自动化生产装备等，完成物料、设备、环境等各类信息的数据获取。这些装备以有线或无线方式接入生产车间的局域网络，将所得数据上传至中央控制系统，再由控制系统完成数据的处理与分析，根据实际情况向终端发出实时的控制指令，以这种方式实现基于SCADA设备和以太网通信的生产信息的实时采集与生产过程的实时控制。由于网络连接的便利性，SCADA系统可以很好地实现分散控制，并且可以通过设备本身的交互界面或中央控制系统实现双端控制，因而具备可观的兼容性，可以灵活而全面地对生产过程以及其他与生产相关的因素进行实时的多元数据采集，因此被广泛用于各类生产过程的监控。一般而言，SCADA系统由三个模块构成，分别为实时监控模块、统计分析模块以及数据查询模块。

实时监控模块主要由上述的各种采集终端构成，负责完成流量、设备状态、环境和质量等监控任务。流量监控主要负责对生产线上水、电力、气压和蒸汽等基本生产资源的使用情况进行测量，其主要任务是为生产成本分析提供数据。设备监控对车间中各工艺单元的生产装备的运行状态进行实时监测，并在必要时通过远程控制系统对生产设备的各项参数进行调控，这是实现生产过程在线控制的关键环节。质量监控模块用于对生产过程中间体以及成品的质量属性进行测量，在智能制造的要求下，借助各类在线测量方法和技术，质量监控模块已经可以通过将检测设备集成于生产装备的方式，对生产装备内部的物料状态以及各工艺单元产出的中间体/成品进行实时监测，再结合传统的离线监测方法，共同完成对各环节产品的质量控制。环境监控模块负责对生产车间的环境参数进行采集，如温湿度、气压等，以深入理解生产环境对各个工艺环节的影响。

统计分析模块通常包含能耗分析、设备利用率、计划完成率等子模块。能耗分析主要依据流量监控模块采集的数据，对生产的能源利用效率以及能耗成本进行计算。设备利用率分析根据设备监控模块采集的设备运行状态数据，对车间生产效率进行分析，结合生产能耗数据综合评价生产资源利用率。计划完成率分析则主要基于设备运行数据和质量监控数据获取各工艺环节中间体或成品产出情况，一方面对成品率/良品率等宏观生产质量评价指标进行计算，另一方面则参考设定好的生产计划，评价生产计划的完成情况。此外，随着智能制造技术装备的逐渐普及，统计分析模块越来越多地在生产过程质量监控中起到核心作用，利用预先建立的质量预测模型，根据监控模块反馈的数据对产品质量进行实时分析。

数据查询模块作为主要的人机交互模块，提供生产数据实时展示、历史数据查询、生产过程实时报警以及人工报警等功能。其中，实时展示功能以直观生动的图形界面展示生产系统的运行情况，包括各设备的工艺参数以及运行参数等。历史数据查询功能可以查看生产过程数据，并根据积累的历史数据建立预测模型，为日后的生产活动提供指导。实时报警系统可以根据检测模块采集的数据，自动将生产过程中出现的异常情况及时呈现给中央控制系统的操作人员，报警内容通常包括时间、工段、异常情况描述、需处置的内容等。人工报警模块可供操作人员完成跨岗位操作平台的信息交换工作，以在特定情况完成对生产过程的人为干预，或向保障部门提交设备维护信息等。

综上，SCADA系统是将生产过程及生产环境传递给生产信息管理系统的"生产感官系统"，是实现生产过程质量管理的基本技术环节。SCADA系统中可以接入多种数据采集技术设备，从而极大地丰富了可集成的功能，具有广阔的使用场景。此外，SCADA系统能够与DCS、MES、ERP等系统完成数据和指令的交换，为其他系统提供第一手信息，从而实现生产过程质量实时管理。

三、制造执行系统

20世纪80年代末至90年代初，美国先进制造研究机构首次提出制造执行系统（manufacturing execution system，MES）的概念，将其定义为"位于上层的计划管理系统与底层的工业控制之间的，面向车间层的管理信息系统"。1992年成立的制造执行系统协会（manufacturing execution system association，MESA）对MES进行了更加详尽的定义，指出MES"能够通过信息传递对从订单下达到产品完成的整个生产过程进行优化管理"，并且在生产过程中发生任何即时事件时，MES"能够对此及时作出反应和报告，并运用当前的准确数据对这些事件进行指导和处理"，从而实现"改善物料的流通性能，提高生产回报率"等提高企业效益的目标。

MESA突出强调了MES系统的以下特点：①MES系统的目的是对整个生产车间中发生的制造过程的优化，而非解决某个单一工艺单元的生产瓶颈；②MES应对生产过程中产生的各种数据进行实时收集，并根据分析结果作出及时的反馈与处理；③MES应与生产企业的计划层和控制层进行充分的信息交互，借助连续的信息流实现对企业生产制造过程的管理。一般的MES系统应集成包括资源管理、工序管理、单元管理、设备维护管理、过程管理、质量管理、生产跟踪、性能分析、数据采集等功能模块，以实现其对于生产全过程的监控功能。

MES作为一种覆盖完整生产过程的管理与控制集成系统，目前已经广泛地应用于各类工业制造领域当中。随着中药产业逐步向自动化、信息化和智能化的方向实施工业能力改革，MES系统也越来越多地应用到中药生产企业的生产过程管理中。对于一般的生产制造企业而言，其MES系统的信息化构架通常具备三层结构，即计划层、执行层和控制层，MES系统主要用于实现执行层的各种任务，并且作为沟通企业信息系统与过程控制系统的桥梁，贯穿管理层和实际生产层，将业务管理系统与生产设备控制系统连接为完整的闭环信息系统。

MES系统的核心功能便是生产过程的管理与监控。操作人员通过人机交互界面，可以实现对生产过程中各个工段的关键工艺操作和生产数据进行管理，通过自动化的控制系统对生产过程中的各项操作进行规范，避免人为调整引入的误差或错误，从而保障生产过程的标准化，提高产品质量的稳定性。同时，MES通过与其他生产管理系统的信息交换，还能够实现多元化功能扩展。比如，MES系统可以从ERP系统中获取有关生产原料、库存、销售订单等数据，将企业的销售需求实时转化为生产工单，实现基于销售及库存需求的生产过程管理。在此基础上，MES还可以协助ERP系统完成生产计划的制定，包括物资、生产设备和相关人员的调配，综合统筹各工艺单元的生产情况，以在确保满足生产需求的同时减少相关资源的浪费，并依据计划对生产过程进行实时跟踪。

MES系统中也集成了数据采集功能，对生产过程中发生的各类事件进行记录，同时MES系统也可以记录操作人员输入的各项数据或指令，以满足回顾性追溯或生产过程时域分析等生产质量管理需求。基于这些数据，MES系统还可以提供产品生产及质量负责人、原料供应商、产品生产过程质量监测、生产批号或序列号等信息，包括其生产过程中的报警、返工或其他异常状况的报告，并根据历史数据给出改进方案。除此之外，MES系统还可以通过与SCADA系统的交互实现工艺管理、设备管理、质量管理等功能。MES能够将其对生产过程的控制能力紧密地与企业综合管理系统结合，实现生产数据的采集、传输和处理，药品生产过程的质量在线监控与管理，生产活动的动态控制等，是药品生产过程质量管理体系的枢纽。

对于生产工艺更加复杂的中药而言，其生产流程涉及的工艺单元以及伴随的生产过程中间体众多，工序调配过程复杂，更难实现连续生产，因此工段之间常常形成多个信息孤岛，导致产品质量波动较大。MES系统的应用能够有效地对生产过程进行集成化管理与监控，实时获取各工艺单元的生产状态和中间体质量信息，并基于其强大的信息交互能力对生产过程进行实时控制，不仅可以避免人为因素引入的误差，更能有效提高生产效率，确保产品质量一致性。在中药产业的智能制造改革过程中，MES是其中不可或缺的核心环节。

四、企业资源计划

企业资源计划（enterprise resource planning，ERP）由美国信息技术咨询和评估集团Gartner Group Inc.于1990年提出，其前身为企业生产资源计划（manufacture resource planning，MRP Ⅱ）。ERP在MRP Ⅱ已有的生产资源规划、制造、财务、销售等管理模块的基础上，增加了质量管理、实验室管理、业务流程管理、产品数据管理、定期报告系统等管理系统，充分利用了信息技术以及互联网技术所提供的技术便利，是目前广泛应用于以生产制造为核心业务的企业单位中的综合管理系统。利用该系统，企业可以实现对于物料、采购、生产、质量管理、库存、销售、财务、人力资源等基于企业整体以及完整供应链的全流程管理，完成各类资源，特别是生产相关资源的事前计划、事中控制和事后追溯，降低运营成本，提高管理效率。

如前所述，随着2010版GMP的发布，对于药品生产质量管理的要求逐步提高。对于药品生产企业而言，必须采用效率更高的管理方式，借助合适的管理系统，以整个企业为单位，全方位保障药品生产的质量，ERP系统的应用是势所必然。按照最新的GMP规范，药品生产企业需建立更加专业化、集成化的生产组织体系以提高对药品质量的管理能力，前文所介绍的DSC、SCADA和MES等系统均聚焦于药品生产过程本身，将这些系统有机地集成于ERP系统中，依托于ERP系统对于全产业链信息的采集和管理能力，方可建立药品全生命周期的质量监控体系。此外，随着国家对于中药产业发展重视程度不断提高，中药生产企业也将经营范围从单纯的中成药生产逐渐扩展到中药材产业化种植领域，在全国各地建立自有的中药材种植基地，从而保障原料药和相关辅料的质量稳定。

我国制药企业应用ERP系统起步较晚，但随着互联网和信息技术的飞速发展，ERP系统在我国制药企业中的普及度越来越高。目前国内常见的ERP系统供应商包括德国的SAP公司、美国的ORACLE公司以及国内的部分厂商，我国中药生产企业在近年来也开始广泛地将ERP系统应用到生产经营活动的各类管理工作当中，特别是作为其智能制造体系的基础系统。根据2010版GMP的要求，对中药生产过程进行质量管理必须贯穿供应链采购、药品生产、成品销售等各个环节，中药生产企业必须建立集质量保证（QA）、质量检验（QC）以及GMP文件管理三部分于一体的生产质量管理系统，以完善药品全生命周期质量监控体系，对生产原辅料、生产过程中间体以及产品下线进入市场等多个环节进行有效追溯。ERP系统能够将物料到货质量检验、生产过程质量控制及生产过程中间体质量检验、生产周期质量检验、成品质量检验等多个质检环节获得的质量信息有效整合至统一的质量数据库中，这便是下一节中介绍的过程知识系统的数据基础。此外，ERP系统还能够将GMP相关文件与对应环节的质量检验结果一并保存，有助于企业对生产过程中的各种状况，特别是那些引起产品质量波动的异常生产行为进行回顾性分析，有针对性地考察各工艺环节中的关键参数对产品质量的影响，以更好地对生产工艺进行评估，并在必要的情况下依据由ERP系统提供的信息对工艺流程进行调整。

中药的自动化、信息化、智能化生产，需要有组织的海量数据作为支撑，ERP系统对于开展中药智能制造的必要性不言而喻。ERP在提高对生产过程本身质量监控能力的基础之上，还能够进一步确保生产所用原辅料以及产品出厂后的贮藏和使用过程中出现的任何质量问题都能够得到及时的处理。对于原辅料质量的控制是实施生产过程质量管理的前提与基石，若原辅料质量不达标，则智能制造装备与技术无用武之地；对于产品上市后的质量监控则有助于以反馈的形式促进生产工艺的进一步优化，为人民群众提供更符合用药需求的产品。因此，ERP系统对于中药生产企业而言，起到了关键的平台性作用，是生产质量管理活动的支柱与根基，对于中药制造的自动化、信息化、智能化发展具有不可替代的推动与支持意义。

五、过程知识系统

过程知识系统（process knowledge system，PKS）是近年来新兴起的生产过程管理系统组成部分，其在前述各种管理系统，特别是DCS的基础之上，着重强调了对于生产过程中各类信息的处理能力，美国霍尼韦尔集团前首席技术官Paul Butler曾指出，PKS系统是继DCS系统之后，再一次为过程工业引入突破性进展的新技术。PKS系统依靠两项基本原理实现其生产过程管理的功能。

（1）PKS系统能够将来自整个工厂的各类信息源有效地集成为一体。如前所述，各级各类生产过程管理系统均可以产生海量的数据信息，PKS能够收集并处理的信息来源包括PKS系统自带的控制系统、设备运行与维护所用的计算机维护管理系统（computer maintenance management system，CMMS）、企业的ERP系统、生产车间配备的MES系统和生产工艺单元中的SCADA系统，以及人力资源和供应链管理系统等，整个调度过程的中央控制则由DCS系统实现。这一原理侧重强调了PKS系统的硬件及配套设备层面，通过与其他生产过程监控管理系统的信息交互，PKS系统可以掌握整个工厂的运行状态，并实施对生产过程的控制与调度。各个生产过程管理系统在PKS系统的统筹下，分别满足特定生产环节的任务需求，实现系统间的高效协同。

（2）PKS系统凭借生产相关人员的知识经验以及在生产过程中积累的大量数据共同构成的知识数据库发挥作用。这一原理强调了PKS系统作为新一代生产过程监控管理系统的最大优势，即在软件层面具备"大脑"一般的生产过程知识库。通过整理、分析历史生产过程的数据，技术人员得以开发针对生产过程任一环节的检测和控制模型，PKS系统因而能够实现生产事件的实时监测、结果预测、事件报告，并根据内嵌的过程分析模型直接采取相应的调控措施等功能。在PKS系统管理的工厂内，操作人员也可以借助各级过程管理设备，获取与生产相关的信息，以便在必要时人为干预生产过程，并获知干预对生产过程的影响以及由PKS系统所预测的干预结果。

由以上介绍可知，PKS系统的建设依赖于多种先进过程控制技术的有机整合，尽管其中运用的计算机技术、通信技术和互联网技术本身并不复杂，但这些技术的简单组合并不能生成、获取或嵌入过程知识，因此PKS系统并不能由外向内地完成构建，而是要建立在对生产过程本身的深入理解基础之上，事先积累海量且有效的数据，并综合运用以知识为基础的多种技术进行系统构建，包括模型控制与优化、模拟仿真、系统调度、异常状态管理、在线检测技术等，而这对于生产工艺复杂的中药产品而言，仍然具有一定难度，因此截至目前，PKS系统在中药生产过程中尚未得到大范围的应用，仅有少部分中药生产企业在PKS系统的建设上取得了一定成果。

浙江大学药学院刘雪松教授团队与某中药生产企业合作，开发了中药生产过程知识系统，并成功申请了目前国内该领域的唯一专利。该PKS系统由数据库模块、能力评价模块、监控反馈模块、设计空间寻找模块、数据挖掘模块以及验证模块等六大功能模块构成。其中，数据库模块包括数据采集单元以及存储单元，用于完成生产过程中的各项参数数据的采集和存储。能力评价模块中集成了相应模型，根据所采集的数据评价系统过程能力指数，得到对应生产过程的能力结果。若过程能力评价结果达到阈值，则由监控反馈模块接管该生产过程，完成对该过程的全程监控；若结果未达到阈值，则由设计空间寻找模块，根据所采集的工艺数据，进行设计空间的构建并为该过程设置合适的控制水平。挖掘模块中集成了人工智能算法，用于分析单工段或多工段中CMAs、CQAs、CPPs之间的潜在关系，通过输入CMAs、CPPs，输出预测的CQAs的预测模型，发现潜在的生产风险因素；验证模块则用于完成对预测结果的检验。其中，预测模型的建立需要在PKS系统构建的前期结合一定的试验设计（design of experiment，DoE）完成，并通过计算得到初步的设计空间和操作空间。此外，还需建立CQAs与PAT之间的关联模型，以提高对生产过程的理解。该PKS系统对于生产过程的实时控制由DCS系统对CPPs的调控实现，生产过程中持续积累的各类数据则由PKS中内嵌的AI算法进行处理，持续优化过程控制模型，从而实现生产工艺的改进和产品质量的提升。

PKS系统的构建，一方面需要具备完善的生产过程控制系统和装备，另一方面需要数据、模型和算法的积累，并非一朝一夕之功，但PKS系统是中药生产企业智能化转型的必经之路，随着中药生产企业以及高等院校、研究机构等在中药生产过程分析领域研究的不断深入，PKS系统在中药智能制造转型的过程中必将发挥核心的引领作用。

以上介绍的生产过程管理系统在功能方面各有侧重，在实际生产应用中，上述若干系统凭借互联网技术互相渗透，高度联通，依靠快速迭代的智能算法，共同完成中药生产过程质量管理的工作。在"工业4.0"和"中国制造2025"的大背景下，中药生产企业正加快脚步，朝向智能制造的更高级别完成对生产车间的改良革新工作。在这个过程中，充分发挥各类生产质量管理系统的优势，结合企业生产的品种特点，建立适宜的生产质量管理系统，逐步实现中药生产过程的智能化。

第三节　中药生产过程质量控制

PPT

一、药品生产过程质量分析

生产过程分析是建立在过程分析技术（process analytical technology，PAT）上的，对药物生产的工艺过程进行测量与分析，并基于所得数据加深对生产过程的理解，对原辅料、中间体和成品的质量进行有效控制的活动。美国FDA于2004年9月发布了有关PAT的工业指南，将PAT定义为"以保障终产品质量为目的的，基于对原料和中间产物关键质量属性实时测量的设计、分析和控制生产系统"。其中，"分析"一词涵盖了物理、化学、微生物、数学和风险管理等方面的综合方法，其目的是提高对生产过程的理解，并实现对生产过程的有效控制。2006年，国际人用药品注册技术协调会（The International Council for Harmonisation of Technical Requirements for Pharmaceuticals for Human Use，ICH）在Q8指南中指出，PAT是实现质量源于设计的基本工具之一。

长久以来，我国中药制造存在生产过程不连续，质量控制依赖成品离线检测等问题，导致中药生产中的原辅料、中间体和产品的质量分析数据和结果严重滞后于生产过程。2009年，国家发改委和国家中医药管理局通过开展中药现代化专项工作，重点引导科研单位和制药企业深入研究在线质量控制技术在中药生产过程中的应用，以近红外光谱技术为主的PAT工具逐渐应用于生产规模的中药制造过程中的各个工艺环节。2016年，工信部发布的《医药工业发展规划指南》提出"采用'过程分析技术（PAT）'，优化制药工艺和质量控制，实现药品从研发到生产的技术衔接和产品质量一致性"。2017年，科技部"国家重点研发计划"为口服固体制剂生产过程实时检测和控制技术提供了重点专项支持。积极探索和加强中药制剂工艺中PAT技术的应用，是提高中药制剂质量一致性的必由之路。

在生产实践中，为了满足不同测量需求，目前已有多种PAT工具被广泛地开发并投入使用。从实施方式的角度划分，PAT技术可分为离线（off-line）、近线（at-line）、线上（on-line）、原位（in-line）和非接触式（non-invasive）。其中，原位分析是将检测探头插入生产设备内部进行实时连续的分析方式；在线分析是借助自动取样系统，从生产设备中采集样品输送到检测仪器中进行连续分析的方式；非接触式分析指所采用的分析工具不与样品直接接触，采用遥感和无损检测方式进行分析。

从PAT实现分析功能的途径角度划分，PAT技术可分为模拟视觉分析技术、模拟听觉分析技术、模拟嗅觉/味觉分析技术、模拟触觉分析技术以及多功能集成在线分析技术。模拟视觉分析技术建立在各种光学检测手段的基础之上，包括基于CCD传感器的计算机视觉系统、紫外-可见光谱（UV-Vis）、红外光谱（infrared spectroscopy，IR）、动态光散射（dynamic light scattering，DLS）、拉曼光谱（raman spectroscopy）等。其中，红外光谱波段中的近红外光谱（near-infrared spectroscopy，NIR）针对样品内C—H、O—H、N—H等含氢基团振动光谱的倍频和合频吸收进行检测，能够高效、准确地对固体、液体及粉末状的有机物样品进行无损检测，因此广泛用于原料、生产过程和终产品等各阶段的在线测量，是目前中药生产过程分析中备受关注的方法之一。模拟听觉分析以声发射（acoustic emission，AE）方法为代表，以其非入侵式的特点广泛用于各领域的在线检测过程中。模拟嗅觉/味觉分析技术通常被称为电子鼻与电子舌系统，采用基于模式识别系统的传感器阵列，分别实现针对气体和液体样本的特征检测，目前也已经被广泛用于中药材产地鉴别、炮制评价等质控环节。模拟触觉技术主要分为热分析与压力分析两方面，其中热分析主要通过测量物质的理化性质随温度变化的特征，包括差示扫描量热法（differential scanning calorimetry，DSC）、差热分析法（differential thermal analysis，DTA）、热重分析法（thermo-gravimetric analysis，TGA）和热机械分析（thermo-mechanical analysis，TMA）等；压力传感器则是自动化领域当中应用最广的传感器之一，通过对压力的监测及控制，高效地实现生产过程的在线检测与调控。多功能集成分析是根据在线分析需求，将分析化学、物理学、电子技术、计算机技术等多领域的技术进行有机整合，以实现多维度信息的检测，如色谱-质谱联用、毛细管电泳-化学发光联用、热分析-红外光谱-质谱联用等。

在采取与生产过程相适应PAT方法的基础之上，生产过程分析的实现还需搭建与之匹配的软硬件系统，使生产过程分析所获得的信息有效地指导生产过程，通过构建完整的中药生产过程质量控制体系，对关键工艺参数（critical process parameter，CPP）进行科学决策，从而实现对关键质量属性（critical quality attribute，CQA）的准确控制，确保成品质量均一稳定。首先，基于对中药产品处方、剂型及功效的认识，深入理解该产品的工艺流程，初步辨识原辅料以及工艺参数对质量属性的潜在影响。在此基础上，开展关键工艺参数对产品质量影响的系统研究，建立工艺参数与产品质量属性之间的预测模型，并采用适宜的在线测量技术，搭建参数采集装置。经过这一过程，不仅可以实现关键工艺参数的实时测量与调控，更重要的是进一步加深了对于该品种生产过程的理解，有助于进一步优化质量控制策略。需要指出的是，对于中药产品的生产过程质量控制应贯穿产品的全生命周期，在原辅料的投料环节，同样应建立过程分析方法，对所投物料进行质量控制，特别是对于质量稳定性相对较差的原辅料品种，应建立有效的投料调剂策略，以最大限度地提高中药资源的利用度。

二、中药生产过程质量控制方法

（一）提取工艺

对于大多数中药制剂而言，在完成对原料中药材和辅料的质检后，根据制剂工艺需求，采用适当的条件进行提取。作为中成药生产的首个环节，提取对药品质量和疗效影响显著。在中药提取过程中引入在线检测技术，可以实时检测提取装置内药液的物理状态，以及提取液中目标成分的变化趋势，进而科学指导料液比、提取时间和次数等参数的设置。为提取环节建立适宜的在线检测手段，既能够保证产品质量，又能避免各类资源的浪费，从而实现提高生产效率、降低物料成本的目的。因此，针对提取环节的在线检测技术方法研究受到了较多学者的关注。目前常用于提取过程质量控制的技术手段包括近红外（NIR）光谱和紫外-可见光谱等。

利用NIR技术，学界目前已经针对多种中药的提取过程研究出了在线检测方法与模型。通常而言，对于中药提取过程的在线检测主要针对中药中的代表性成分，或根据制剂的治疗范围，更加科学地选定与临床疗效相关的有效成分。例如，针对以金银花为主要药物的中药制剂，可以建立绿原酸或其衍生物的NIR定量检测模型，实时监测提取过程中目标成分含量，以判断提取过程是否达到质量要求。随着学界对于中药药效物质基础研究的不断深入，对制药过程中应监测的化学成分的要求也日益提高。因此，提取过程的在线检测也进入由单指标监控到多指标同时监控的阶段。NIR技术也由于其良好的泛用性，在提取过程多指标在线检测的领域作为一种常见方法被广泛研究与应用。目前已经有较多研究建立起了以枳壳、陈皮、桂枝等为代表的多种中药的多组分在线检测模型，并初步验证了这些模型的可靠性。此外，除了对目标成分进行在线检测外，利用NIR技术还可以对提取液状态进行检测。传统而言，中药煎煮通常采用"先武火，后文火"的两阶段煎煮方式。在大工业生产中，判断武火和文火转折点通常依靠人工观察或温度传感器实现。利用NIR技术，则能够通过检测药液沸腾状态，实现中药提取过程中对于武火与文火转换时机的判断，这对于提高生产效率，节约提取阶段的能耗具有重要意义。

建立基于NIR方法的提取过程在线检测模型时，通常需要经过波段筛选、光谱预处理、模型建立和模型评价及验证等基本过程。在波段筛选阶段，应选出对目标成分响应灵敏的波段作为建模的基础。随后采用根据光谱数据特点，采用适宜方法对光谱数据进行预处理，提高信噪比，为建模提供最优数据集，以确保模型稳健可靠。在建模阶段，偏最小二乘（PLS）方法是学界采用较多的基本建模方法，或根据数据特点采用该模型的其他衍生方法。获得模型后，采用化学计量学方法对模型的预测能力和稳健性进行评价，并在必要时对模型作出修正，以实现更好的预测效果。最终，将模型应用于更多批次样品的生产过程，一方面在生产实践中进一步评价模型的预测能力，另一方面也通过所得的更多数据对模型作出调整，以更好地适应特定药材提取过程的在线检测。

除近红外光谱外，紫外-可见光谱也可以用于中药提取过程的在线检测。对于某些中药的目标成分，其红外波段的吸收并不理想，信噪比较低，因此难以采用NIR光谱进行建模。目前已经有研究团队与中药制造企业合作，建立了面向超过50种中药提取过程的紫外在线检测系统，并应用于生产实践中。在此基础上，提取过程的在线检测不仅可以在特定时间点对目标成分进行定量，通过适当的建模方法，还可以进一步实现全程监控提取过程中目标成分的动态变化趋势，可以在保证目标成分含量达标的基础上，有效缩短提取工艺耗时，进而提高生产效率，降低能源消耗。

在建立基于光谱的在线检测方法的同时，还应针对技术所需装备与生产装备的集成应用进行深入研究。无论是NIR光谱还是紫外光谱，均需要适宜的环境完成对提取液的光谱采集，实现这一操作需要对提取装置进行适当的改造。较为常见的提取过程在线检测方式为旁路检测。这类装备通过泵体将提取罐中的药液少量分离至另外搭建的旁支管路中，在该管路内搭建光谱检测设备，通过调节泵速和加装过滤装置等方法，控制进入旁路系统药液的流速以及澄清度，以达到光谱检测的基本要求，进而完成药液的在线检测。此外，还有研究者将在线检测模型直接写入硬件设备，并集成于提取装置，实现了在提取装置原位的在线检测、分析与控制。

综上，目前针对中药提取过程的在线检测系统以近红外光谱和紫外-可见光谱为最常用的实现手段。近红外光谱泛用性更广，但水溶液中大量溶解的多糖类成分可能成为噪声信号。紫外光谱则能够有效规避多糖成分干扰，并且对于浓度较低的中药成分具有更高的检测效率，二者各有所长，应结合具体生产需求，确定需要进行在线控制的关键质量属性，并选择适宜的检测方法构建在线检测模型，以实现中药提取过程的在线质量控制。

（二）浓缩工艺

中药浓缩过程是中成药生产中常见的工艺环节，也是中成药生产的关键工艺之一，通过挥发多余的提取溶剂，获得浓度适宜的可用于后续工艺环节的浓缩液。为了实现这一目的，对于浓缩终点的判断尤为重要，一般而言，药液浓度的控制通过测量药液的水分、密度、总固含量或目标成分的浓度等方式实现，然而传统方法所采用的离线分析手段，经过从生产线浓缩罐中取样，以及实验室中复杂的样品前处理之后，再进行HPLC或GC等定量分析，其检测周期过长，分析结果滞后于生产过程，难以把握质量控制时机，最终导致浓缩环节质量一致性较差。浓缩液质量稳定性对后续工艺中间体的质量稳定性具有直接影响，继而影响终成品的用药安全性和质量可控性。将PAT应用于中药浓缩过程，通过建立针对上述检测指标的在线检测分析方法，可实现对浓缩过程终点的快速、准确判断，进而有效提高中药浓缩液的质量稳定性。

早期，对于浓缩过程的在线控制尚且停留在通过其他宏观可测指标间接地测量浓缩液密度，以实现对浓缩过程进行程度的测量。浓缩液中含有大量化学成分，这些成分在浓缩液中的密度决定了药液的电导率，因此在经过温度校正的前提下，可以通过测量浓缩液电导率来反推浓缩液的密度。相关研究以两种常见中药口服液为例，建立了浓缩过程在线控制方法，初步实现了对浓缩终点的在线判断。尽管这种方法有一定局限性，无法实现对有效成分含量的准确控制，但在技术手段欠发达的时期，采用电导率作为浓缩过程的宏观在线检测手段，亦不失为一种有意义的尝试。

目前，用于中药浓缩液在线检测的主要技术是NIR光谱。由于浓缩液浓度较高，因此在实际操作中，通常采用搭建检测旁路的方法，实现中药浓缩液的NIR光谱在线测量。与对提取过程进行在线检测类似，NIR光谱的主要作用同样是确定目标成分在药液中的含量，从而判断是否达到合适的药液浓度。浓缩过程的另一个目的是除去在生产过程中加入的醇溶剂，因此在考虑建立浓缩过程在线检测模型时，通常还需考虑针对乙醇浓度建立预测模型，以同时实现控制有效成分和醇浓度的目的。例如，目前有研究针对红参提取液建立乙醇和总皂苷浓度的预测模型，初步实现浓缩–除醇过程在线控制。

但需要注意的是，对于含醇药液，例如中药水提液经醇沉后的上清液，在浓缩除醇的过程中，药液整体密度也随着乙醇的挥发而时刻改变，这会导致药液的吸光度发生变化，从而导致NIR光谱测量结果失准。因此，也有学者认为，在建立NIR浓缩过程在线检测模型时，应将药液密度作为建模指标之一，并通过扩大建模样本量，以及采用适宜的光谱预处理方法等举措，尽量减小药液密度变化引入的测量误差。有研究以青蒿醇沉液为例，考察了药液密度变化引起的吸光度变化对NIR预测模型的影响。研究发现，在浓缩液吸光度较高（1.6到2.0之间）时，使用NIR预测模型对青蒿醇沉液中总有机酸含量进行预测，仍然可以达到较好的效果。由此可知，除扩大样本量以及采用适当的光谱预处理方法外，结合中药及其成分的特性，选择合适的目标成分进行建模，对于提高模型稳健性和可靠性同样十分重要。

NIR设备除了可以借助原位或旁路系统集成于生产装备外，还可以被改造为便携性良好的手持设备，通过加装声光可调谐滤波器等原件，可实现对药液密度及其中目标成分的即时的NIR光谱测量与分析。但有研究表明，利用NIR技术对浓缩过程进行在线控制时，其对于密度的预测结果可能优于对目标成分含量的预测。一方面，在中药浓缩液中，多糖类成分的浓度相比提取液而言进一步增加，其近红外吸收对于含量相对较低的目标成分而言是较为严重的噪声信号，导致可用于建模的有效信息难以被抽提出来，这就要求在建模阶段纳入足够多的样本量以减小误差。另一方面，中药提取液在浓缩过程中，由于药液浓度不断升高，其颜色和黏稠度等因素的改变对于NIR光谱采集的影响也逐渐凸显。对此，有学者提出通过优选光谱预处理方法，尽量消除颜色加深引起的光谱基线偏移或漂移；针对终点浓度较高的浓缩过程中间体，如浸膏等，可采用NIR对其水分含量进行检测，从而实现浓缩终点的在线判断。

综上，对于中药水提液、醇提液、醇沉上清液等液体中间体的浓缩过程，建立针对药液密度和有效成分含量的在线检测方法，能够高效地控制浓缩终点，避免浓度过低难以出膏，或浓度过高影响设备使用寿命，为后续工艺流程提供质量稳定的中药提取膏体。

（三）混合工艺

混合过程是制备散剂、丸剂、颗粒剂、胶囊剂、片剂、滴丸剂等固体剂型的必要步骤，且药物混合均匀度是影响固体制剂质量均一稳定的关键因素之一。因此，理解混合过程的特点和规律，并对混合过程均匀度进行控制，可有效提高中药固体制剂质量。特别是对于中药传统剂型的丸剂、散剂等，其处方包含药味众多，且植物药、动物药和矿物药混用的情况较为常见，不同来源的药物粉末粒径、密度、黏性等物理性质差异较大，导致混合难度进一步增加。传统而言，处方中药量差异较大的药味在混合时，采用传统的配研方法可以一定程度上保证微量粉末较为均匀地分散到整个体系中，然而，在工业大生产中，依然有必要建立可靠的在线检测技术手段，对其分散程度进行准确考察，尤其是针对处方量较小的贵细药物，以及具有毒性的中药等，这些药物粉末的混合均匀度直接决定了中药固体制剂的有效性和安全性。目前应用于中药混合过程在线控制的主要技术包括近红外光谱、拉曼光谱、化学成像法和吸热传感器系统等，各有优劣。其中，NIR除对微量物质的信息敏感度较差外，实时快速、绿色无损、信息丰富等优势使其成为应用场景最广泛的混合过程在线检测方法。

与针对液体样品的检测类似，对于固体物料的混合过程，同样可以依靠对目标成分的在线检测实现，但其中不同的是，为了考察物料的混合均匀程度，需要对物料整体进行多点或多次取样，并计算不同取样位点处目标成分含量之间的差异，当差异低于预先设定的阈值时，则认为在该混合物料中，特定组分已经被分散均匀。在固体物料的混合过程当中，由于物料以固体颗粒形式存在于搅拌装置中，其微观形态各异，且在该尺度下，静电力、表面张力、分子间作用力等短距离力对固体混合物的分散-聚合过程影响较大。物料间以及物料与搅拌装置之间的相互作用存在一个平衡，当达到混合平衡时，各原始物料在整个体系中的分散度可以达到最佳水平，一旦由于混合条件的变更，如混合转速的升高或降低，导致体系中平衡被破坏，则物料又会重归不均匀的混合状态，直至形成新的平衡。因此对于固体制剂而言，快速、准确、及时地判断混合终点对于其质量控制至关重要。

在建立物料混合过程在线检测模型的实践中，通常采用移动块/移动窗及其衍生方法，如移动块标准差法（MBSD）、主成分-移动块标准差法（PCA-MBSD）、移动窗F检验法（MW-F test）、递增窗口移动块标准差（DMBSD）等，实现对混合物料均匀度的连续测定。同时，由于检测对象为固体，NIR光谱通常以漫反射方式进行采集，并且由于无法采用提取过程中的旁路系统，必须将检测探头集成在混合装置内，这就要求该检测探头的位置设计合理，并且在必要的情况下加装吹扫装置，以确保探头洁净度，从而保证所得数据的可靠性。

目前，许多研究者针对散剂、丸剂粉体、提取物浸膏粉-辅料、配方颗粒等多种中药制剂过程中涉及的固体物料混合体系建立了混合过程均匀度在线检测模型，控制指标多为中药中的代表性化学成分，或通过检测辅料的混合均匀度表征固体混合物整体的混合状态。相关研究一定程度上加深了学界对于工业大生产中的中药各类型粉体混合性质的理解，例如，有研究便探讨了中药粉体粒度过细的情况下，吸潮导致的粉末结块对混合终点判断的影响程度。

此外，中药丸剂和散剂中，多包含矿物药粉末。由于其质地较重，且在处方中的用量通常相较其他植物或动物药更小，因此较难实现混合的均一。在针对矿物药进行混合均匀度检测时，通常采用激光诱导击穿光谱（LIBS）方法，其在检测含金属元素的成分时具有独特优势。有研究者基于LIBS技术，考察了经典名方安宫牛黄丸中朱砂、雄黄和珍珠粉的混合过程，揭示了大工业生产中，矿物药的多个混合阶段，包括最初剧烈混合形成的初次混匀状态，以及随后的偏析或分料现象，和最后再次达到均匀扩散的现象，加深了学界对于矿物药混合过程的认识，能够有效指导此类药物的工艺优化。

此外，片剂、胶囊剂等中药固体剂型的生产过程中，同样可能涉及固体物料的混合。对于片剂而言，固体原料的均匀性直接影响压片的成型性能及其崩解性能等，对片剂发挥疗效以及贮存有着决定性作用。而胶囊固体内容物的混合均匀度则主要影响胶囊内容物成分及含量的差异，同样会影响制剂的疗效以及安全性。因此，建立混合工艺过程的在线检测方法，对于保障中药固体制剂的有效性和安全性而言至关重要。

（四）干燥与制粒工艺

干燥与制粒是紧密联系的中药制造工艺过程。颗粒是一种中成药常见的剂型，同时也是片剂、胶囊剂等其他剂型的中间体，是中药生产过程中十分重要的质控对象。颗粒的粒径、硬度、溶散等特性均与颗粒含水量密切相关，因此对于制粒和干燥过程，对颗粒产品的含水量及其他质量属性进行准确的在线检测是提升中药制剂质量稳定性的重要一环。目前中药生产实践中，多采用集混合、制粒、干燥流程为一体的流化床"一步制粒"技术，其中涉及多个工艺参数，包括进风温度、风速、喷液速率、雾化压力等，仅凭人工经验和取样离线分析，难以实现对制粒干燥过程的有效质量控制。基于这一现状，多数学者对流化床制粒的过程控制技术进行了深入研究。

水分定量检测是NIR光谱的优势领域，因此在一步制粒生产过程中，通常引入NIR光谱设备作为生产过程检测手段。NIR光谱探头集成在干燥设备内部，通过采集湿颗粒的光谱信息，实现水分含量的实时检测，以判断干燥过程是否已经达到放行标准。由于NIR检测分析过程耗时仅数秒，因此将其集成于流化床制粒设备后，更加有利于实现整个制粒环节的精准自动化控制。除水分外，对于颗粒的质量评价还可以从粒径、堆密度等粉体学角度进行考察，因此也有研究者建立NIR光谱与这些粉体学质量属性的预测模型，更加全面地对制得的颗粒进行质量控制。

但NIR在线检测设备也具有一定的弊端。由于光谱采集的需要，NIR探头必须伸入干燥设备内部，这种集成方式一定程度上破坏了制药装备的一体性，可能会引入外源污染物，从而对药品质量产生影响。此外，当湿颗粒尚未干燥完全时，可能会黏附在光谱探头上，导致探头被物料污染，造成所采集的光谱数据可靠性降低。对此，通过追加探头吹扫装置，可以在一定时间内保证探头的洁净度，然而，在制药装备内部集成较为复杂的检测设备，会增加系统的不稳定性，设备的改造成本也是需要考量的因素。因此，NIR光谱用于颗粒干燥过程的可操作性仍需在大工业生产实践中进一步考察。

基于上述NIR在线控制方法的不足，更多非接触式的检测方法被逐渐引入干燥和制粒过程的在线控制体系中，其中比较有代表性的方法为声发射技术。该技术通过检测固体材料在加工过程中发生形变或断裂等行为时释放内部能量所引起的弹性波对固体材料的状态进行表征，由于在颗粒干燥过程中，声信号的产生是持续不断的，因此利用该技术可以实现颗粒干燥的全过程无损实时检测。集成至生产装备时，可将振动信号接收装置紧贴容器外壁放置，为了提高检测效率，增加信息量，亦可将数个传感器置于设备外壁的不同位置，综合多个传感器的数据，建立颗粒的粒径、水分、密度、弹性模量等质量属性的在线检测模型，实现对颗粒干燥过程的实时监控。声发射技术相比NIR光谱检测，具有非接触、实施便捷、工业适应性强等优势，然而，声发射技术作为一种被动式接收信号的检测方法，无法控制采样过程的具体条件，因此对所得数据的预处理以及后续的分析和建模工作等要求较高。

以上介绍了当前中药制造生产实践中主要涉及的生产过程在线检测方法，而将上述技术集成在中药产品生产的全流程中，是生产过程质量控制的关键。有学者以制川乌配方颗粒为例，系统研究了其生产过程中关键工艺的在线质控方法，该研究针对制川乌相关指标性成分建立了近红外光谱定量预测模型，对制川乌炮制工艺、制川乌配方颗粒生产工艺进行监控，实现了针对制川乌饮片，制川乌提取和浓缩液，制川乌炮制过程，制川乌配方颗粒的提取、干燥、制粒等多个工艺环节中相应工艺参数的优化及过程终点控制。该研究以制川乌配方颗粒为例，为中药制剂的工业生产提供了直观、高效的过程质量控制工具，另外，也为有毒中药的质量监控和标准建立提供了参考依据。

（五）其他工艺过程

1.醇沉　是中药注射液生产过程中的关键工艺环节，在其他剂型如颗粒剂、口服液等的生产过程中也有所涉及，其目的是在保留有效成分的基础上，去除水提液中多糖、鞣质和蛋白质等大分子物质。传统的醇沉过程主要依靠人工经验，对醇沉过程的质控也较多采用离线检测的方法，检测样品的预处理流程复杂，耗时耗力，反馈结果具有滞后性，可能导致加醇量过多，导致后续工艺流程成本增加，或有效成分随沉淀流失等问题。因此，对醇沉过程采用一定的在线检测手段进行控制，有助于提高醇沉效率，节约生产成本。

由于醇沉过程涉及固液混合体系密度以及物态的动态变化，因此相比前述生产过程而言，其在线检测方法的建立具有一定难度，主要体现在这些变化导致的光谱采集误差会引起模型预测性能及稳健性降低，从而削弱检测方法的可靠性。因此，在开发醇沉过程在线检测方法时，应着重注意建模所用数据集的合理性，并合理选择建模方法。首先，由于醇沉过程与浓缩过程类似，体系中物质的浓度处于不断变化之中，因此应采用以移动块标准偏差（MBSD）方法为基础的模型。其次，为了提高所确定醇沉终点的可靠性，可以将一批样品的醇沉终点作为理想终点样本，将多批次所得数据汇总形成醇沉过程终点的设计空间，进而降低以单个样品为单位确定醇沉终点所引入误差对建模的影响。研究表明，对醇沉过程进行有效的在线控制可以缩短醇沉过程耗时，节约物料及时间成本。

除了对药液中的标志性成分进行在线检测外，对醇沉过程中乙醇和固体沉淀进行检测更能有效地对醇沉过程进行全面控制。有研究分别针对药液多种有效成分和乙醇含量或析出固体含量进行测定，从而更加全面地对醇沉过程进行自动化控制。然而，NIR光谱受醇沉过程中析出的固体沉淀影响较大，引起测量误差。而将中红外光谱（MIR）用于对醇沉过程的在线检测则能够弥补这些不足。基于MIR的衰减全反射光谱能够利用样品表面的反射信号获取其中有机成分的结构信息，由于其基频吸收强度更大，灵敏度更高，因此对于醇沉过程中的混悬体系检测性能更加优异，对侧重于检测醇沉上清液的NIR光谱方法是有力的补充。

目前，学界已经针对包含金银花、青蒿、丹参等药味的中药注射剂建立了较为成熟的醇沉过程在线检测方法，针对其中咖啡酸类成分、马钱子苷、丹酚酸B、丹参素等多种物质建立多元NIR在线检测模型，判断相关中药制剂的醇沉过程终点。针对部分中药需要多次醇沉的情况，如富含多糖成分的黄芪等药材，有研究建立了多次醇沉的在线检测方法，针对两次醇沉过程，分别建立了一次醇沉离群样本识别，二次醇沉多种指标性成分含量等NIR在线检测模型，有效地提高了醇沉过程的生产效率，提高了相关产品质量的稳定性。

醇沉过程的在线检测对象处于动态的固、液混合状态，为在线检测方法的建立增加了难度。特别是对于近红外光谱而言，检测体系中的沉淀严重影响光谱采集过程，因此，必须依靠分离装置对样品进行一定前处理，以保证检测体系的澄清度，这无疑增加了在线检测的实施成本。而基于中红外光谱的醇沉在线检测方法具有解决这一问题的潜力，因此在醇沉过程在线控制的实践中受到越来越多的关注。将两个波段的红外光谱数据相结合，共同建立醇沉过程在线检测方法，将是继续深入理解醇沉过程的有效手段之一。

2.层析 柱层析是中药生产过程中重要的分离与纯化手段，以大孔树脂为代表的柱层析技术具有成本低廉、吸附容量大、再生处理方便、选择性好等优势，作为一种经典的分离方法沿用至今。然而，大孔树脂纯化工艺的放大是制药工艺开发的难点之一，特别是将小试生产过程稳定地在中试水平上再现。在此过程中，利用简便有效的检测方法对层析过程进行准确、实时的在线检测，是研究工艺放大过程的关键技术手段，以达到判断小试工艺是否能在中试过程取得相同的结果，并进一步减少大规模生产时物料损失等目的。由于柱层析过程中的物料特性，NIR方法依然是常用于建立其在线检测方法的基本技术，围绕这一技术，研究者采用多种基于移动块/移动窗标准差和多元统计过程控制（MSPC）方法的过程模型，为中药提取液的柱层析过程建立在线检测方法。

柱层析作为一种应用历史相对较长的生产技术，在较早时期便有针对这一生产过程的在线检测系统的构建尝试。这些研究所建立的层析过程检测策略，集成了NIR在线检测、HPLC离线检测、自动化控制系统以及质量数据库等多个模块，相对完整地提出了一套行之有效的中药生产工艺在线检测方案，并在中药注射液的生产过程中实现了初步应用。如前所述，柱层析过程的放大是目前中药生产中的一个难点。通常，在线检测方法的建立多以实验室规模的生产为起点，基于小规模、小批量的基础数据，初步建立层析过程中特定目标成分的预测模型，而后再继续采用实验室规模的试验对该模型进行验证。但是，当生产规模提升至中试水平后，在小试阶段所建立的模型会面临失效的风险。针对这一问题，有研究试图提出一种监控预测模型在工艺放大过程中适用性变化情况的策略，并利用中试规模所得的生产数据，对小试阶段建立的模型进行更新。这一策略的实施，可以有效降低重新建模的成本，为层析过程的工艺放大提供一定的指导。

另一种提高模型稳健性的方法，则是在建模的数据采集阶段，对生产中可能出现的异常状况进行适当地模拟，如模拟层析上样过程异常、层析液制备工艺异常等，在建模时即同时将正常和异常数据输入至模型中，能够有效扩大模型的适用范围。当然，这种模拟方法同样可以尝试用于其他工艺流程的建模当中，先见地对生产异常情况进行考察，可以提高模型预测结果的准确率。

如前所述，针对层析过程的建模存在工艺放大导致模型失效的风险，因此，若能够通过在线检测技术，结合适当算法，实现不依赖于模型的在线控制策略，则能够有效规避这一风险。有研究者基于这一思路开展了相关研究，该研究结合了自适应移动窗标准差（adaptive-MWSD）相异度评估和过程光谱相似度评估两种算法，初步建立了面向中药注射液层析过程的无模型在线控制策略。经过与离线HPLC检测方法以及传统PLS建模方法的比较，发现该模型的预测结果与传统方法具有较好的一致性。这些研究为柱层析过程，乃至其他类似中药生产过程提供了新的在线检测方法建立策略，然而其在工业生产规模上的应用效果仍然有待进一步考察。

目前被用于层析过程吸附终点判断的模型类型，从传统的基于PLS方法的模型，移动块标准差模型，到人工智能算法模型，不一而足。在检测波段选择方面，最为常见的依然是近红外光谱波段，但也有部分研究尝试将可见光和紫外波段引入层析过程的在线检测中，以获取更全面的信息，提升在线控制方法的可靠性。这些尝试的最终目的均是为了提高模型的可用性，以更好地实现对于生产过程中层析单元的在线控制。

3.包衣 是片剂生产过程中距离成品一步之遥的生产环节。对中药片剂而言，包衣能够保护片剂免受吸潮、氧化、破碎或微生物污染等因素的影响，一方面能够保障药物在长期贮存过程中的质量稳定性，另一方面也影响片剂在体内的崩解和溶出。包衣质量控制的传统方法主要是通过包衣时间和包衣液的用量来估算包衣厚度，依靠人工测量存在较大偶然误差，且无法对包衣的均匀度进行考察；该测量分析过程时间较长，无法实现对包衣过程的实时控制。然而目前针对包衣过程在线控制的研究为数不多，随着中药片剂给药系统的迭代，控释片剂在中药片剂中也愈发常见，且拥有广阔的应用前景，因此对于片剂包衣过程的在线控制应引起足够的重视。

对于片剂包衣过程，衣膜的厚度和均匀度是两个直接影响包衣效果的因素。然而，采用传统方法测量这两个参数，则必须抽取一部分样品进行破坏性试验，以手工方法测量各处包衣的厚度，同时考察其均匀度。因此，若能针对这一过程建立快速无损的在线检测方法，则能够大幅提高这一生产单元的效率，提高片剂质量稳定性。目前在这一领域，已经有部分研究者进行了尝试。采用NIR光谱检测技术，已有研究建立了结合人工智能算法的包衣质量NIR快速定量模型，可以初步应用于大工业生产样品的检测。

通过考察片剂增重间接评价包衣膜的厚度也是一种常见的检测思路。有研究者发现，若包衣过程达到质量要求，则片剂重量的增量与预测模型所得的衣膜厚度将会呈现较好的线性关系，据此可以推测片剂包衣质量。当然，对于衣膜厚度的上限也应进行合理控制，否则将影响片剂的崩解、溶出等行为。因此后续针对包衣过程的研究中，有学者提出基于在线检测方法，进一步增设对包衣增重限的实时测量。一方面，这一举措可以有效防止包衣厚度超标；另一方面，这一数据也能够作为辅助判断包衣终点的依据，以更好地实现片剂包衣过程的在线控制。

？ 思考

针对自己较为熟悉的某一中成药品种，根据其配方、剂型、工艺流程等信息，尝试分析其生产过程中的主要工艺单元可能应用到的过程控制技术，以及这些技术如何与相应的生产质量管理系统协同工作。

三、中药智能制造

目前，已经有相当比例的中药生产企业能够在中药生产线上的部分关键工段引入过程控制技术。然而，中药生产过程中工艺单元众多，工艺流程复杂，这就要求生产单位在针对工艺单元的质量控制基础上建立面向生产全流程的质量控制体系，该体系首先应保证中药生产过程的连续性，避免由于生产过程断续导致的物料和信息流中断。在此基础上，该体系还应包含针对关键工艺单元的生产过程及其中间体的过程控制方法，实时监控生产过程中产品可能出现的质量波动，以便基于对生产过程的深入理解，通过预测和控制模型对生产过程作出及时的调整。而能够实现中药生产全过程质量控制的解决方案便是中药的智能制造工程。

（一）中药智能制造概述

1.智能制造发展历史与整体情况　美国食品药品管理局（Food and Drug Administration，FDA）在2004年颁布了过程分析技术（PAT）工业指南，促成了以技术为依据的法规环境，鼓励企业采用科学方法和工程原理来理解制药过程，为质量标准的建立提供科学依据。随后，ICH出台了Q系列指南文件，用来指导药物开发和生产过程的质量管理。其中Q8（2005年）、Q9（2005年）、Q10（2008年）和Q12（2014年）分别对应药物开发、质量风险管理、制药质量体系和生命管理周期。ICH Q8引入质量源于设计（quality by design，QbD）原则，并将制药QbD定义为"一种用于药品开发和生产的系统方法，该方法以预先定义的目标为起始，采用科学原则和质量风险管理，强调对生产过程的理解。"ICH Q9则提供了关于质量风险管理的原则和工具，对药物的开发和生产提供相关科学知识。在ICH Q10中，提出制药质量体系，通过对质量体系要素和管理职责的描述，鼓励在药品每个生命周期阶段使用科学和基于风险的方法。

2016年4月，德国国家科学与工程院发布《工业4.0成熟度指数》，包括一个含有6个阶段的成熟度模型，包括计算机化、连接化、可见性、透明度、预测能力和自适应阶段。随后，于2016年9月，中国电子技术标准化研究院发布《智能制造能力成熟度模型白皮书》，提出中国智能制造能力成熟度模型，对智能制造能力成熟度模型共分为5个等级，从低到高依次为已规划级、规范级、集成级、优化级和引领级。这些分级标准的提出有助于中药产业科学评价中药智能制造发展水平，为制订发展规划提供重要参考。

目前，我国中药制造业已经进入智能化的时代，部分示范型企业已经使用智能制造先进技术，进行信息集成、数据共享、搭建数字化工厂系统模型、建立企业核心数据库，实现了生产设备的实时监测与控制，达到全程追溯的状态。但是我国中药制造业整体上还存在大而不强的问题，大部分企业还处于智能制造的基础阶段。随着大数据时代的到来以及ICH Q12中生命管理周期的理念，将引发中药制造业的不断改进与升级，工艺能力的不断提升，智能设计、智能模拟、智能优化、智慧应用等智能制造技术将逐步推广应用于中药制造领域中。

2.中药智能制造技术发展水平　中药智能制造关键技术包括连续制造、信息集成、智能模拟和智慧应用4个方面。连续制造作为一种新的制造模式，具有成本低、周期短等优势，基于系统方法和模型建立，连续制造对过程更多地采用高强度在线监测与实时整体控制，提高产品一致性和工艺可放大性。信息集成指应用先进的智能传感器，将中药生产过程分散的数据和关键制造资源有机集成，构建工业大数据平台，将中药制造过程透明化，随时感知生产过程的动态变化。智能模拟指借助信息学、人工智能和化学计量学的手段及策略，深入探讨多尺度、多维度数据之间的联系，挖掘隐藏在数据背后的工艺特征和模式，分析工艺参数与质量参数之间的关系，将生产过程中的复杂信息知识化。智慧应用指以算法库、模型库和工艺知识库为支撑，开展面向中药生产线的智能设计、智能分析、智能控制和智能优化服务。

（1）连续制造　化学药物和生物药品已经逐渐过渡到连续制造的全工艺生产水平，我国的中药制造业也在不断改善制造模式。连续制造作为一种新的生产制造方式，克服了间歇式生产方式耗时长、成本高、检测速度慢等缺点。连续制造可以分为单元型连续生产和全程型连续生产，其中固体制剂连续生产过程中的连续投料、连续混合、连续制粒均属于单元型连续生产。连续制造过程技术将更多地采用在线监测与控制装备，提高生产过程透明性。在连续制造的生产过程中利用具有感知、分析、推理、决策、控制功能的制造装备与软件，将先进制造技术与智能信息进行集成和深度融合，及时发现药品质量波动，保障药品质量可控，并促进对生产科学的理解过程。中药连续制造智能装备的发展，可以实现生产过程的自动化和智能化，带动连续制造整体技术水平的提升。

（2）信息集成　将传感器、嵌入式终端系统、智能控制系统、通信设施通过信息物理系统形成一个智能网络，通过这个智能网络，使人与人、人与机器、机器与机器、服务与服务之间，能够形成一个互联，从而实现横向、纵向和端到端的高度集成。中药制药过程中通过对制造执行系统（MES）、分布式控制系统（DCS）以及工业大数据的实施和研究，为实现中药制药全过程的优化控制提供了保障。如北京同仁堂的先进中药粉碎前处理生产系统，将传统的模式改变为全封闭、自动化、无尘化的智能控制系统，充分利用物料重力、工艺特点、设备特点等进行了系统的优化升级，利用MES管理系统进行远程监控，随时监测生产情况和数据，可多台设备集中控制和调整工艺参数，达到最佳状态。从中药的粉碎、混合到计量分装系统，都采用了信息集成的智能化生产，节约了人员、场地、成本、能耗，提高了物料的收率，体现了数字化、集成化、智能化。将信息集成的理念应用于中药制造业中，真正实现了智能制造、绿色制造。

（3）智能模拟　在智能感知技术不断迭代的背景下，随着仿真技术的发展，人类利用智能模拟可以进行分析、类比和联想等，建立新的智能化技术，能够更全面地进行学习和理解。中药智能模拟旨在综合利用各种信息采集技术、图像处理技术、建模与仿真技术、虚拟现实技术、研究中药质量形成过程的方法，建立中药内部组织结构与外部形态特征的表达方法、中药多维指纹图谱的可视化方法，中药生产过程的设计、分析、控制与优化方法。在此基础上，构建中药数字化资源共享平台。通过建立算法库、模型库与知识库，达到中药制造的智能设计、智能分析、智能控制与智能优化。通过整合数据，提取有用信息，建立模型，发现和沉淀生产知识，加深对工艺过程以及中药制剂质量属性的理解，最终提高药品的生产过程质量控制水平。

（4）智慧应用　中药智能制造的QbD理念可以概括为"四全模式"，即"全局设计""全息分析""全面控制""全程优化"。全局设计关注整个系统，目标是形成完整的贯穿于中药整个产品生命周期的解决方案；全息分析重在数据与信息的分解与整合能力，将产生的新知识应用于数字化制药设备中；全面控制聚焦于对人员、设备、药材、环境，以及源头到产品，批内到批间的全面控制，确保质量均一稳定；全程优化旨在打破每个制剂工艺单元之间的界限，站在制剂工艺全流程的视角上理解工艺参数，建立质量传递模型，确保质量的稳定。基于对"四全模式"的理解，可以将中药智能制造划分为智能设计、智能感知、智能控制、智能优化的四元互联体系。智能设计为在中医药理论、系统科学、制药工程学等学科以及QbD的理念指导下，利用大数据信息技术结合人工智能算法，提高中药制剂工艺流程的设计效率，促进中药的智能化生产；智能感知是指开发集成基于智能传感器的数据采集装备和多种过程分析软件的在线分析技术，基于在线检测所得数据形成工业大数据平台，对数据进行实时监测，使中药制造过程透明化；智能控制是基于模型对过程机理的理解，探究质量传递规律，对中药全程进行控制，保证药品质量的一致性以及工艺系统的可靠性；智能优化基于ICH Q12的生命管理周期的理念，突破个体局限性，对多重目标进行整合优化，对工艺能力进行提升，使产品质量得到持续改进。

3. 中药智能制造的核心竞争力　中药智能制造以中药智造工厂和生产线建设为载体，以生产工艺和产品关键质量属性大数据为抓手，发挥资源禀赋优势，通过智能制造与大规模批次生产有效结合，开发工艺技术智能，形成独特的智能制造能力，提高理解中药制剂复杂工艺系统以及在性能边界之内进行操作的知识和技能，在速度快、精度高等触觉受限的参数空间实现智能工艺管控，获得生产效率和产品质量的提升。中药智能制造的核心优势即在于以QbD这一系统工程理念为指导的中药生产工艺和质量在线监测的全过程设计。不同于一般的工艺参数优化的多因素多水平筛选过程和质控指标选择的一般化过程，中药智能制造强调"治未病"，即基于已有生产数据，结合药物有效性和安全性指标，通过化学计量学、多元统计分析和人工智能算法，直接定位影响终产品质量的关键质量属性和关键工艺参数，并在工艺设计环节融入对于这些质量属性和工艺参数的控制或限定，进而对中药生产过程进行整体性把握，充分考虑各工艺模块的衔接，实时监测和调控，以及模块间串并联等问题，降低生产成本，提高资源利用率，并有效保证中药产品的质量。

（二）中药智能制造发展态势

1. 新一轮科技革命背景下的中药智能制造　当前是信息化、数据化的时代，在大数据和云服务平台作为背景的中药产业升级转型过程中，其关键核心技术应聚焦于中药智能制造过程的智能监测与调控。目前，随着检测技术的不断发展，中药生产过程产生的大量数据均能够通过一定的手段加以获取，因此，如何终结中药生产过程中"信息孤岛"的局面，有效利用这些数据进行生产过程的智能控制是今后一段时间需要重点关注的问题。对于大数据的处理包括以下几个环节：数据库构建、数据挖掘、数据分析、信息融合、模型构建及应用等。目前已有学者针对不同环节进行了研究，但这些散在的研究尚未进行系统化梳理与应用，因此距离其在中药智能制造领域的全面应用还有一定距离。

2.交叉融合背景下中药智能制造技术的发展　对于大数据在中药生产和质量控制过程中的应用，有学者提出尝试采用将数据驱动过程建模与机理过程建模相结合的方法。即利用已有的实际生产数据，采用简化的方法初步建立适合的模型，形成相应的一些物料、能量以及质量守恒的方程。之后在该机理模型的基础上根据工艺参数的变化进行大量的数据学习，利用神经网络等进行数据挖掘，从而对初步模型进行修正，再根据实际工艺生产进行模型验证，将物理空间与信息空间相结合，从而可以实时对药厂生产进行控制，达到中药制药过程的智能优化控制。

有学者基于价值创造提出了中药工业大数据的3层架构设计原理，并以清开灵注射液、天舒片、桂枝茯苓胶囊等口服固体制剂、热毒宁注射液、中药配方颗粒的生产过程为例，分别介绍了不同数据储存能力工厂的数据挖掘方法，表明对中药工业大数据的挖掘利用将促进中药制药智能化的转变。还有学者以天舒片素片生产为例，通过系统建模将实时放行检验应用于片剂生产质量的控制，提高了其成型前的控制能力。此外，有报道基于物理指纹图谱方法对桂枝茯苓胶囊生产过程进行数据采集，并通过偏最小二次算法对数据进行分析挖掘，建立预测性模型，提高药品的质量。这些研究均为大数据在中药生产和质控领域的应用提供了一定的参考，但尚不能完全满足中药智能制造对于过程实时控制的需求。因此还应针对中成药生产全过程进一步开展更具有系统性的大数据应用研究，以揭示生产过程中物质流和信息流的传递及变化规律。

3.中药智能制造的核心技术需求　针对中药制药过程中产品质量传递的影响因素仍旧辨识不清，质量控制仍不精准，缺乏现代控制手段实现动态质量调控。而且从整个中药的发展历史来看，由于其历史局限性、已有数据的分散性以及关键技术的落后性等特点，其制造水平还处在数字化、自动化、信息化并存的局面，这些使得中国中药制药迈向数字智能制药时代面临巨大的挑战。基于上述数据驱动技术在流程与离散制造业各领域中较为成熟的研究结果与应用情况的总结，有学者初步提出数据驱动技术在中药制药过程质量优化管控的策略与建议。

中药制药过程中产生的数据包括质量数据、物料参数、工艺参数、设备参数等，与食品行业生产过程数据类似，中药制药过程现场数据存在复杂的耦合现象，监控参数和质量指标数据存在复杂非线性关系，有滞后性等特点，而中药智能制造在此方面则具有独特优势。对于中药制药的过程优化控制来说，其优化的目标在于提高中药产品的质量。基于数据驱动技术在流程工业以及在离散工业中的应用，采用神经网络对生产数据进行建模是一种较为可行的方法。中药制药的生产过程一般包括提取、浓缩、分离、干燥、制剂等工序。对于提取工序来说，可对提取时间、提取温度等参数进行优化；对于浓缩工序来说，可对料液温度、液位、流量、黏度、浓度等参数进行优化；对于干燥工序来说，可对传送带速度、进料黏度以及进出料含水率等参数进行优化。对于难以测量的参数，可以通过建立软测量模型实现。对于测量参数的优化，可以用基于BP-ANN的数据挖掘算法，设定神经网络模型，并对网络模型的相关参数进行调整，使得该模型的精度达到要求，从而可用于各个工序的相关工艺优化。

（三）中药智能制造面临的挑战

1.基础研究方面　中成药实际生产过程中质量检测涵盖内容有限，尚不足以体现中医药特色，较难与中药疗效直接挂钩。中医强调"望、闻、问、切"四诊合参，对于中成药的质量控制而言同样如此，对于中成药的生产原料、中间体和终产品，除基本物性外，应系统考察其感官指标，进一步丰富质控指标的维度，建立维度间的相关关系，以"司外揣内"，采用更经济更高效的检测手段对中成药进行质量控制。

同时，基于疗效和安全性的中成药质控指标研究亟待系统性地开展。中成药体系复杂，制剂工艺复杂，影响其临床药效的变量数目众多，依靠对于中药饮片中传统有效成分的测定难以把握作为整体的中成药的质量。因此，应以大品种中成药为例，对其药效物质基础进行深入研究，确定能够切实影响中成药疗效的活性成分，以及可能产生药源性毒性的潜在危害成分，作为其化学成分质控指标的参考依据，则能够更科学地保障中成药产品的有效性和安全性。

应全面开展基于常用中药材和大品种中成药的质量信息数据库的建立，为中药智能制造提供扎实的数据基础，以指导生产线及装备设计、质量检测设备的应用以及质控阈值的确定，并进一步研究工艺参数的改变对关键质量属性的影响，进而实现中药智能制造过程中的智能控制。

2.关键技术工艺方面　中药制药生产过程透明化、生产现场无人化、生产管理智能化已成为必然趋势。从目前中药生产的发展现状来看，中药制药生产已可以部分实现自动化生产，生产现场透明化、无人化，但从自动化逐渐向完全智能化转变还需要一定的时间。从中药制药生产过程来看，由于各个生产部门之间的数据缺少联动性，导致在实际生产中各个操作单元之间的信息不能有效交流沟通，不能形成一个闭环信息交流圈，从而产生了很多"无用"的数据，致使很多数据背后隐含的信息被埋藏起来，造成了大量信息的流失，制约了中药数字工厂的发展。除此之外，其智能化转型的难点还在于每个单元操作的机制模型如何构建，大量工业数据的背后信息如何挖掘，以及如何将挖掘的信息有效地与实际生产进行交互形成数字孪生车间等。

研究人员需要开展基于工业大数据和机理模型的中药制药过程动态模拟及过程优化控制研究，建立面向下一代中药智能制药的数字孪生研发平台，针对具体品种采集物理参数，从第一性原理出发，从设备工艺入手，针对企业的个性化需求，定制开发其所需要的数字孪生模拟系统，从而保证企业在现有的信息采集系统上进行智能升级。通过模型实现制药过程中物质流、信息流、质量流的传递及转化规律的仿真模拟。基于质量模型，进行产品质量优化研究，辨识关键工艺及关键参数。基于成本模型，进行成本最小化研究，辨识并优化关键运行指标。

3.中药制剂全产业链

（1）原辅料中药材质量管理不完善　目前针对中药材基原植物种植质控方面的研究仍存在较大空白，仅有部分学者对某些中药种质资源的植物学质量属性进行初步的评价研究，并未就这些植物学属性与有效成分之间的关系进行深入探索，因而尚且无法满足市场对于中药材质量的控制需求，这对于使用中药材作为生产原料的制药企业而言是一大问题。针对这一问题，采取适当的不同品质饮片调配后投料或可成为应对策略之一，但并未从根本上解决中药材质量难以控制的问题。因此，在中药智能制造的上游，应深入研究对于中药材质量评价的研究，以便为中药制造企业提供更优质的原材料。

（2）中药智能制造装备需进一步升级　中药智能制造离不开中药生产加工装备。各种前沿加工工艺的实现依托于符合中药制药需求的新型装备，而这些装备与智能在线检测装备的集成则是中药智能制造必不可少的环节。无法满足中药智能制造的实时在线检测需求。中药智能制造要求在现有生产加工装备的基础上，根据工艺步骤和产品特点，融合多种在线检测设备，进行全新的设计。这需要制药工程专业结合具体生产应用场景，基于顶层设计思想，为特定剂型进行专门的全生产线装备设计，从系统层面整体解决中药生产加工设备落后于技术要求这一问题。

目标检测

一、选择题

（一）A型题（最佳选择题）

1.对中成药生产质量管理作出直接规定的法律文件是

    A.《药品生产质量管理规范》   B.《中华人民共和国药品管理法实施条例》

    C.《中华人民共和国药品管理法》   D.《中华人民共和国中医药法》

    E.《中药材生产质量管理规范》

2.中药生产质量管理系统中不包括

    A. DCS   B. MES   C. PKS

    D. CQA   E. SCADA

3.下列检测技术并未运用到中药生产过程在线控制中的是

    A. NIR   B. UV   C.薄层色谱

    D.拉曼光谱   E.声发射技术

（二）X型题（多项选择题）

4.2010年版GMP中对药品生产作出的规定包括

    A.持续稳定性考察   B.变更控制   C.偏差处理

    D.纠正措施与预防措施   E.建立质量控制体系

5.SCADA系统的主要功能模块包括

    A.实时监控模块   B.统计分析模块   C.中央控制模块

    D.数据查询模块   E.资源配置模块

6.智能制造能力成熟度等级包括

    A.已规划级   B.集成级   C.优化级

    D.策略级   E.成型级

二、问答题

1.简述现行中药生产质量管理方面的主要法律法规。

2.简述中药生产领域中主要的生产质量管理系统及其主要功能。

第四章　中药分析新技术与新方法

第一节　超高效液相色谱法

PPT

一、概述

超高效液相色谱法（ultra-performance liquid chromatography，UPLC）是在高效液相色谱法的基础上发展而来的一种新兴的液相色谱技术。通过采用小颗粒填料色谱柱（粒径小于2μm）和超高压系统（压力大于10^5kPa），显著改善色谱峰的分离度和检测灵敏度，从而提高柱效、缩短分析时间、提高分析通量。

2004年，Waters公司率先在超高效液相色谱方面取得突破性进展并研发推出了全球第一台超高效液相色谱仪——ACQUITY UPLC™，色谱柱填料粒径仅为1.7μm。随后，日本岛津公司、美国Agilent公司也陆续研发出超快速液相色谱仪（UFLC）和高分离度快速液相色谱（RRLC）。近十几年来，前后数十家国内外的色谱公司推出了基于亚2μm填料的UPLC，推动了UPLC在分析领域的快速发展。与常规的HPLC相比，UPLC具备许多优势：①采用小粒径色谱柱，增加单位长度的理论塔板数，提高分离度，实现高通量分析；②配备高精确度的超高压输液泵和高灵敏度的检测器，系统硬件和软件全面改善，使得UPLC能够承受更高的系统反压，大大提高色谱峰容量，实现高灵敏度和高效分析；③配备低扩散、低交叉污染的自动进样系统，实现小体积样品的高准确度分析；④色谱柱能够耐受更高的柱温，降低分析方法开发的难度。

二、基本原理与类型

（一）基本原理

UPLC的理论基础是著名的Van Deemter方程，该方程是一个描述线速度和理论塔板高度（柱效）之间关系的经验性方程，在液相色谱法中可表示为

$$H = A + C_m + C_{sm}u \tag{4-1}$$

$$A = 2\lambda d_{\mathrm{p}} \tag{4-2}$$

式中，H 代表塔板高度；A 为涡流扩散项；C_{m} 为流动相传质阻抗；C_{sm} 为静态流动相传质阻抗；u 为流动相流速；λ 为不规则因子；d_{p} 为固定相粒度。

其中 C_{m} 和 C_{sm} 与固定相粒度 d_{p} 的平方成正比，即涡流扩散项与传质阻抗项均与粒度密切相关，因此可得出，色谱柱的塔板高度（H）受色谱柱色谱填料粒径的影响较大。一般随着色谱柱中色谱填料粒径的减小而降低，反之色谱柱的柱效则增高，但柱效与填料粒径的大小并非简单的反比例关系，还受填装不规则因子等其他因素的影响。

另一方面，液相色谱分离度与柱效（N）的平方根成正比。

$$R_{\mathrm{s}} = \left(\frac{\sqrt{N}}{4}\right)\left(\frac{\alpha-1}{\alpha}\right)\left(\frac{k_2}{k_2+1}\right) \tag{4-3}$$

式中，N 为理论塔板数；α 为选择性系数；k_2 为容量因子。可见，随着填料粒径的降低，理论塔板高度降低，理论塔板数增加，柱效得到提高，分离度也会增加，单位时间的峰容量变高，分析的分辨率增加。

（二）类型

超高效液相色谱法发展以来，亚 2μm 填料的色谱柱在反相色谱（RPLC）条件下使用较多。如今，该技术已应用于其他分离模式。

1. 手性分离 手性高效液相色谱拆分法均以 HPLC 技术为基础，引入不对称中心（或光活性分子），使对映异构体间呈现物理特征的差异而分离。手性衍生化试剂法（CDR）将其引入分子内，而手性流动相法（CMP）和手性固定相法（CSP）则将其引入分子间。手性分离通常使用 5μm 填料的色谱柱，与反相色谱类似，减小填料粒径尺寸可以改善动力学性能，提高分析通量和效率。因此，UPLC 在手性分离中的应用逐渐增多。

2. 分子排阻色谱（SEC） 是根据待测组分的分子大小进行分离的一种液相色谱技术，分析时间主要取决于流动相的流速和色谱柱的死体积。实现 SEC 快速分析，最直接的办法就是减小色谱柱的死体积，增加流速。目前常用的 SEC 色谱柱柱长为 30cm，内径 4.6～8mm，填料粒径 5～10μm，分析时间通常为 15～50 分钟。随着新型亚 2μm 填料材料的出现，SEC 的分析速度得到了提升。1.7μm 填料粒径色谱柱的分析速度可达到 5μm 或 3μm 填料粒径的 2～4 倍。

3. 亲水作用色谱（HILIC） 作为正相色谱法（NPLC）的替代和反相色谱法的有效补充，采用极性的固定相，高有机相的含水流动相体系（有机相比例占 60%～95%），即"正相的固定相，反相的流动相体系"，在分析极性和亲水性物质方面展现出极大的优势。HILIC 的保留机制复杂，通常认为是包括亲水分配、吸附和离子交换等在内的多重复合作用。RP-UPLC 存在显著压降问题，对高通量和高分辨率会有一定的限制，而且会产生摩擦生热现象。这个问题在 HILIC-UPLC 中就会得到改善，因为 HILIC 中流动相中含有大比例的有机相，黏度会低很多。因此，HILIC-UPLC 将会成为一种强有力的分析强极性物质的技术。

4. 超临界流体色谱（SFC） 是一种使用超临界流体作为流动相的色谱方法，既可弥补气相色谱不适于高沸点、低挥发性样品分析的不足，又可实现比高效液相色谱更高的柱效率和更快的分析速度，具有良好的应用前景。目前广泛使用的流动相是超临界 CO_2，它具备低黏度和高扩散性并可重复利用的特点而成为一种可持续使用的智能溶剂。由于 CO_2 是非极性化合物，可根据研究对象需要，加入一定比例的改性剂（甲醇、脂肪醇、四氢呋喃等）增强其对极性物质的溶解以及洗脱能力，在分离酸性或碱性化合物时，加入酸或碱用以调整峰形。随着新一代SFC仪器的商业化，其性能、可靠性和耐用性均得到了改善，这些发展在很大程度上得益于UPLC仪器的最新发展，包括降低的系统色散和更高的压力上限，并且对亚2μm填料粒径的色谱柱也表现出良好的兼容性。

三、应用

中药尤其是复方中药制剂，不仅种类繁多、来源广泛，其化合物成分复杂、含量差异大，其分析工作面临很大挑战。UPLC具有高分离度、高速度、高灵敏度和高通量的优势，能够充分适应复杂中药体系的定性和定量检测，在中药质量分析与评价中应用广泛。

【例4-1】 基于超高效液相色谱法和对照制剂的牛黄清胃丸指纹图谱研究和质量等级初评价。

牛黄清胃丸收载于《中华人民共和国卫生部药品标准·中药成方制剂》（第一册），是由牛黄、大黄、菊花、麦冬、薄荷、石膏、栀子、玄参、番泻叶、黄芩、甘草、冰片等17味中药加炼蜜制成的大蜜丸，具有清胃泻火、润燥通便的作用，用于心胃火盛、头晕目眩、口舌生疮、牙龈肿痛、乳蛾咽痛和便秘尿赤的治疗。牛黄清胃丸药效显著，临床使用广泛，严格控制其质量，对于患者用药安全有效，具有重要意义，但现行标准仅收载了显微鉴别方法。为更加全面地评价样品质量，本试验建立了牛黄清胃丸的UPLC指纹图谱，并创新性地采用对照制剂为随行实物对照，将其用于样品的质量等级评价。分析条件如下。

色谱柱：Acquity UPLC™ BEH C_{18}柱（2.1mm×100mm，1.8μm）。柱温：40℃。流动相：乙腈（含0.5%甲酸）（A）–0.5%甲酸（B）。梯度洗脱：0～10分钟，5%～15%A；10～20分钟，15%A；20～25分钟，15%～20%A；25～30分钟，20%A；30～35分钟，20%～25%A；35～50分钟，25%～80%A。流速：0.2ml/min；检测波长：254nm。进样量：2μl。柱温40℃。

示例中，建立了牛黄清胃丸UPLC指纹图谱（图4-1），通过与对照品和对照药材比较，确认了43个共有峰的归属。研制了优质原辅料足量投料的对照制剂，并将其作为随行实物对照，用于计算样品的相似度（图4-2），并拟定了一、二等限度，对18个厂家的49批样品的质量等级加以初评价。

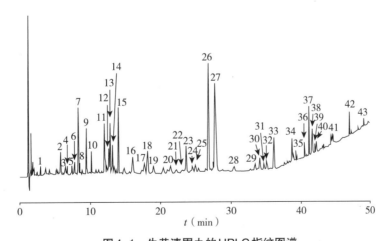

图4-1 牛黄清胃丸的UPLC指纹图谱

【例4-2】 UPLC波长切换法同时测定脑安颗粒中9种化学成分的含量及其化学模式识别分析。

脑安颗粒具有活血化瘀、益气通络的功效，主要用于脑血栓形成急性期、恢复期气虚血瘀证候者的治疗，该中药复方制剂由川芎、当归、红花、人参、冰片5味中药加工而成，收载于《国家药品标准·新药转正标准》（第34册）。方中君药川芎为伞形科植物川芎的干燥根茎，具有抑制血小板聚集、改善冠状动脉血流量、抗缺血再灌注损伤、降低血管阻力等作用，与臣药当归同属一科，两者均以苯酞类

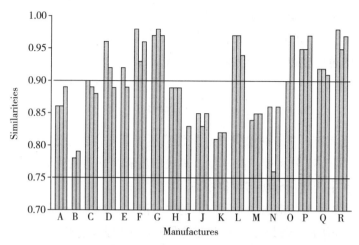

图4-2 49批牛黄清胃丸相似度

挥发油成分为主要活性成分，还含有有机酸类、生物碱类等成分。红花为佐药，其药效成分羟基红花黄色素A，能有效改善患者神经功能缺损程度，促进急性脑梗死患者的康复。为了全面评价脑安颗粒的质量，完善其质量评价标准，本试验采用UPLC波长切换法对其中洋川芎内酯A、洋川芎内酯Ⅰ、洋川芎内酯H、川芎嗪、绿原酸、阿魏酸、阿魏酸松柏酯、藁本内酯和羟基红花黄色素A 9种指标成分进行含量测定，为进一步的临床研究提供参考。分析条件如下。

色谱柱：Zorbax Eclipse Plus C$_{18}$（100mm×2.1 mm，1.8μm）。流动相：乙腈（A）-0.4%冰醋酸溶液（B）。梯度洗脱：0～12分钟，5%～10%A；12～15分钟，10%～38%A；15～22分钟，38%～55%A；22～25分钟，55%～5%A。流速：0.3ml/min。检测波长：0～8分钟，285nm（绿原酸、川芎嗪）；8～10分钟，320nm（阿魏酸）；10～12分钟，304nm（羟基红花黄色素A）；12～19分钟，285nm（洋川芎内酯Ⅰ、洋川芎内酯H、阿魏酸松柏酯、洋川芎内酯A）；19～25分钟，320nm（藁本内酯）。柱温：30℃。进样量：2μl。

示例中，建立UPLC法同时测定脑安颗粒中9种成分的含量，与HPLC法相比大大缩短了分析时间，色谱图如图4-3所示，且精密度、稳定性、重复性、加样回收率均符合分析方法验证要求，可为脑安颗粒药品质量评价提供参考。对13批脑安颗粒样品中的9种成分含量测定数据进行聚类分析和主成分分析，两者分析结果一致，13批样品的9个成分含量存在一定差异，被分为3大类，可以很好识别不同生产厂家的样品。

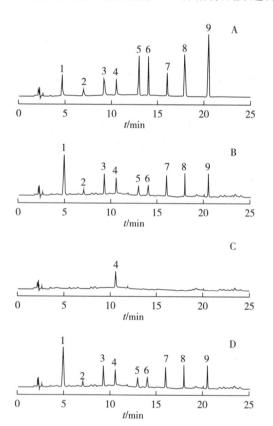

图4-3 对照品、阴性样品及脑安颗粒溶液UPLC图

A.混合对照品；B.样品；C.缺川芎、当归阴性样品；D.缺红花阴性样品；1.绿原酸；2.川芎嗪；3.阿魏酸；4.羟基红花黄色素A；5.洋川芎内酯Ⅰ；6.洋川芎内酯H；7.阿魏酸松柏酯；8.洋川芎内酯A；9.藁本内酯

PPT

第二节　色谱－质谱联用技术

一、概述

1906年茨维特在德文刊物上第一次提出"色谱法"的概念；1913年英国物理学家Joseph John Thomson（1906年诺贝尔物理学奖获得者）最先制成世界上第一台质谱仪；20世纪40年代后质谱开始用于有机化合物分子结构研究；1978年和1984年，三重四极杆（QQQ）和四级飞行时间（QTOF）串联质谱相继诞生。质谱多次获得诺贝尔奖，1922年，Aston因在同位素质谱方面特殊贡献获得诺贝尔化学奖；1989年，Paul（提出了四极质量分析器和四极离子阱的理论）和Dehmelt（发明了扇形磁场质谱仪）因"离子阱技术的发展"而获得了诺贝尔物理学奖；2002年，美国的Fenn和日本的田中耕一因分别发展了电喷雾电离法（ESI）和基质辅助激光解吸电离法（MALDI）获得了诺贝尔化学奖。

为了充分利用色谱的分离功能和质谱的高灵敏以及结构鉴定功能，人们开始尝试色谱和质谱的联用，联用的关键是解决好色谱与质谱"接口"的问题。由于气相色谱的流动相是气体，易于与质谱联接，1957年首次实现了气相色谱与质谱联用，直到20世纪70年代，随着大气压化学电离（APCI）和电喷雾电离（ESI）接口的诞生，液相色谱和质谱的联用才得以实现。

质谱仪按应用范围分为有机质谱仪、无机质谱仪和同位素质谱仪。近年来，色谱和有机质谱联用的技术发展迅速，技术逐渐成熟，已广泛应用于复杂混合物中有机物的定性定量分析，主要包括气相色谱－质谱联用、液相色谱－质谱联用、毛细管电泳－质谱联用以及超临界流体色谱－质谱联用技术等。其中，气相色谱－质谱联用技术和液相色谱质谱联用技术已成为中药研究不可或缺的工具。

二、基本原理与类型

（一）液相色谱－质谱联用

1. 基本原理　液相色谱－质谱联用是将具有分离功能的液相色谱和结构鉴定功能的质谱联用的技术。有机化合物首先在液相色谱上分离，再进入质谱进行定性和定量分析。液相色谱－质谱联用仪由液相色谱、液质接口、质谱和数据处理系统四个主要部分组成，可以将质谱看作液相色谱的检测器，也可将液相色谱看作质谱的进样装置。液相色谱分离过程中，固定相和流动相是两个关键因素。不同化合物在相对运动、不相混溶的两相间进行交换，因吸附、分配、离子交换、亲和力或分子大小等性质的微小差别而得到分离。分离后的化合物经过接口进入质谱仪，在离子源中，化合物发生离子化生成带电荷离子，这些离子在质量分析器中因质荷比不同而分离，经质谱检测器检测，信号传入显示器，展现出一幅完整的质谱图。

2. 离子源　液相色谱－质谱联用中常见的离子源有电喷雾离子化源（ESI）、大气压化学离子化源（APCI）、大气压光离子化源（APPI）。其中ESI源和APCI源最为常用。

（1）电喷雾离子化（ESI）　离子化在大气压下进行。待测溶液（如液相色谱流出物）通过一终端加有几千伏高压的毛细管进入离子源，气体辅助雾化，产生的微小液滴去溶剂，形成单电荷或多电荷的气态离子。这些离子再经逐步减压区域，从大气压状态传送到质谱仪的高真空中。电喷雾离子化可在1μl/min～1ml/min流速下进行，适合极性化合物和分子质量高达100000道尔顿的生物大分子研究，是液相色谱－质谱联用、毛细管电泳－质谱联用最成功的接口技术。

（2）大气压化学离子化（APCI） 原理与化学离子化相同，但离子化在大气压下进行。流动相在热及氮气流的作用下雾化成气态，经由带有几千伏高压的放电电极时离子化，产生的试剂气离子与待测化合物分子发生离子–分子反应，形成单电荷离子，正离子通常是（M+H）⁺，负离子则是（M−H）⁻。大气压化学离子化能在流速高达 2ml/min 下进行，常用于分析分子质量小于 1500 道尔顿的小分子或弱极性化合物，主要产生的是（M+H）⁺或（M−H）⁻离子，很少有碎片离子，是液相色谱–质谱联用的重要接口之一。

（3）大气压光离子化（APPI） 与大气压化学离子化不同，大气压光离子化是利用光子使气相分子离子化。该离子化源主要用于非极性物质的分析，是电喷雾离子化、大气压化学离子化的一种补充。大气压光离子化对于试验条件比较敏感，掺杂剂、溶剂及缓冲溶液的组成等均会对测定的选择性、灵敏度产生较大影响。

（4）TriVersa NanoMate离子源（Nano源） 是美国 Advion BioSciences 公司于2002年推出的基于纳米芯片技术的全自动纳升电喷雾离子源，该产品也是一款对复杂样品进行分析的新一代电喷雾质谱的进样系统，特别适合于对药物及代谢物、蛋白质、脂质等复杂样品的分析。

3. 质量分析器 液相色谱–质谱联用中常见的质量分析器有多种，其中常用的质量分析器有四极杆质量分析器、离子阱质量分析器、飞行时间质量分析器、离子回旋共振质量分析器和静电场轨道阱质量分析器。

（1）四极杆质量分析器 由四根平行排列的金属杆状电极组成。直流电压（DC）和射频电压（RF）作用于电极上，形成了高频振荡电场（四极场）。在特定的直流电压和射频电压条件下，一定质荷比的离子可以稳定地穿过四极场，到达检测器。改变直流电压和射频电压大小，但维持它们的比值恒定，可以实现质谱扫描。四极杆分析器可检测的分子质量上限通常是 4000 道尔顿，分辨率约为 10^3。

（2）离子阱质量分析器 四极离子阱（QIT）由两个端盖电极和位于它们之间的环电极组成。端盖电极处在地电位，而环电极上施加射频电压（RF），以形成三维四极场。选择适当的射频电压，四极场可以储存质荷比大于某特定值的所有离子。采用"质量选择不稳定性"模式，提高射频电压值，可以将离子按质量从高到低依次射出离子阱。挥发性待测化合物的离子化和质量分析可以在同一四极场内完成。通过设定时间序列，单个四极离子阱可以实现多级质谱（MSⁿ）的功能。

线性离子阱（LIT）是二维四极离子阱，结构上等同于四极杆质量分析器，但操作模式与三维离子阱相似。四极线性离子阱具有更好的离子储存效率和储存容量，可改善离子喷射效率及更快的扫描速度和较高的检测灵敏度。离子阱质量分析器与四极杆质量分析器具有相近的质量上限及分辨率。

（3）飞行时间质量分析器（TOF） 具有相同动能、不同质量的离子，因飞行速度不同而实现分离。当飞行距离一定时，离子飞行需要的时间与质荷比的平方根成正比，质量小的离子在较短时间到达检测器。为了测定飞行时间，将离子以不连续的组引入质量分析器，以明确起始飞行时间。离子组可以由脉冲式离子化（如基质辅助激光解吸离子化）产生，也可通过门控系统将连续产生的离子流在给定时间引入飞行管。飞行时间分析器的质量分析上限约 15000 道尔顿、离子传输效率高（尤其是谱图获取速度快）、质量分辨率 $> 10^4$，但其受环境温度影响较大。

（4）离子回旋共振质量分析器（ICR） 在高真空（~10^{-7}Pa）状态下，离子在超导磁场中做回旋运动，运行轨道随着共振交变电场而改变。当交变电场的频率和离子回旋频率相同时，离子被稳定加速，轨道半径越来越大，动能不断增加。关闭交变电场，轨道上的离子在电极上产生交变的相电流。利用计算机进行傅里叶变换，将相电流信号转换为频谱信号，获得质谱。待测化合物的离子化和质量分析可以在同一分析器内完成。离子回旋共振分析器的质量分析上限 $> 10^4$ 道尔顿，分辨率高达 10^6，质荷比测定精确到千分之一，可以进行多级质谱（MSⁿ）分析。傅里叶变换离子回旋共振（FT–ICR）质谱仪性能极其强大，其分辨率、质量准确度、灵敏度等多项指标均接近"理想"，但其缺点是仪器体积庞大，操作复杂，运行维护费用昂贵。

（5）静电场轨道阱质量分析器（Orbitrap） 离子通过狭小的离子狭缝射入到轨道阱中，伴随电场强度的增加，汇聚于阱的中心。当进入阱后，每一个质荷比的离子不需要额外激发，进入相同的轴向振荡，所有离子具有相同的振幅，但具有不同的振荡频率，测定各种离子的轴向振荡频率，最后经过傅里叶变换和质量校准后，得到质谱图信息。Orbitrap具有高分辨率（可达150000）、高质量精度、较大的空间电荷容量、良好的灵敏度等优点，广泛应用于生命科学等前沿领域。但由于采用相电流检测，Orbitrap质谱仪的灵敏度一般低于采用电子倍增器的质谱仪，其分辨率和质量准确度高，噪声水平低，因此信噪比较高。

4. 串联质谱 是20世纪70年代发展起来的一种技术。它是时间上或空间上两级以上质量分析器的结合，测定第一级质量分析器中的母离子与第二级质量分析器中的子离子之间的质量关系。多级质谱常以 MS^n 表示。

常用的空间串联质谱有三重四极杆质谱、四极杆-飞行时间质谱、四极杆-离子阱质谱、四极杆-轨道阱质谱、四极杆-离子阱-轨道阱质谱和离子阱-飞行时间质谱。其中三重四极杆质谱是最为常用且定量能力强的串联质谱。

（1）三重四极杆质谱（QQQ） 由三个四极杆串联组成，其中第一重四极杆Q1可以作为质量过滤器，能够选择目标离子进入第二重四极杆Q2。Q2为碰撞反应室，内充有惰性气体作为碰撞气体（通常采用氮、氦、氩、氖或甲烷等惰性气体），离子在被施加碰撞能量（CE）后与靶气体发生碰撞，使离子的部分动能转化为内能，发生单分子分解反应，即碰撞诱导解离（CID），产生子离子。第三重四极杆Q3作为质量过滤器筛选目标子离子。

单重四极杆的扫描功能分为全扫描和选择离子监测两种。三重四极杆除具备这两种扫描模式外，还具有子离子扫描、母离子扫描、中性丢失扫描和多反应监测四种扫描模式，每种扫描模式具备不同的功能。

1）全扫描（full scan） 所有离子按顺序依次通过四极杆，检测离子流中各种离子的 m/z 和强度，从而得到丰富的质谱图信息。简单的成分可以直接定量，复杂的成分可以做进一步的分析，适用于未知物的分析。

2）选择离子监测（selected ion monitoring，SIM） 只允许一种或几种选定质荷比的离子通过，用于选定 m/z 离子的检测。比全扫描具有更高的灵敏度，并可消除一些基质的干扰。

3）子离子扫描（product-ion scan） 在Q1中选择某 m/z 的离子作为母离子，测定该离子在Q3中一定的质量范围内的所有碎片离子（子离子）的质荷比与相对强度，获得该母离子的质谱，可用于母离子的碎片信息的获得。

4）母离子扫描（precursor-ion scan） 在Q3中选择某 m/z 的子离子，测定在Q1中、一定的质量范围内所有能产生该碎片离子的母离子。即Q3仅监测特定的子离子，可以得知离子束中有哪些母离子能够产生目标子离子。

5）中性丢失扫描（neutral-loss scan） 以恒定的质量差异，在一定的质量范围内同时测定Q1、Q3中的所有母离子和子离子，以发现能产生特定中性碎片（如 CO_2）丢失的化合物或同系物。

6）多反应监测（multiple-reaction monitoring，MRM） 指同时检测两对及以上的母离子-子离子。Q1选择若干母离子，Q3仅监测其特征性的子离子。该模式是目前定量化合物的最常用模式，比选择离子监测具有更好的选择性和灵敏度。当干扰物与目标物的 m/z 相同时，MRM模式从母离子碎裂成子离子，干扰物无法产生与目标物相同的子离子，从而提升了仪器的选择性，背景噪声降低，故而灵敏度也提升。

（2）四极杆－飞行时间质谱（Q-TOF） 由四极杆和飞行时间质量分析器串联而成，可以看成三重四极杆的第三重四极杆Q3替换成了飞行时间质量分析器，以TOF作为质量分析器，分辨率和质量精度明显优于四极杆质量分析器，能够同时定性定量。

Q-TOF具有四种分析模式，分别是TOF模式（全离子通过并依照不同质量区分开）、Q1扫描模式（功能同单重四极杆）、子离子扫描模式（功能同三重四极杆）、母离子扫描模式（功能同三重四极杆）。

5. 条件的选择与优化

（1）色谱柱的选择 色谱柱填料的选择与HPLC法类似，可根据被分析化合物的性质进行选择，常用的仍然是C_{18}和C_8柱。亲水作用色谱（hydrophilic interaction liquid chromatography，HILIC）柱的出现，使得极性和亲水性化合物也能在反相HPLC-MS上进行分析。色谱柱的长度可根据分离的要求而定。由于LC-MS的专属性较高，尤其是MRM扫描方式的使用，使化合物不用完全分离即能够准确定量。因此如果是定量分析，那么在能有效排除干扰的情况下，柱长应尽量短，以便缩短时间，满足高通量测定的要求。如果是用于复杂体系中化合物的结构鉴定，应选择较长的色谱柱，以便使各组分尽可能有效分离。柱内径的选择与分离效果、离子源的流速限度和离子化效率有关。在最常用的API质谱中，流动相流速越大，离子化效率越低；而一定内径的HPLC柱又要求适当的流速方可保证分离效率。内径越小，出峰越快，因此最好选细径柱如3mm、2mm或1mm，既能保证离子化效率，又能在低流速下快速分析。当然如果能满足分析灵敏度的要求，采用内径4.6mm的普通色谱柱也是非常实用的选择。

（2）流动相 理论上讲，LC-MS分析中流动相的组成可以在100%的水到100%的有机溶剂范围内变化。但在离子化过程中，由于大量水的存在需较大的汽化热，而使得脱溶剂困难，从而会大幅度地降低离子化效率，因此实际操作中要尽可能地优先考虑使用较高比例的有机溶剂。ESI和APCI分析常用的流动相为甲醇、乙腈、水以及它们不同比例的混合物。需要调节pH使用缓冲溶液时，可用甲酸、乙酸、甲酸铵、乙酸铵、碳酸氢铵、氨水等挥发性的试剂，避免使用任何不挥发的无机盐、卤酸盐、硫酸盐、磷酸盐等无机酸金属盐、表面活性剂及其他不可热分解为气体的化合物，慎用三氟乙酸、氢氟酸和三乙胺。一般而言，采用正离子方式检测，流动相pH要低些，负离子方式检测，pH要高些。缓冲液除对离子化有影响外，还影响色谱峰峰形。有时流动相加乙酸铵可符合大部分测定要求。流动相中缓冲盐的浓度应控制在20mmol/L以内，酸则控制在0.1%以内。流动相中所用试剂纯度级别均为色谱级，水采用纯化水。

流动相流速对API-MS分析的灵敏度有重要影响。一般而言，ESI源流动相流速使用范围为3nl/min ~ 1000μl/min，APCI源使用范围为200 ~ 2000μl/min。尽管目前ESI和APCI质谱的最大流速已能提高到2000μl/min和4000μl/min，但是为了保持仪器的最佳工作状态，仍然常选择低流速。

（3）离子源和离子检测方式 根据化合物结构和性质可选择不同的离子源和离子检测方式，各离子源的特点和适用范围见本章第二节质谱部分。碱性样品一般适合正离子检测方式，酸性样品适合负离子模式。样品中含有仲氨或叔氨基时可优先考虑使用正离子方式，如果样品中含有较多的强负电性基团，如含氯、含溴和多个羟基时可尝试使用负离子方式。酸碱性并不明确的化合物则要进行试验方可决定。

（4）检测模式的选择 定性分析一般通过全扫描数据方式得到总离子色谱图，为了得到未知化合物的结构信息，必须使用串联质谱仪，将准分子离子通过碰撞活化得到其子离子谱，从而推断结构；定量分析的基本方法与普通液相色谱法相同，通过色谱峰面积和校正因子进行定量，对于LC-MS定量分析，不采用总离子色谱图，而是采用选择离子监测或多反应监测，此时不相关组分将不出峰，可以减少组分间的互相干扰，定量首选三重四极杆检测器。

（5）各种质谱参数 对于定量分析，质谱参数优化的目的是得到稳定、响应值高的母离子－子离子对，并有良好的线性范围。对于未知成分定性分析，质谱参数的优化是为了得到稳定的一级和多级质谱碎片。不同质谱，因为其工作原理不同，所需优化的质谱参数也不同，所以如何优化质谱参数并无统一、明确的规则，一般通过携带流动相的针泵注射分析进行。

药知道

液相-质谱联用"接口"技术的发展历程

1.**"传送带式"接口**　1977年，世界上第一台商业化生产的液-质联用接口就是使用传送带式技术，由Mac Fadden等对前人研制的传送线式接口技术进行的改进。

2.**液体直接导入接口**　Tal'roze等提出直接将色谱柱出口导入质谱，当时称之为毛细管入口界面，1980年这种液-质接口用于商业化生产。

3.**连续流动快原子轰击接口**　1985和1986年，快原子轰击和连续流动快原子轰击接口技术相继问世，并随后投入了商业化生产。

4.**热喷雾接口**　20世纪70年代中期在美国休斯敦大学实验室立项研究，可使用EI和CI两种离子化源。最初的设计非常复杂，1987年后迅速发展。

5.**电喷雾接口**　起源于20世纪60年代末Dole等的研究，直到1984年Fenn实验组取得了突破性进展。1985年，将电喷雾进样与大气压离子源成功连接。1987年，Bruins等发展了空气压辅助电喷雾接口，解决了流量限制问题，随后第一台商业化生产的带有API源的液-质联用仪问世。

6.**大气压化学离子化接口**　由Horning等于20世纪70年代初发明，20世纪80年代末得到突飞猛进的发展，与电喷雾接口的发展基本上是同步的。

（二）气相色谱-质谱联用

1. **基本原理**　气相色谱-质谱联用仪是由气相色谱（柱箱、气化室和载气系统）、气质接口、质谱系统（离子源、质量分析器、检测器）和数据处理系统四个主要部分组成。气相色谱起着分离样品中各组分的作用，利用样品在色谱柱中气相和固定相间分配系数的不同，经过反复多次分配从而实现分离，然后被分离的各个组分再经接口送入质谱分析器进行检测，在质谱分析器中进行捕获、离子化、加速、偏向，最终分别测定离子化的分子，可以将得到的质谱图进行谱库检索以识别未知样品的组成。

2. **色谱柱**　在气相色谱中，分离的核心是气相色谱柱，在气相色谱-质谱联用中优先选择窄口径毛细管色谱柱，其关键参数是柱的长度（越长柱效越高，但是分析时间延长）、直径（越小柱效越高，但是柱容量减少）、固定相液膜厚度（越薄柱效越高，但是保留低沸点化合物能力下降）以及固定相性质（例如100%二甲基聚硅氧烷和5%苯基+95%二甲基聚硅氧烷）。

全二维气相色谱（comprehensive two-dimensional gas chromatography，又简称为GC×GC）解决了传统一维气相色谱在分离复杂样品时峰容量严重不足的问题，其原理是利用两根性质不同的色谱柱，将第一维柱的流出物质重新进样到第二维色谱柱中再次进行分离，从而极大提高峰容量和分辨率，同时也提高灵敏度。

3. **离子源**　质谱仪的离子源种类较多，在气相色谱-质谱联用仪中最为常见常用的有两种，分别是电子轰击电离源（EI）和化学电离源（CI）。

（1）EI源　主要由电离室（离子盒）、灯丝、离子聚焦透镜和一对磁极组成，其原理是灯丝发射出具备特定能量的电子（电子束能量一般选用70eV），经聚焦并在磁场和电场作用下做螺旋运动穿过离子化室。此时进入离子化室的样品分子在一定能量电子的作用下发生电离，内能较大的离子在与中性分子

（如He）碰撞时能够自发裂解产生更多的碎片离子，所有的离子被聚焦、加速聚焦成离子束进入质谱分析器。EI源的优点是能量色散小，电子强度可精确调控，电离效率高，结构简单，控温操作简单。其缺点是分析物的分子离子会被打碎，图谱中会缺失分子离子峰。

（2）CI源　结构和EI源相似。主要区别是离子化室的气密性比EI源好，以保证通入离子源的反应时间有足够压力。其原理是将一种离子化气体与样品蒸气在离子化腔中混合，常用的离子化气体包括甲烷、异丁烷以及氨气等，由于这些气体浓度远大于待测组分，因此更容易被电子束轰击而失去电子，然后这些气体分子再与待测组分发生碰撞，使待测组分分子离子化而其自身转变为中性气体。CI源的优点是待测组分发生电离时的能量要比在EI源中低得多，电离过程更温和，分子离子更稳定，离子源中碎裂与重组发生的概率比EI源低，质谱图更简单，离子丰度比较高，较EI源具有更高的灵敏度和可信度。

4. GC-MS联用常用的质谱库及注意问题　质谱谱库是GC-MS解析未知化合物，进行定性分析的重要工具，特别是用于分析含有多个色谱峰的复杂样品时帮助更大。质谱谱库中包含了大量标准电离条件（一般为EI源，70eV电子束轰击）下得到的已知化合物的标准质谱图，进行分析时，将其与未知化合物质谱图进行比较，将相似度高的一些化合物检出，并给出这些化合物的名称、分子量、分子式、结构式。手动方法对质谱图进行解析十分困难，需要耗费大量的时间和人力，且需要具有专业质谱知识的人才能胜任，因此质谱谱库成为GC-MS联用不可缺少的一部分。标准质谱谱库是在标准电离条件下（EI源，70eV电子束轰击）得到的大量已知化合物的标准质谱图存储在一起形成的质谱谱库，目前最常用的库如下。

（1）NIST库　由美国国家科学技术研究所出版，有6.4万张标准质谱图。

（2）NIST/EPA/NIH库　由美国国家科学技术研究所、美国环保局、美国国立卫生研究院共同出版，标准谱图超过12.9万张，其中有10.7万个化合物及10.7万个化合物及结构式。

（3）Wiley库　有三种版本，第六版的Wiley库收有标准质谱图23万张。在Wiley库中同一个化合物可能有不同来源的质谱图。

（4）农药库　有340个农药标准质谱图。

（5）药物库　内有4370个化合物的标准质谱图，包括药物、杀虫剂、环境污染物及其代谢产物和它们的衍生化产物的标准质谱图。

（6）挥发油库　有挥发油的标准质谱图。

在这6个质谱谱库中前3个是通用质谱谱库，一般的GC-MS联用仪上都配有其中一个或两个谱库。

使用质谱库时为了保证检索结果准确，应注意以下问题。①被检索的质谱图必须是在电子轰击源中，用70eV电子束轰击得到。②被检索的质谱图应该是纯化合物的。③在总离子流图中选择哪次扫描的质谱图进行检索，对检索结果的影响也很重要。当总离子流的峰很强时，可能由于峰顶时进入离子源样品浓度太大，使质谱图发生畸变，得不到正确检索结果。④要注意检索后给出的相似度最高的化合物不一定就是要检索的化合物，还要根据被检索质谱图中的基峰、分子离子峰以及其已知某些信息，从检索后给出的一系列化合物中确定被检索的化合物。

5. 质量分析器和串联质谱　气相色谱-质谱联用的质量分析器与液相色谱-质谱联的质量分析器相同，质量分析器与串联质谱部分可见上述液相色谱-质谱联用部分。

三、应用

GC-MS适用于复杂混合体系中挥发性物质或者低沸点对热稳定的化合物的定性和定量分析，衍生化则扩大了GC-MS的使用范围。LC-MS技术出现，弥补了GC-MS在分析挥发性低、水溶性和热不稳定性样品时的不足，且大部分有机化合物可以通过HPLC得到有效分离，加上质谱技术强大的定性能力，使得LC-MS在有机化合物的分析上比GC-MS有更广泛的应用，在中药研究的各个领域展现了不可或缺的优势。

1. 中药的鉴别 中药成分复杂，分离困难，采用传统的TLC或HPLC方法有时难以找到明显的鉴别特征。色谱质谱联用技术，尤其是LC-MS技术分析样品不需要进行复杂的前处理，同时得到化合物的保留时间、分子量及特征结构碎片等丰富的信息，具有高效快速和高灵敏的特点，尤其适用于含量少、无特征紫外官能团化合物的分析检测，近年来越来越多地应用于中药成分快速鉴定和品种区分。

【例4-3】 液相色谱-质谱联用技术分析丹参和紫丹参中的脂溶性成分。

丹参为唇形科植物丹参 *Salvia miltiorrhiza* Bge. 的干燥根及根茎，具有活血祛瘀、通经止痛、清心除烦、凉血消痈之功效。其有效成分为萜类化合物为主的脂溶性成分（主要是丹参酮类）和酚酸类化合物为主的水溶性成分两大类。丹参酮类成分具有抗肿瘤、抗心血管疾病、抗氧化、抗菌、抗炎的作用。紫丹参又名小丹参、滇紫丹参、滇丹参。因其根较《中国药典》收载的 S.miltiorrhiza 小，并主要种植、产销于云南四川一带，故又称云南鼠尾草 *Salvia yunnanensis* C.H.Wright。该品已收载于 1974 年版和 1996 年版《云南省药品标准》。其水溶性提取物对 HIV-1、乙肝病毒（HBV）有抑制作用，化学物质包括酚酸类、二萜类和三萜类化合物，具有多种与丹参类似的生物活性，因此紫丹参常被有意无意地作为丹参使用和销售。很多用于心脑血管疾病治疗的含丹参中成药如复方丹参片、哌克昔林注射液等采用的是药典所收录的丹参而非紫丹参；也有复方中药如用于治疗妇女瘀血阻滞所致月经不调、痛经的丹莪妇康煎膏，其明确要求使用紫丹参而非丹参。对 2 种药材的主要化学成分进行分析对比，明确其物质基础的差异，对于丹参、紫丹参的药理研究、质量评价及管理均有重要的意义。

本研究采用超高效液相色谱与质谱联用方法对丹参和紫丹参脂溶性成分进行 UPLC-MS/MS 对比分析，总离子流如图4-4所示，对丹参和紫丹参的共有峰及特有峰进行结构鉴别，选择二氢丹参酮Ⅰ、隐丹参酮、丹参酮Ⅰ和丹参酮ⅡA 4种对照品对丹参和紫丹参脂溶性成分色谱图进行定性标定。采用国家药典委员会中药指纹图谱相似度评价系统软件2012A分析比较了16批丹参药材及18批紫丹参药材脂溶性成分指纹图谱的相似度及丹参、紫丹参对照谱间的相似度；采用 *t* 检验对比丹参和紫丹参中主要共有脂溶性成分含量的差异，对丹参、紫丹参脂溶性成分的种类、含量差异进行评估，为 2 种药材的质量评价和鉴别提供依据。

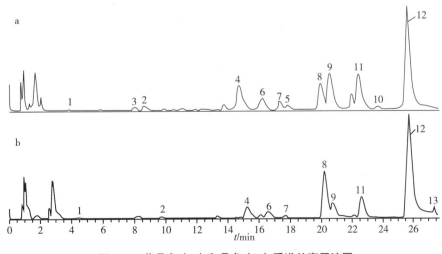

图4-4 紫丹参（a）和丹参（b）质谱总离子流图

2. 中药中有害物质的检查 有害物质的检查是控制药材、饮片、提取物及其制剂质量的一项重要内容，其中包括内源性和外源性有害物质两个方面。内源性有害物质是指中药本身含有的一些有毒化学成分，因患者过量使用或者误用会产生人体危害，如含有乌头碱、士的宁、马兜铃酸、大麻酚、斑蝥素等成分的中药。外源性有害物质是中药在种植、加工、生产、储存过程中从外部环境引入的有害物质，如农药残留、真菌毒素等，一般是由于环境影响或没有严格执行GMP标准，在中药生产过程中因受污染、掺假、缺乏标准化等因素造成。色谱质谱联用技术由于出色的专属性和灵敏度，成为微量有害物质控制的常用工具。目前《中国药典》中真菌毒素、农药残留的限量控制都采用了色谱质谱联用方法。

【例4-4】 润伊容胶囊中阿多尼弗林碱的限量检查。

润伊容胶囊由蒲公英、千里光、侧柏叶、大血藤、柴胡、川木通、白芷和皂角刺8味药组成，具有疏风清热、解毒消痤之功效，临床上主要用于风热上逆所致的痤疮、黄褐斑。处方中的千里光含肝毒性较高的吡咯里西啶生物碱，国家药材标准已经对其中的阿多尼弗林碱进行了限量规定。为保证润伊容胶囊的用药安全，提高其质量控制水平，本研究建立了该药物中千里光特征成分阿多尼弗林碱的限量检查方法，并拟定了其限量。

采用高效液相色谱-质谱（HPLC-MS）法，以野百合碱为内标计算含有量。分析采用VP-ODS色谱柱（2.0mm×50mm，1.7mm）；乙腈-0.5%甲酸溶液（7∶93）为流动相；体积流量0.3ml/min；柱温30℃；进样量2ml；电喷雾离子化（ESI）正离子模式下，检测的离子质荷比m/z为326（野百合碱）和366（阿多尼弗林碱）；毛细管电压3.5kV；锥孔电压20V；离子源温度350℃；锥孔气（N_2）90L/h；脱溶剂气（N_2）体积流量900L/h。结果阿多尼弗林碱在1.136～30.667ng/ml范围内呈良好的线性关系（r=0.9996），回收率为99.2%，RSD为3.8%。该方法专属性强、重复性好、准确可靠，适用于润伊容胶囊中阿多尼弗林碱的限量检查。

3. 中药的含量测定 LC-MS和GC-MS不仅能对未知物进行结构鉴定，由于其良好的专属性，其定量功能也远胜于其他方法，对不能完全分离的物质也能准确定量，广泛用于中药多成分的同时测定。

【例4-5】 液相色谱质谱联用法同时测定鸡矢藤提取物中四种环烯醚萜苷的含量。

鸡矢藤是茜草科鸡矢藤属的一种攀缘性藤本植物，广泛分布于中国、美国、日本、印度和菲律宾等国家。可治疗痢疾、食积腹胀、跌打损伤、胸痛、牙痛、痔疮、风湿性关节炎、脾脏炎症等疾患且具有显著的效果。研究显示，从鸡矢藤中可分离出大量的环烯醚萜苷类，该类化合物具有多种生物活性，如保肝、抗肿瘤、抗病毒、抗炎症、抗疼痛等，被广泛认为是鸡矢藤中的主要药理活性成分。其中，鸡矢藤苷酸、鸡矢藤苷、鸡矢藤苷酸甲酯、车叶草苷等化合物是鸡矢藤环烯醚萜苷类化合物中主要的有效成分，本研究首次采用LC-MS/MS成功建立了同时测定鸡矢藤提取物中这4种主要有效成分含量的方法，对照品和样品总离子流图如图4-5所示。

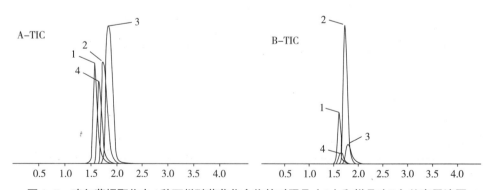

图4-5　鸡矢藤提取物中4种环烯醚萜苷化合物的对照品（A）和样品（B）总离子流图

（1. 鸡矢藤苷酸，m/z：487.2/307.2；2. 鸡矢藤苷，m/z：469.2/307.2；3. 鸡矢藤苷酸甲酯，m/z：501.2/339.3；
4. 车叶草苷，m/z：437.3/275.2）

4. 中药药代动力学 是通过测定机体给予中药后，研究中药在人体内的吸收、分布、排泄、代谢过程，因此，需要对生物样品中的中药成分进行测定鉴定和定量。生物样品基质复杂，且药物成分浓度较低，因此特别适合采用LC-MS和GC-MS分析，尤其是液质联用分析，已经成为生物样品中中药成分分析的首选方法。

5.中药代谢组学　代谢组学用来描述机体内源性代谢物，并监测它们与遗传、生物学或环境扰动相关的波动。内源性代谢物的分析可以提供体内最终产物的全局变化，并已广泛应用于生物标志物的发现、毒性评估和药物疗效评价。目前代谢组学研究常用的三大技术包括LC-MS、GC-MS和NMR，其中色谱质谱联用技术占了两项。除此之外，代谢组学对代谢物的全局分析符合中医的整体思维和中药的多靶点作用，更适合研究疾病的发病机制和中药的治疗机制。

【**例4-6**】　基于GC-MS技术的蒺藜总皂苷对大脑中动脉闭塞（MCAO）大鼠血清代谢组学研究。

（1）色谱条件　毛细管柱：RX-5MS毛细管柱（30m×0.25mm×0.25μm，ReStk Corporation，贝尔丰特，PA，美国）。载气：采用氦气作为载气，恒定流速为1ml/min。温度程序：初始温度为80℃，保持2分钟，以12℃/min的速率升至300℃，并保持4.5分钟，然后以40℃/min的速率增加到320℃，持续1分钟后冷却到80℃。进样口温度为270℃，溶剂延迟时间设置为5分钟。

（2）质谱条件　电离源为EI，电子能量为70eV，传输管和离子源温度分别设置为270℃和220℃，全扫描模式下的扫描范围为m/z 39~550。

（3）血清样本的制备　血清样品（假手术组、手术模型组、治疗组大鼠各10只）在冰盒上解冻后充分混合，取50μl置1.5ml离心管中，加入175μl预冷的甲醇–三氯甲烷（V/V，3∶1）溶液和10μl内标溶液，涡旋30秒，然后在4℃离心机中以14000g的转速离心20分钟，转移上清液置1.5ml离心管中，在冷冻干燥机中冻干。冻干粉依据文献报道的方法经改进后进行衍生化：在冻干粉中加入50μl 20mg/ml的吡啶甲氧明溶液，在抑制还原糖的环形成的同时保护其他的醛或酮。在30℃下旋转2小时，冷却至室温，加入50μl MSTFA（1%TMCS），在37.5℃下旋转衍生化1小时，用于酸性质子的三甲硅基化，增加代谢产物的挥发性。将FAMEs作为内标添加到溶液中，以监测进样质量并进行保留时间校正。汇集所有组每个血清样品10μl，混合均匀，取50μl采用与血清样品相同的制备方法进行处理来制备质量控制（QC）样品。制得的样品以14000g的转速离心15分钟，上清液进行GC-MS分析。

（4）结果　发现3种脂肪酸、10种氨基酸、7种有机酸、6种碳水化合物和7种其他代谢物内源性代谢产物可作为潜在的生物标志物，其主要影响亚油酸代谢、同型半胱氨酸降解、脂肪酸生物合成、氨基酸代谢等重要相关代谢途径，且蒺藜总皂苷可通过这些代谢途径调节缺血性脑卒中大鼠的代谢紊乱。

第三节　中药生产过程质量控制新技术与新方法

PPT

一、概述

中药的质量与生产过程息息相关，生产过程的质量控制是保证和提高中药质量的关键环节。过程分析技术（process analytical technology，PAT）就是为保证生产过程的顺利进行和药品的质量所建立起来的，通过及时测量原料、过程中物料和过程本身的关键质量指标来实现设计、分析和生产控制的系统。传统中药生产过程的质量控制主要针对生产过程的原材料、中间体和终产品进行抽样分析和离线检测。这种方式属于事后检验，检测结果滞后于生产过程，无法及时反馈生产现状。如果检测到质量出现异常，则可能需要对相关的中间体或终产品进行再处理或直接舍弃，造成极大的资源浪费，增加生产成本。因此，中药生产过程的质量控制应该采用过程分析技术（PAT）的理念，实时测量过程关键质量属性，监测生产过程轨迹，及时获取生产过程信息，从而提升产品质量稳定性。这是一个巨大的系统工程，生产工艺设计、关键环节质量属性的确定、过程分析检测技术以及生产过程控制策略等都是影响能否实现中药生产有效过程质量控制的主要因素。本章仅围绕过程分析检测技术进行介绍。

按照分析测试程序及场所的不同，过程分析技术类型分为4类。

（1）离线分析（off-line）　样品从生产线取出，再在实验室进行检验。因检验场所离生产线较远，且需要人工采集运送样品，因此检测后的信息滞后于生产进程，不适合快速监控。这种方法也是传统中药生产过程质量控制常用的方法。

（2）现场分析（at-line）　将生产仪器置于生产现场，就近取样，就近分析。这种方法加快了检测结果报告的速度，但仍不能从根本上解决生产的实时控制问题。

（3）在线分析（on-line）　利用自动取样和样品预处理装置，将分析仪器与生产过程直接联系起来，实现快速、自动分析。

（4）线内分析（in-line）　也称原位分析（in situ），是将传感器或不接触试样的探头等设备直接插入生产流程，不用取出样品，即可在生产线上接触或不接触样品进行分析。这种方法与生产过程同步或几乎同步，易于实现连续、实时、自动控制。

目前，PAT在我国的发展还处于起步阶段，人们常说的"在线"包含了"at-line""on-line""in-line"三种含义，是相对于"离线"而言。本章内容所涉及的技术和方法是指用于中药生产过程中质量控制的在线分析技术。

为实现中药生产过程的实时质量控制，在线过程分析技术应快速、无损、可靠、简便。光谱技术可以检测中药药效成分或其表征性成分的吸光度值或透射散射等信息，以此定性辨别和定量解析中药。由于其具有非破坏性、分析速度快等特征，越来越多地用于中药生产过程各个阶段的实时监控。目前，中药生产过程中常用的在线光谱检测技术有近红外光谱技术（NIRS）、紫外-可见吸收光谱技术（UV-Vis）和拉曼光谱技术，其中近红外光谱技术占主导地位。

二、在线近红外光谱技术

（一）概述

近红外光谱是介于可见光和中红外光谱之间的电磁辐射波，光谱区域为780～2500nm（12800～4000cm^{-1}），是第一个被发现的吸收光谱中的非可见光区，但由于物质在该光谱区的倍频和合频吸收信号弱，谱带重叠，解析复杂，受当时的技术水平限制，近红外光谱"沉睡"了近一个半世纪。化学计量学的发展使多元信息处理理论和技术日益成熟，解决了近红外光谱重叠的问题。20世纪90年代，近红外光谱在工业领域中的应用全面展开，成为发展最快、最引人注目的一门独立的分析技术。近红外光谱使用仪器较为简单，使用速度快，制备量小，无破坏性，可多个通道同步分析多个组分，适合液体、黏稠体、粉末等各种样品的测定。其不仅能用于中药制备过程的快速质量分析，还能实现在线监测中药生产全过程，控制每个环节质量的均一性，广泛用于中药生产过程的在线监测。

（二）基本原理与组成

1. 基本原理　当有机物质受到近红外波段辐射光照射时，光能的一部分被吸收，将其吸收光的强度和对应波长的关系进行描述，即可得到近红外光谱。近红外光谱属于分子振动光谱，其吸收带是有机物质中含氢基团（主要是C—H、O—H、N—H、S—H、P—H）振动在中红外光谱区（4000～400cm^{-1}）基频吸收的倍频、合频和差频吸收带叠加而成的。这些基团的吸收频率受内外的干扰小、特征性强，并且不同基团（如甲基、亚甲基、苯环等）或同一基团在不同化学环境中产生的近红外吸收波长与强度都有明显差别。光谱特征会伴随样品组成的变化而发生变化，这就为近红外光谱的定性定量奠定了基础。

然而近红外光谱的倍频和合频吸收强度远低于中红外光谱的基频振动，且不同级别的倍频谱带及不同形式组合的合频谱带重叠，使近红外光谱谱带吸收弱、宽又复杂，并且易受物质颗粒大小、多态、残留试剂和湿度等多种因素的影响。这种弱强度和光谱严重重叠的特征，使近红外光谱中与物质相关的信息很难直接提取出来并给予合理的光谱解析，无法像中红外光谱一样采用常规的分析方法对物质进行定性和定量分析，必须对测得的近红外光谱数据经化学剂量学方法处理后，才能进行分析，有效提取、分离和解析近红外光谱信息是其技术关键。因此，近红外光谱分析是通过测定被测物质在近红外谱区的特征光谱数据并利用适宜的化学计量学方法提取相关信息后，对被测物质进行定性、定量分析的一种分析技术。

2. 技术组成　在线近红外光谱技术由硬件、软件和模型三部分组成。

（1）硬件　是指光谱仪器，用于测定样品光谱图，主要有光谱仪、取样系统、样品预处理系统、测样装置、模型界外样品抓样系统和防爆系统等组成。各项硬件常安装在一个分析小屋中，并为其提供水、电、气等。

（2）软件　用于光谱实时采集和化学计量学分析，除必须具备光谱实时采集和化学计量学光谱分析（定量定性模型的建立、待测样品类型及模型界外样品的判断、样品性质或组成的定量计算等）功能外，还应具备数据与信息显示系统功能、数据管理功能、通信功能、网格化功能等。

（3）模型　用于关联光谱和目标化合物，在近红外光谱分析中处于核心地位。与实验室分析相比，建立一个适用范围广、稳健性好的在线近红外分析模型更为复杂。一般情况下，在系统建立和调试初期，可利用一段时间内现场收集的有代表性样品，使用模型建立模拟系统建立一个初始模型，然后随着在线检测来逐渐更新并完善模型。

3. 分析基本流程

（1）收集训练集样品和预测集样品。训练集样品也称校正集样品，是指用来建立校正模型的样品集，应具有代表性，能涵盖要分析样品的范围。预测集样品是指用来验证校正模型效果的样品集。

（2）测定样品的物理、化学性质参数数据。应采用标准的方法获得样品的性质参数数据。

（3）采集样品近红外光谱，并对光谱预处理和变量筛选。为了解决各种因素如随机噪声、信号本底、光散射等对光谱的干扰，从光谱中充分提取样品信息，应需要光谱分析化学计量学软件进行光谱处理，消除或减小干扰至最小。另外，选择全谱计算会影响检测速度，且有些光谱区域信息很弱，与样品组成或性质间缺乏相关性，一般将性质数据同光谱数据进行关联，选取相关系数高的有效光谱区域参与计算。

（4）建立光谱数据和样品性质参数之间的数学校正模型，并对模型进行修正、优化和验证。用于校正模型建立常用的化学计量学方法有多元线性回归、主成分回归、偏最小二乘法等，有时也采用小波变换、人工神经网络、拓扑等方法。模型是否稳定直接关系到对未知样品预测分析结果的准确性，因此必须通过对验证样品的检测结果与已知的参数数据比较运算，用残差、相关系数、标准偏差等指标来评价模型。

（5）采集未知样品近红外光谱，通过校正模型得出未知样品性质参数。

由此可见，近红外光谱分析技术需要将测定样品光谱信息的硬件技术和化学计量学方法有机结合，方能满足快速分析的技术要求。

（三）应用

近红外光谱分析可不破坏样品进行原位测定，直接对颗粒状、固体状、糊状等样品进行分析，并能够反映样品的综合信息。由于近红外光谱仪具有体积小、分析速度快，受温度、压力和震动等外界因素影响小的特点，故可将其安装在药物生产流水线上，直接无损检测每一步加工过程中样品各个组分的化学含量和物理性质，以便及时发现问题，及时进行样品化学成分和物理性质的调整，进行全面的质量监控。具体来说，近红外光谱在线检测中药生产过程已经涉及提取、纯化、分离、浓缩干燥、混合等各方面。

【例4-7】 在线近红外光谱监测桂枝茯苓胶囊流化床干燥过程水分的方法研究。

桂枝茯苓胶囊GFC成型工艺由混合、湿法制粒、干燥、整粒和总混等工序组成，其中湿颗粒干燥由流化床干燥设备完成。颗粒含水量影响颗粒物料的流动性、可压缩性和吸湿稳定性，进而影响胶囊装量和稳定性等关键质量属性。而目前生产采用的离线检测方法实时性差，影响干燥终点的判断，不利于质量控制。因此，流化床干燥过程水分在线控制是实现GFC质量批内和批间一致性的关键步骤。近年来，基于在线近红外光谱法的颗粒流化床干燥过程水分实时监测的研究是工业生产中一个热点问题。从研究对象方面，重在化学药品，中药相关报道较少。从NIRS在工业现场的实施方面，离线取样并建模分析的研究较多，而实时在线监控研究较少。因此，在中药生产过程复杂工况条件下通过在线NIRS法实现流化床干燥过程水分测定的可行性和精确度仍需研究。该研究以GFC生产规模条件下的流化床干燥过程为载体，对流化床设备进行改造，搭建透光蓝宝石视窗和近红外无损检测平台，对生产过程代表性样品进行近红外分析，优选光谱预处理和变量筛选方法，建立颗粒干燥过程水分预测模型，并对该模型在实际干燥过程中应用的准确性和稳健性进行验证。

三、在线拉曼光谱技术

（一）概述

一束单色光入射于试样后一部分被透射，一部分被吸收，还有一部分光则被散射。散射光中的大部分波长与入射光相同，而一部分则由于试样中分子振动和分子转动的作用使波长发生偏移。这种波长发生偏移的光所产生的光谱就是拉曼光谱。拉曼光谱是通过拉曼散射效应来研究分子振动和转动信息，从而获得分子结构的一种非弹性散射光谱分析技术，1928年由印度科学家C. V. Raman发现。随着科学技术的不断发展，尤其是20世纪60年代以后激光技术的发展，使拉曼光谱在物理、化学、医药、工业领域得到了广泛的应用。

（二）基本原理

拉曼散射是光散射现象的一种，单色光束的入射光光子与分子相互作用时可发生弹性碰撞和非弹性碰撞，在弹性碰撞过程中，光子与分子之间没有能量交换，光子只改变运动方向而不改变频率，这种散射过程称为瑞利散射。而在非弹性碰撞过程中，光子与分子之间发生能量交换，光子不仅仅改变运动方向，同时光子的一部分能量传递给分子，或者分子的振动和转动能量传递给光子，从而改变了光子的频率，这种散射过程称为拉曼散射。拉曼散射分为斯托克斯散射和反斯托克斯散射。若样品分子回到较高的振动能级即某些振动激发态，则散射的光子能量小于入射光子的能量，称为斯托克斯散射。若样品分子在与入射光子作用之前的瞬间不是处于电子能级基态的振动能级基态，而是处于电子能级基态中的某个振动能级激发态，则入射光光子作用使之跃迁到虚能态之后，该分子退激回到电子能级基态的振动能级基态，则散射的光子能量大于入射光的能量，称为反斯托克斯散射。斯托克斯散射产生的反射光波长大于入射光，反斯托克斯散射产生的反射光波长小于入射光，根据玻尔兹曼定律，在室温下，分子绝大多数处于振动能级基态，所以斯托克斯散射的强度远远强于反斯托克斯散射。

拉曼光谱仪一般记录的都只是斯托克斯散射。拉曼光谱是以拉曼位移为横坐标，拉曼光强为纵坐标的光谱图。拉曼位移是指散射光频率与入射光频率之差，它只取决于散射分子的结构，与入射光无关。因此，拉曼光谱可以作为分子振动和转动能级的指纹光谱。在拉曼光谱中，拉曼谱线的数目、位移值的大小和谱带的强度等都与物质分子的振动和转动有关，这些信息反映分子的构象及其所处的环境，是其定性与定量的依据。

在线拉曼光谱系统一般包含以下组件（图4-6）：激光器、在线拉曼探头、采样系统、探测器信号光路（将拉曼散射信号引向光谱仪）、光谱仪和用于光谱分析的计算机。其工作原理为：激光器产生单色光经过在线拉曼探头与视窗直接照射采样管内的样品，激发样品产生拉曼散射，在收集拉曼散射光时探头中的滤光片将瑞利散射滤除，然后使用光谱仪和检测器获得拉曼光谱，最终由计算机光谱分析软件进行分析得到结果。

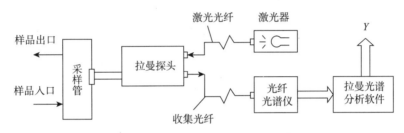

图4-6　典型在线拉曼光分析系统

（三）应用

1. 拉曼光谱技术在应用中的特点

（1）优点　拉曼光谱技术从物质的分子振动光谱来识别和区分不同的物质结构，成为研究物质分子结构的有效手段。

1）分析样品形式多样　用于拉曼光谱分析的样品可以是固体、液体、气体或任何形式的混合。如浆状物质、凝胶体或含有固体颗粒的气体。样品也可以是不透明的、高黏性或含悬浮物的液体（近红外或中红外光谱较难实现），无需预处理，避免一些误差的发生。另外，样品量可以是毫克甚至微克级，适于微量样品的研究。

2）采样方式灵活　可对样品进行非接触的无损伤检测，适合对稀有或珍贵的样品进行分析。

3）测试速率高　拉曼光谱仪采用电荷耦合器件的多通道检测器，可进行瞬态多点采集，并通过计算机实时输出。

4）检测的特殊性　水是很弱的拉曼散射物质，可直接测量水溶液样品的拉曼光谱而无需考虑水分子振动的影响，比较适合生物样品的测试，甚至可用拉曼光谱检测活体中的生物物质。

（2）缺点　尽管拉曼光谱分析技术有诸多优势，但和其他分析技术类似，也有其应用的局限性。

1）荧光现象会对拉曼光谱有很大的背景干扰。

2）不同振动峰重叠和拉曼散射强度容易受光学系统参数等因素影响。

3）在傅立叶变换光谱分析时，常常出现曲线的非线性问题。

2. 在线拉曼光谱技术系统的特点

（1）不同于离线光谱分析，在线光谱分析着重考虑被测样品，需要检测系统能够在短时间内多点连续测定，并且仪器结构坚固，适合复杂的工作环境。拉曼光谱分析时要用激光作为光源，而激光可能对操作人员造成伤害，尤其是可能对眼睛造成伤害。因此现场工作的拉曼光谱需要更好地考虑仪器封闭性，保证操作的安全。

（2）在线拉曼光谱技术系统把探针与拉曼光谱仪结合使用，原理是激光通过光纤到达探头，然后与样品作用，产生的散射信号由探头收集，再次通过光纤传到检测器。探头分为外置式和插入式，也可按光纤分为单光纤、双光纤、多光纤探头。光纤的特点是在信号传输过程中，损耗极低，测量仪器和测量点可以相距较远；同时光纤抗干扰和抗腐蚀能力强，适用于较恶劣的环境。

（3）与离线的拉曼光谱仪相比，用于在线测量的拉曼光谱仪要求仪器的稳定性好，尺寸合适，测量精度高。目前主要有色散型和傅立叶变换两种光谱仪用于在线分析。

四、在线 UV-Vis 技术

（一）概述

UV-Vis 是根据物质分子对波长为 200~760nm 电磁波的吸收特性所建立起来的一种定性、定量的分析方法。UV-Vis 的测试对象主要是具有共轭结构的分子，其试验仪器常规、试验操作简便、数据重现性好，目前已在实验室分析测定中广泛应用。随着传导紫外-可见光的光纤和阵列型检测器的出现，加之计算机技术和化学计量学的发展，UV-Vis 加入了在线分析的行列。

（二）基本原理

UV-Vis 光谱是由于分子内电子的跃迁而产生的，不同分子结构的化合物产生不同类型的电子跃迁，导致特征吸收峰的波长和强度不同，因此可辅助推导化合物结构，并可依据 Lambert-Beer 定律分析化合物含量。

在线 UV-Vis 分析系统由自动采样器、检测器、计算机控制系统等组成。如果待测成分需要显色反应后测定可见光，要在自动采样器与检测器之间增加一个反应池。将液体样品由自动采样器从生产流程中取出，进行过滤、显色等预处理后注入检测器中测定吸光度。分析结果的数据与计算机中已建立的数学模型相比对，预测待测样品的情况。

（三）应用

相对于红外光谱易受溶剂与水汽干扰、光谱重叠严重等缺点，大多数中药品种有明显紫外特征峰，且提取液中普遍含有的淀粉、糖及水分均对紫外光不敏感，因此选取紫外光谱作为监测手段可减少非主要成分的干扰。

【例 4-8】 中药提取过程在线紫外动态趋势回归分析及终点判定。

该研究针对中药提取过程在线监控及终点判定的问题，基于朗伯-比尔定律及中药提取动力学方程建立提取液的紫外吸光度随时间变化模型，并提出动态分析及终点判断方法，该方法包括紫外吸光度序列拟合、稳健性分析以及终点计算。以千年健提取过程为例，使用自主研发的中药提取液在线采样系统进行光谱收集，并对离线样本求取其有效固体物质含量作为参考。分析过程中，首先对实时检测的光谱进行插值及滤波处理，计算 230.2~400nm 紫外谱区的吸光度均值并结合前期数据组成吸光度均值序列；随后，进行了该吸光度序列与提取液固体含量之间的相关分析，得到线性相关系数的平方为 0.9828，证明二者存在较强的线性关系；最终对吸光度均值序列进行动态模型稳健回归及提取终点判定。结果表明，回归过程通过稳健性分析能够充分识别出测量异常点，提高了拟合曲线与原始吸光度的复相关系数，使其达到 0.99，并通过终点判定将千年健提取时间由最初人工设定的180分钟缩短至122分钟。试验证明，紫外在线监控方法实现了提取过程的在线监控及终点判定，对稳定产品质量、提高经济效益具有重要意义。

第四节　其他新技术与新方法

PPT

一、电感耦合等离子体质谱技术

（一）概述

电感耦合等离子体质谱（inductively coupled plasma mass spectrometry，ICP-MS）是20世纪80年代发展起来的元素和同位素分析测试技术，它是以独特的接口技术将电感耦合等离子体的高温电离特性与质谱仪的灵敏快速检测优点相结合的无机质谱技术。早在1975年，当时英国的Gray博士通过自己的试验证明，在常压下工作的等离子体可以用作质谱仪的离子源，能简化质谱分析的操作和缩短检测所需的时间。美国的Fassel教授及其博士研究生Houk等人借鉴Gray所做的杰出工作开始了对ICP-MS的研究。从1978年到1982年期间，Gray和Houk等人在实验室搭建了全球第一台可以从ICP中提取离子的ICP-MS，并于Anal. Chem.（美国分析化学期刊）上发表了全球第一篇ICP-MS论文，从而引领了无机质谱的发展。1983年，加拿大Sciex公司和英国VG公司同时推出各自的第一代电感耦合等离子体质谱仪器。随着ICP-MS技术的进步和仪器升级换代，其与液相色谱、气相色谱、毛细管电泳以及激光剥蚀等技术的联用也迅速发展，逐渐发展成为最重要的元素检测技术。由于此方法具有灵敏度高、分析速度快、线性范围宽、可多元素测定、抗干扰能力强的优点，已广泛用于元素分析、同位素比值分析和形态分析等方面的研究和应用，逐渐成为医药、材料、环境、冶金、生物、工业等领域中痕量、超痕量元素分析的常规技术。

（二）基本原理

1.基本原理　ICP-MS是以等离子体为离子源的一种质谱型元素分析技术。

等离子体（plasma）是一种电离的气体，由电子、离子和中性原子三种粒子的混合物组成，因其正、负电荷密度几乎相等，宏观上等离子体呈电中性。由于存在电离出来的自由电子和带电离子，等离子体与普通气体不同，具有很高的电导率，与电磁场存在极强的耦合作用，也可通过电流加热或其他加热方式获得高温。

样品由载气（氩气）引入雾化系统进行雾化后，以气溶胶形式进入高温的等离子体中心区（温度高达约8000K），在高温和惰性气体中被去溶剂化、汽化解离和电离，转化成带正电荷的正离子，经离子采集系统进入质量分析器，质量分析器根据质荷比进行分离，根据元素质谱峰强度测定样品中相应元素的含量。

2.仪器组成　ICP-MS主要由以下几部分组成（图4-7）：样品引入系统、ICP离子源、接口部分、离子聚焦系统、质量分析器、检测器组成。此外仪器中还配置真空系统、供电系统以及用于仪器控制和数据处理的计算机系统。

（1）进样系统　通常采用液体进样方式，液体样品通常被引入雾化器中，其中充满气体，液体被转变为气溶胶，并以这种形态进入等离子体中。在雾化室中，直径超过10μm的气溶胶雾滴被从气流中除去，可以进入等离子体中心通道的只有小雾滴。雾化室的温度需要进行精确的控制，以防止室温大幅变化造成信号漂移，并减少进入等离子体中的溶剂。

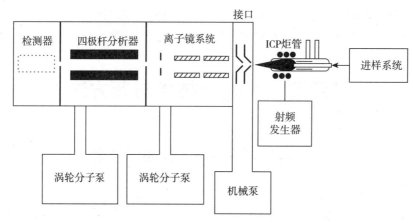

图4-7 ICP-MS仪器的基本结构

（2）ICP离子源　通常由ICP射频发生器、负载线圈、等离子体炬管等组成（图4-8）。当高频电流经负载线圈会产生高频电磁场，通过高压放电点火装置，使得流经等离子体炬管的小部分工作气流电离，失去部分电子。这些电子在电磁场中加速后与其他原子碰撞，导致更多的原子电离，进而形成等离子体并呈火焰状放电，能达到8000K的高温。由于这种等离子体焰炬呈环状结构，有利于从等离子体中心通道进样并维持火焰的稳定。ICP大多由氩气形成，因为氩气的电离势为15.8eV，而大多数元素的电离势小于8eV，因此氩等离子体能使大多数元素实现电离。ICP工作气流按照功能不同，分为冷却气、辅助气、载气三路，分别流经等离子体炬管的三层通道。冷却气用来维持和稳定等离子体，防止等离子体的高温将炬管烧坏；辅助气是等离子体的中心气流，用来点燃等离子体及保护中心注入管；载气的作用是携带和输送样品进入等离子体中。

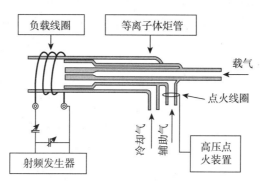

图4-8 ICP离子源的结构

（3）接口部分　因为质谱仪与等离子体之间存在温度、压力和浓度的巨大差异，前者要求在高真空和常温条件下工作，后者则是在常压和高温条件下工作。而接口部分的功能是将等离子体中的离子有效传输到质谱仪，同时最大限度地减少来自等离子体和溶剂中的中性分子进入质谱仪系统。其关键部件是采样锥和截取锥，并由机械泵维持接口处的低真空。含有离子的气体经过采样锥，把大部分离子流吸入锥孔，进入第一级真空室，在此室中形成喷射流，喷射流的中心部分通过截取锥孔进入下一级真空。

（4）离子聚焦系统　离子离开截取锥后，由离子聚焦系统传输至质量分析器。离子聚焦系统由一组经典的离子透镜组成，其原理是利用离子的带电性质，用电场聚集或偏转牵引离子，使离子限制在通往质量分析器的路径上，其功能一是在离子通过真空系统进入检测器的过程中，通过静电聚焦使其转变为更为紧密的离子流；二是阻止中性粒子和光子通过。

（5）质量分析器　其作用是按照分析离子的质荷比大小将其分离，目前商用的质量分析器包括四极杆（Q）、飞行时间（TOF）、离子阱（Ion Trap）、扇形磁场（Sector Field）、静电场轨道阱（Orbitrap）和傅里叶变换离子回旋共振质量分析器（FT-ICR），其中常用于ICP-MS分析的主要是四极杆质量分析器，大约有95%的ICP-MS都使用此种技术。

（6）检测器 常使用的检测器是双通道模式的电子倍增器，质量分析器将离子按质荷比分离后引入检测器，检测器将离子转换成电子脉冲，由积分线路计数。双模式检测器采用脉冲计数和模拟两种模式，可同时测定同一样品中的低浓度和高浓度元素。检测低含量信号时，检测器使用脉冲模式，直接记录撞击到检测器的总离子数量；当离子浓度较大时，检测器则自动切换到模拟模式进行检测，以保护检测器，延长使用寿命。

3. 测定步骤 样品进行ICP-MS分析时一般经过以下步骤。

（1）分析样品通常以液态形式进入进样系统，经过雾化系统使样品从溶液状态变成气溶胶状态，并以这种状态进入等离子体中心区。

（2）样品气溶胶通过充满氩气的炬管进入等离子体中，在等离子体离子源中经过去溶、气化、原子化、电离等步骤变成一价正离子。

（3）等离子体中产生的正电荷离子经过接口区被提取进入真空系统。

（4）离子从接口区进入离子聚焦系统，通过静电聚焦使其转变为更为紧密的离子流，并去除残留的光子及中性微粒，从而降低其他粒子进入检测器造成的背景噪声。

（5）离子流进入质量分析器后，在此按照分析离子的质荷比大小将其分离。

（6）通过质量分析器的每一个离子到达检测器后被检测到，利用电子计数器对不同质荷比的离子进行计数，并将结果记录下来形成质谱图。

4. 定性和定量分析方法 根据测得离子的质荷比即可确定试样中待测元素的种类，进行定性分析。由于测得的离子数量与试样中的待测元素的含量成正比，通过与已知的标准或参比物质比较，可以进行定量分析。定量分析常用的校准方法有标准曲线法和标准加入法。

（1）标准曲线法 在选定的分析条件下，测定不同浓度的标准系列溶液（标准溶液的介质和酸度应与样品溶液一致），以待测元素的响应值为纵坐标，浓度为横坐标，绘制标准曲线，计算回归方程，相关系数应不低于0.99，进行元素含量测定。在同样的分析条件下，进行空白试验，根据仪器说明书要求扣除空白。

（2）标准加入法 是取同体积的样品溶液几份（4份以上），然后在每份溶液中分别精密加入不同浓度的待测元素的标准溶液，其中一份加入为0，制成系列标准工作溶液。在选定的分析条件下分别测定，以分析峰的响应值为纵坐标，待测元素加入量为横坐标，绘制标准曲线，相关系数应不低于0.99，将标准曲线延长交于横坐标，交点与原点的距离所相应的含量，即为样品取用量中待测元素的含量，再以此计算样品中待测元素的含量。当试样组成比较复杂，基体效应、杂质干扰比较严重而又无法配制与试样成分相似的标准溶液时，标准加入法就成为首选。

标准加入法中加入的待测元素的浓度一定要合适，其增量最好接近或稍大于样品中预计浓度。由于所有测定样品都具有几乎相同的基体，所以结果的准确度比较好。但采用这种方法前必须知道被测元素的大致含量，而且该方法的前提是待测元素在加入浓度范围内的校准曲线必须为线性，因此当对样品的浓度一无所知或当待测元素含量较高时，这种方法的使用会受到一些限制。由于样品制备麻烦，使用起来很费时，而且只适用于少数元素的测定，一般只用于少数情况。

5. ICP-MS的注意事项 ICP-MS是20世纪80年代早期发展起来的商品化的分析技术，该方法元素覆盖范围宽、性能好、分析速度也快，一次测量线性范围能覆盖9个数量级并能够提供同位素的信息。但ICP-MS测定时样品需要经过消解，消解的常用试剂一般是酸类，包括硝酸、盐酸、高氯酸、硫酸、氢氟酸，以及一定比例的混合酸，也可使用少量过氧化氢。其中硝酸引起的干扰最小，是样品制备的首选酸。在ICP-MS中的干扰分为两类，一类为质谱型干扰，主要包括同质异位素、多原子离子、双电荷离子等；另一类是非质谱型干扰，主要包括物理干扰、基体效应、记忆效应等。可采用优化仪器参数、内标校正、干扰方程校正、碰撞反应池技术、稀释校正、标准加入法等方法消除干扰，使仪器测定数据更准确。

（三）应用

中药作为中华民族的瑰宝，为华夏民族的健康作出了卓越的贡献。随着现代药物分析对中药研究的不断深入，人们不仅针对中药的有机化学成分进行了详细的研究，也越来越关注无机元素所发挥的作用。无机元素的研究可以为传统药理、毒理以及中药安全性等提供较全面的科学支撑，同时也为中草药人工种养和综合利用提供全面的技术指导。因此科学的元素分析方法，可以促进了中药现代化发展，同时也能够逐步将中药市场过渡到国际市场中，促进中医药产业的全面发展。

1. 中药中元素的一般定性与定量分析 目前，无机元素测定方法有原子吸收光谱法（AAS）、原子荧光光谱法（AFS）、原子发射光谱法（ICP-OES）、电感耦合等离子体原子发射光谱法（ICP-AES）以及ICP-MS的方法。其中ICP-MS操作简便，精密度、稳定性良好，可以实现对元素周期表中除C、H、O以外几乎所有元素的检测，适用于多种无机元素的快速同时测定。《中国药典》（2020年版）也将ICP-MS技术作为中药材中铜、砷、汞、铅、镉等重金属或有害元素的测定方法。

【例4-9】 ICP-MS法测定不同产地玉竹和黄精中26种无机元素。

采用ICP-MS的方法可以同时测定不同产地玉竹和黄精中26种无机元素，并对结果进行了多元统计分析，发现玉竹和黄精药材中Na、Mg、Al、K、Ca、Mn、Fe 7种元素含量丰富，尤其是K元素位居榜首。发现采用OPLS-DA能有效区分玉竹和黄精药材，筛选出10种特征无机元素来区分两种药材。这不仅为有效区分玉竹、黄精药材的鉴别提供了一种新的思路，也为其质量控制及安全性评价提供了参考依据。

2. 中药中元素形态分析 元素形态是指某一元素以特定的分子、电子和原子核结构存在的形式，包括同位素、不同价态、无机化合物、有机络合物、有机金属化合物、大分子络合物等。元素的生理活性和生物毒性与元素的形态密切相关，同一元素的不同形态对环境和人体健康具有不同的影响，甚至会有很大的差别。砷的化学形态分析主要是测定不同毒性程度的As^{3+}、As^{5+}和各种有机砷化合物；锡主要研究的是各种毒性较大的有机锡化合物；汞的无机态是主要毒性形态，毒性非常强，但有机汞的亲脂性和生物放大效应导致其毒性更强；铅的有机态毒性为无机态毒性的10～100倍；硒是人体必需微量元素，但长期过量摄入硒会引起慢性毒性，其中无机硒比有机硒毒性大。所以关注中药中元素的形态分析对中药质量控制和安全用药都非常重要。一般采用高效液相色谱（HPLC）与ICP-MS联用技术实现对不同样品中各元素不同形态的测定，以便于综合评价不同元素的毒性与作用机制。《中国药典》（2020年版）已收录HPLC-ICP-MS方法测定中药中汞、砷元素形态及价态。首先采用HPLC分离元素的不同形态和价态，再经ICP-MS测定其含量。3种不同形态及不同价态的汞包括氯化汞、甲基汞、乙基汞，采用同位素^{202}Hg测定。6种不同形态及不同价态的砷包括亚砷酸（三价砷）、砷酸（五价砷）、一甲基砷、二甲基砷、砷胆碱、砷甜菜碱，采用同位素为^{75}As测定。

> ⁇ **思考**
>
> 请简述各国药典收载的中草药标准的异同点。

二、质谱成像技术

（一）概述

质谱技术因其灵敏度高、特异性好、分析速度快等优势在生命科学、生物医学、临床诊断和制药工业等领域得到了广泛应用。质谱成像（mass spectrometry imaging，MSI）技术是一种基于质谱分析，对待测样品进行多点检测、多维数据获取及可视化，可实现多分子水平、多分子种类、高灵敏度同时检测并显示其空间分布的分子成像技术。在1983年首次报道了二次离子质谱（secondary ion mass spectrometry，SIMS）技术用于质谱成像的潜力，当时D.Briggs试图开发用于分子成像的SIMS，并完成了有机物质表面的微量分析。Caprioli等人在1997年首次将基质辅助激光解吸电离（matrix assisted laser desorption ionization，MALDI）质谱成像技术用于肽和蛋白质的分子成像，提供了从大鼠和人类收集的生物样品中的肽和蛋白质的质量图像。2004年，普渡大学Cooks教授发表了关于解吸电喷雾电离（desorption electrospray ionization，DESI）的第一份报告。一种称为DESI的新方法被应用于多种分析物的电离，包括氨基酸、生物碱、萜类化合物、肽和蛋白质。得益于质谱技术的发展，质谱成像技术已经可以在较宽的质荷比范围内对小分子及大分子进行成像分析，相对于传统的成像方法，质谱成像具有免特异性标记、样品前处理步骤简单、空间分辨率高、可以提供丰富的被分析物空间分布信息的优点。近年来，质谱成像技术正成为质谱领域的研究前沿和热点，并作为质谱技术中的一个新兴领域得到了迅速发展，现已广泛应用于医学、药学、植物学、生命科学、材料学等研究中。

（二）基本原理与类型

1. 基本原理与步骤 质谱成像是借助质谱直接对样品进行扫描和分析进而得到大量的离子信号数据，再结合图像重构的技术，从而使得质谱信号可视化的方法。其原理是先通过构造各异的离子化探针扫描样本，实现样品中待测物的离子化，并传输到质谱中进行分析。而质谱分析是质谱成像的核心，目前针对不同的研究对象和目的，质谱成像技术可采用不同的质量分析器，例如飞行时间质谱、串联飞行时间质谱、离子淌度–飞行时间质谱等。可根据不同研究对象挑选合适的离子化方式和质量分析器。之后利用专门的质谱成像软件对大量的质谱数据进行图像重构和可视化编辑，针对目标区域的信息进行提取是将质谱原始数据重构成图像数据的重要处理过程。在该过程中包含三个基本步骤，分别为样品制备–上机数据采集–数据处理分析三步。

（1）样品制备 是质谱成像过程中的重要环节，对成像的灵敏度、重现性和准确性都有很大的影响。目前组织样本制备过程主要包括采样、包埋、冷冻切片和覆盖基质四个步骤。首先需要采集样品，将需要进行成像的部位使用包埋剂进行包埋。为防止组织中的化合物发生迁移或被酶解产生变性，包埋后的组织需要尽快冷冻。冷冻后的组织需要进行切片处理，通常使用切片机在–20℃左右切成5～50μm的组织薄片，并将薄片覆盖在具有ITO（indium tin oxide）涂层的载玻片上，随后将载玻片烘干处理，再使用雾化喷洒仪器将基质均匀地覆盖在样品上，即可上机检测。而近期发展的原位电离技术，是一种常压敞开式离子化技术，该技术无需或极大简化了样品前处理步骤，且仅需要少量样品即可完成样品的原位检测。

（2）质谱数据的采集 将处理好的样品放置于仪器样品室中进行检测，通过离子源将样品中的化合物离子化后进入质谱检测器，收集其质荷比以及碎片信息，可以获得每一个采样点的各个离子在质谱检测器的相应强度信息。

（3）数据分析 可使用的成像数据分析软件有很多，主要是将离子强度和空间信息与样品的图片相对应起来，可以获得直观的离子质荷比在组织中的空间分布图，进一步进行推断，可以确定化合物在组织中的分布情况，从而为进一步的研究打下坚实的基础。

质谱成像具有以下优点：①样品前处理过程简单，无需提取组织中的目标物，可直接对样本切片进行分析；②无需荧光或放射性同位素标记，可以面向所有目标分子及非目标分子同时进行成像分析；③不仅可以提供样本表面的分子结构及质谱信息，还可以体现各分子的空间分布情况；④空间分辨率高、质量分辨率高、质量范围宽，可以实现从元素、小分子到多肽、蛋白质的检测。

2. 质谱成像技术的类型 MSI技术根据电离方式的不同，主要可分为：二次离子质谱（SIMS）离子化、基质辅助激光解吸离子化（MALDI）、解吸电喷雾电离（DESI），这是目前商品化最多的几种质谱成像技术。而其他一些离子化技术如激光消融电喷雾电离（laser ablation electrospray ionization，LAESI）、实时直接分析离子化（direct analysis in real time，DART）、空气辅助离子化（air flow assisted ionization，AFAI）、表面解吸大气压化学离子化（surface desorption atmospheric pressure chemical ionization，SDAPCI）、纳米结构启动质谱（nanostructure-initiator mass spectrometry，NIMS）离子化、快速蒸发离子化质谱（rapid evaporative ionisation mass spectrometry，REIMS）等，因适用于不同分析对象，在MSI分析中也得到应用。

（1）二次离子质谱（SIMS） 是利用高能初级离子束（例如Ar^+、Au_3^+、C_{60}^+等）在真空条件下加速并撞击样品表面，将初级离子的能量传递给组织表面待测物分子使其离子化，产生的次级离子再进入质谱分析器检测。SIMS的巨大优势在于无需基质，且具有极好的空间分辨率，可达50nm，以及良好的敏感性。但由于在高真空环境中进行，无法进行实时原位分析，同时其对于生物大分子物质的分析检测也无法取代MALDI，当分析物的分子量超过2kD时，SIMS的灵敏度显著降低。因此，SIMS常用于表面元素和有机小分子物质的成像分析。

（2）基质辅助激光解吸离子化（MALDI） 是目前最成熟和应用最广泛的质谱成像技术，在其离子化过程中发挥最重要作用的是基质。其原理是以激光照射采用合适基质处理过的样品，基质从激光吸收能量，样品分子得到基质提供的电荷或反应离子进而发生电离。MALDI-MSI是一种软电离技术，其灵敏度和盐容忍度较好，空间分辨率可达10μm，主要用于多肽等生物分子的分析，在不同基质辅助下也可用于药物小分子的分析，但其缺点是必须采用基质。

（3）解吸电喷雾电离（DESI） 是第一种被报道的常压敞开式离子化技术，是一种常压、常温、敞开式、原位、基本不需要样品前处理也不需要基质辅助的可以分析小分子和生物大分子的软电离技术。DESI原理是在电场及鞘气作用下，溶剂形成带电微液滴并以一定的角度喷射到样品表面，溶解样品表面的待测物，使之在后续液滴作用下解离、离子化，并将含样品分子的液滴以合适角度由离子传输管运送到质谱仪中进行检测。DESI空间分辨率较低，一般为100~200μm，尽管通过优化溶剂组成及流速可以将分辨率提高至12μm，与SIMS和MALDI-MSI相比仍有一定差距。DESI-MSI无需或只需要很少的样品预处理，能有效缩短分析时间，因此可成为高通量的成像工具，特别适用于代谢物、药物和脂类等小分子的研究。

（4）激光消融电喷雾电离（LAESI） 是一种将激光和ESI结合的新型常压敞开式离子化方法，其原理是被分析物先被290nm的激光消融解吸后，再由ESI利用甲醇-水溶液进行离子化，并进入质量分析器进行检测。此方法不需要任何的样品前处理过程，其质量检测范围涵盖了小分子到大分子，而方法的不足之处在于要求被分析体系含有一定量的水分。

（5）实时直接分析离子化（DART） 是一种非接触型表面解吸附离子化技术，其原理是以氦气或氮气为工作气体，经放电产生激发态高能粒子，该激发态粒子被快速加热和电场加速，在大气压下使待测样品表面的挥发性化合物瞬间电离，再进行质谱检测。DART-MSI可以直接检测生物样品，具有简单、快速及高通量的优点。同时，与DESI或ESI相比，DART不需要溶剂，几乎没有离子抑制现象发生。

（6）空气辅助离子化（AFAI）　AFAI技术采用独特结构和抽气设备，通过传输管、反抽密封套管等系统产生高流速的空气动力，在传输管前端采用ESI喷嘴产生带电微小液滴，并作用于样品表面。高流速的空气动力能促进离子形成，甚至可以防止离子在形成过程中碎片化，基于以上特点，此技术提高了远距离成像的灵敏度和稳定性，扩展了待测样品的应用空间。这项技术拥有DESI技术无需样品前处理的优势，可用于生物大分子样品的测定。

（7）表面解吸大气压化学离子化（SDAPCI）　原理是在大气压下，利用电晕放电获得高密度的带电液滴，液滴喷射在固体表面，将表面上的可溶性物质快速溶解其中，与电晕放电产生的初级离子发生分子-离子反应，与此同时，溶剂迅速蒸发，形成一些更加微小的液滴和气相离子，从而完成表面待测分子离子化过程。SDAPCI的另一种工作模式是直接利用空气中的水生成初级离子进行解吸离子化，效率高，且避免了DESI中对甲醇等有机试剂的使用，适合对挥发性物质或者与固体表面结合不牢固的物质进行检测。该模式灵敏度特别高，适合药品、食品等快速、无损、无污染检测。

（8）纳米结构启动质谱（NIMS）离子化　NIMS采用多孔硅表面上聚集了一种含氟聚合物的特殊纳米结构，将待测物吸附在其表面。当受到激光照射时，多孔表面因蓄积能量，瞬间释放，进而将待测物从纳米尺度的小囊中解吸离子化。NIMS-MSI可以分析多种类型的小分子，包括在其他离子化方式下离子化效率低的内源性分子，如固醇类、糖类。NIMS能以极高的灵敏度对很小的区域进行质谱成像，从而实现对血液、尿液、单个细胞以及肽阵列的高通量分析。

（9）快速蒸发离子化质谱（REIMS）　是原位电离技术的一种。它是通过从样品表面产生信息丰富的蒸汽而实现样品引入的一种电离系统，通过应用智能刀电离切割样品组织释放气溶胶，随后通过导管将气溶胶直接吸入质谱仪进行分析检测。该技术最大的优点是分析速度快，从样品切割到产生数据只需几秒钟，结合质谱技术的高分辨率可实现对标志性差异成分的鉴定。

（三）应用

1. MSI用于中药化学物质的可视化　中药不同部位中积累的化学物质是中药治疗的物质基础。由于根、叶在中药材中所占比例较大，MSI对这些部位的研究相对较多。在常用方法中，MALDI-MSI最为常用。一般来说，检测到的化学物质可通过以下几种方法加以识别：与参考标准进行比较或者与公共MS数据库进行检索和匹配，以及与前人文献自行建立的数据库进行匹配。鉴定后，生成不同化合物的离子图像，直观地展示了中药中天然成分的原位分布。除了可以直接从海量图像中获取信息外，利用化学计量计算可以对MSI数据更深入地分析。

【例4-10】 基质辅助激光解吸电离成像质谱法可视化分析制川乌炮制过程生物碱空间分布的研究。

现代研究表明，川乌中主要含有生物碱类成分，在炮制过程中，毒性较大的双酯型生物碱逐步转化为毒性程度较小的单酯型生物碱，从而起到了减毒、增效的作用。目前对制川乌的研究常采用色谱-质谱联用的方法，但该方法无法给出制川乌中各种生物碱的空间分布信息。MALDI-MSI是一种分子可视化技术，测定时，分析物从样品表面原位离子化，借助质谱的化学特异性，在一个试验中可同时获取多种分析物的离子图像，直接呈现其分子结构和空间分布信息，非常适用于复杂体系的样品分布分析。本研究选择α-氰基-4-羟基肉桂酸（CHCA）作为基质，对9个不同炮制时间的制川乌进行冷冻切片，采用MALDI-MSI技术获得生物碱的空间分布信息，结合UHPLC技术测定6个生物碱的含量，为进一步完善制川乌的质量检测提供支撑，也为中药炮制过程研究提供一种新的思路。

2. MSI用于中药的鉴别　中药中活性成分复杂多样，含量及分布易受环境（生长地域、温度、湿度）、采收时期、生长年份等多方面情况影响，部分同属植物形态相似、难以辨别。通过对其含有的特征成分进行分析可对中药进行鉴别。目前，主流的药用植物鉴别方法有感官鉴别法、显微鉴别法以及基于色谱、质谱、光谱技术等在内的一般理化鉴别法，因其准确度低或通量低、样品预处理复杂耗时等限制了这些方法的广泛应用。近几年MSI技术已成为一种快速简便鉴别与查验药用植物的技术手段，且获得了良好效果。

3. MSI用于中药代谢研究　药物代谢的研究主要是为了对药物在体内的吸收、分布、代谢、排泄规律进行阐述，是药物研发中的重要组成部分。液相色谱-质谱联用法（HPLC-MS）目前是组织中药物及代谢物的常用分析方法，但因样品需经匀浆、蛋白沉淀、萃取等前处理，测定结果无法直接反映待测物的原位信息，更无从直观表达其空间分布。MSI技术的优势在于以质谱为检测器，可以对原型药物或代谢物进行同时、多部位分析，无需同位素标记。同时提供药物在组织中的定量分布信息，便于药物ADME研究的深入开展。

4. MSI用于中药药理和毒理学研究　除分离的天然化合物外，生药提取物的药理作用也可以用MSI来说明，MSI技术能显示药物作用前后组织内分子分布及变化，实现对药效的有效评价。MSI也被用于评价药物的毒理学机制。MSI技术对目标成分具有独特的定位功能，并且可以鉴定药物的有毒代谢产物，为研究药物毒性及作用机制提供重要的生物学信息。

5. MSI用于中药代谢组学研究　代谢组学采用现代分析技术分析中药进入生物体内内源性代谢物的变化，结合生物信息学方法探索生物标记物和代谢途径，揭示中药的病理机制和药物干预机制。而MSI技术可以直观快速地发现生物体内内源性化合物的变化。

三、表面等离子体共振技术

（一）概述

表面等离子体共振（surface plasmon resonance，SPR）方法是一种通过实时测定液相和固相界面上抗原-抗体复合物形成时偏振光共振角的变化来定量样品中待测物的方法。SPR现象早在1902年由R.W. Wood发现，他观察到当电磁波射向金属表面时，其反射光谱会产生异常，表现为在特定角度下反射光强度明显下降。此后几十年间，多国物理学家相继提出相关光学散射理论，解释了SPR现象的发生。但直至1983年SPR技术才被应用于免疫球蛋白与其抗原的结合反应测定，首次将SPR技术应用于抗原抗体相互作用的研究中。1990年，Biacore公司开发出世界首台商品化的SPR检测仪器，自此SPR技术迅猛发展。目前，中国、美国及日本药典在生物药物质量标准中运用SPR技术进行药物分子结合活性的检测。SPR技术适用于靶标生物分子与配体间亲和力的检测，集高通量、高特异性、样本消耗量小、待分析物无需标记、可实时动态监测等优点于一体，已成为药品食品安全监测、药物残留检测、先导药物发现、环境检测等研究中常见的高效检测工具，并且在中药质量控制领域中的应用也逐渐增加。以下重点阐述SPR技术的光学原理、仪器组成、检测流程以及其在中药质量控制领域中的应用。

（二）基本原理

1. 光学原理　某些金属表面存在由正离子构成的均匀正电场，金属价电子在此电场中自由流动，并表现具有一定密度的气体的行为，称之为等离子体（plasma）。正常状态下，等离子体对外表现为电中性。当等离子体受到外界刺激，如光、热等，其密度会产生扰动，从而形成局部范围内的等离子体振荡，并以波的形式表现，也称为等离子体波。

当光从光密介质射入光疏介质，入射角增大到某一角度，使折射角达到90°时，折射光将完全消失，而只剩下反射光，这种现象叫作全反射。当以波动光学的角度来研究全反射时，人们发现当入射光到达界面时并不是直接产生反射光，而是先进入光疏介质一定深度（大约一个波长），并在光疏介质中平行于界面的方向上移动若干个波长的距离后再返回光密介质。这部分透过界面的波被称为消逝波（evanescent field）。全反射与消逝波如图4-9所示。

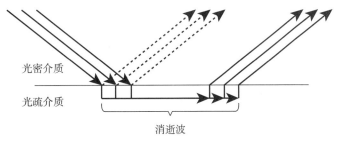

图4-9 全反射与消逝波

消逝波的存在会对金属表面等离子体造成扰动，当入射角和光波长满足一定条件时，消逝波与表面等离子体发生共振，共振吸收入射光能量导致反射光强度大幅减弱，这种现象被称为SPR现象，其中反射光强度最低时所对应的入射角被称为SPR角（图4-10）。SPR角与介质折射率和入射光波长有密切关系。入射光波长一定时，SPR角会随金属介质折射率的变化而变化。

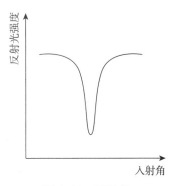

图4-10 SPR角

2. 仪器组成 SPR仪主要由流路系统、光路系统及光学检测器、传感芯片和含有仪器控制及数据收集处理软件的计算机系统组成（图4-11）。

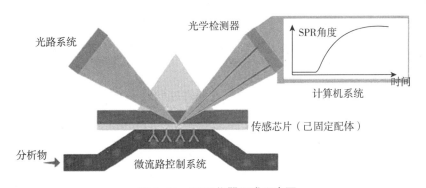

图4-11 SPR仪器组成示意图

SPR仪具有集成化、自动化的微流路控制系统，一般为多通道流动池，可选择单独、配对或串联使用。SPR仪的微流控系统是专为互作分析设计优化而来，相对于其他互作分析，样品消耗量大幅降低。

传感芯片是SPR仪的核心元件。在SPR仪使用过程中，通常把固定于芯片表面的生物分子定义为配体，把流经芯片表面的分子定义为分析物。在芯片的金属膜表面固定配体分子，固定波长的偏振光入射至金属膜表面，当分析物与配体分子结合后，金属膜表面折射率将会发生变化，进而SPR角也发生变化，SPR仪就是通过光路系统和光学检测器监测SPR角的变化来实时动态监测分析物与配体分子的结合情况。

3. 检测流程

（1）固定配体 由于试验中通常将入射光波长固定，SPR角将直接受传感芯片表面折射率的影响，要想达到实时监测分析物结合情况的目的，首先需要制备可特异性结合分析物的传感芯片，通常是对金属膜进行表面修饰。传统表面修饰技术是在金膜表面镀一层羧甲基葡聚糖分子，再在羧甲基葡聚糖分子层上固定一层客制化配体分子，从而对被分析物进行特异性检测。目前已有商品化羧甲基葡聚糖分子镀层传感芯片，为Biacore公司制备和销售。除了羧甲基葡聚糖分子镀层，还有Bio-rad公司制备的硅藻盐分子镀层传感芯片和Reichert Life Sciences公司制备的二维葡聚糖凝胶分子镀层传感芯片。此外，石墨烯，作为一种新型纳米材料，也被应用于传感芯片表面修饰，研究发现将镀层后的金膜表面再包被一层氧化石墨烯可以大幅提高分析灵敏度，此类芯片目前尚处于研究阶段。

要达到对分析物进行特异性检测的目的，需要在镀层分子上固定一层可与分析物特异性结合的配体分子，这种配体分子往往是待测分析物的靶点或抗体分子。常用的固定方法有偶联法、螯合法、亲和吸附法，其中偶联法有氨基偶联法、醛基偶联法、巯基偶联法等，目前最常用氨基偶联法来固定配体分子。氨基偶联法具体过程是，调节背景pH，使配体分子带正电荷，芯片镀层带负电荷，两者产生静电吸附，再通过化学交联反应，使配体分子的氨基与芯片镀层形成共价键，进而使配体分子固定在芯片镀层上。

（2）样品进样　按规定制备样品溶液和流动缓冲液。样品中的不溶性颗粒物可采用离心法或低蛋白吸附过滤法等去除。流动缓冲液使用前应滤过并脱气，可通过调整其pH、离子强度或其他条件减少非特异性结合。进样后，流动缓冲液携带分析物以恒定的流速和浓度经过芯片表面。根据分析要求和目的不同，分析物检测方法可分为直接法、间接法和竞争法。

直接法是将配体分子直接偶联在镀层分子上，当分析物流经传感芯片表面时，与配体分子结合，引起膜表面折射率变化，从而产生SPR信号。间接法是在分析物与配体分子结合后，再引入第二种抗体，使其与分析物结合后再检测，这样可以提高检测灵敏度。竞争法是在镀层分子上固定配体分子，将含有分析物和分析物抗体的混合溶液同时注入SPR仪，当混合溶液流经芯片表面时，分析物将与金属膜表面的特异性配体以及溶液中分析物抗体竞争性结合，SPR信号与分析物浓度成反比，从而检测分析物浓度。

（3）芯片再生　SPR仪在每次分析结束后注入特定的再生缓冲液，将分析物完全从配体上洗脱，使配体维持原有活性。

（4）信号检测和数据分析　检测过程中应设置适宜的对照，并对基线、液流系统的流速和分析时间等测定参数进行设置和操作。检测结束后，由计算机系统的分析软件获得不同溶液的传感图。供试品溶液的传感图应以流动缓冲液或对照的传感图为空白进行扣除，再将基线调零后进行分析。

SPR仪的数据结果可以给出两种信息（图4-12）。一种是生物分子间相互作用的速率。结合速率常数用k_a或k_{on}表示，是指在每摩尔配体A和分析物B混合物中每秒钟/单位体积形成AB结合物的数量，单位为mol/（L·s）。k_a是在检测的结合阶段测定而得。解离速率常数用k_b或k_{off}表示，表示每秒衰减的结合物的比例，单位是倒数秒或s^{-1}。另一种是生物分子间的结合效力。解离平衡常数，称为亲和力常数，用K_D表示，单位为mol/L。进行亲和力测定时，至少需要设置5个梯度，并尽量使得浓度范围落在K_D之下与之上至少十倍。K_D与k_{on}、k_{off}之间的关系如下所示。

$$\frac{[A][B]}{[AB]} = \frac{k_{on}}{k_{off}} = \frac{1}{K_D} \tag{4-4}$$

式中，A、B、AB分别代表配体、分析物、配体与分析物的结合物，[A]、[B]、[AB]分别代表溶液中配体、分析物、配体与分析物的结合物浓度。

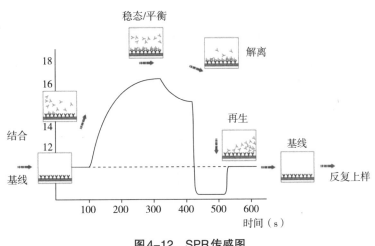

图4-12　SPR传感图

（三）应用

1.中药中活性成分的高通量筛选　高通量是目前分析技术的发展趋势，也是中药分析发展方向。高通量筛选每日可筛选的化合物数量范围为10000～100000，可用于受体、酶、离子通道和其他药理靶标的配体发现。

由于SPR技术对样品处理纯化的要求不高，中药提取物即可直接进行检测，从而实现高通量分析的要求。它提供了有关生物分子相互作用的动力学数据，使研究人员可以根据亲和力、特异性和结合/解离速率量化先导化合物与其靶标的结合特性。当化合物的结构发生改变时，由此结构改变所引发的亲和力、结合及解离速率等参数的变化可以直接由SPR角变化反映得到，这对于快速发现高亲和力的先导化合物是极其有利的。

SPR技术相较于传统的分析物筛选方法，如NMR和X-ray法，具有更多的实际优势。首先，SPR仪的流路系统具有多个通道，通过在不同通道固定不同蛋白并设置参比通道，可以实现较高的选择性，以区分实际结合和非特异性结合。其次，分析速度快，筛选的通量高，能够在2天到2周的时间内完成片段库的筛选。筛选的速度取决于筛选分析物的浓度、配体的稳定性、分析物库的大小和筛选仪器的选择。此外，SPR技术消耗的蛋白量很低。通常，SPR仪片段筛选只需消耗25～50μg蛋白，这比其他筛选方法减少10～1000倍。应用SPR技术可对整个中药中的活性成分进行快速的分析，提高研究的效率，分析结果实时准确，符合中药现代化的发展要求。

2.中药中毒性物质的检查　为了提高用药的安全性，药典中规定了一些中药中与生俱来的、共存的或加工次生的毒性物质的检查项目。采用SPR技术对中药进行分析，可以提高有关毒性物质的检测限，保证中药使用的安全性。

【例4-11】　黄曲霉毒素B_1压印SPR的金纳米颗粒芯片定量测定黄曲霉毒素B_1。

真菌毒素是由各种真菌（主要是曲霉菌、镰刀菌和青霉菌）产生的有毒次级代谢物。这些真菌很容易在田间或收获后定殖作物，通过服用由这些作物制备的中药对人类健康构成巨大威胁。黄曲霉毒素是最常见的真菌毒素，在鉴定出的20种不同类型的黄曲霉毒素中，主要成员是黄曲霉毒素B_1、B_2、G_1、G_2、M_1和M_2。其中，黄曲霉毒素B_1被列为最丰富和最危险的，被国际癌症研究机构归类为Ⅰ类致癌物。美国药典及欧洲药典均规定，常见食品中黄曲霉毒素总量需低于20μg/kg，特定豆类限度为2～5μg/kg。《中国药典》中，对多种药材及其饮片品种规定黄曲霉毒素B_1不得过5μg/kg，黄曲霉毒素总量不得过10μg/kg。

药典中黄曲霉毒素检测方法有酶联免疫法、液相色谱法和液相色谱-串联质谱法等。SPR技术因其响应时间短、价格便宜、灵敏度高、操作简易等优点，有望成为新的检测方法。已有学者设计了黄曲霉毒素B₁（AFB₁）压印SPR的金纳米颗粒芯片对黄曲霉毒素B₁进行定量研究。芯片按以下程序设计：①黄曲霉毒素B₁与N-甲基丙烯酰基-L-苯丙氨酸（MAPA）配位形成AFB₁-MAPA预配合物；②预配合物与甲基丙烯酸羟乙酯和金纳米颗粒混合；③将混合物滴到SPR芯片的烯丙基修饰金表面上；④利用紫外光启动聚合过程，将混合物转化为聚合物膜；⑤使用乙酸/甲醇（V/V，1∶1）溶液除去黄曲霉毒素B₁分子。

检测时，首先将吸附缓冲液（pH 7.4）注入SPR仪进行平衡。基线稳定后，设定SPR角。用黄曲霉毒素B₁制备分析物溶液注入SPR仪系统。监测反射率值的百分比变化，记录光学信号值。结果显示，该方法在浓度范围0.0001～10.0ng/ml内具有良好线性关系，检测限为1.04pg/ml。通过与传统HPLC方法对比，该方法表现出良好的回收率（96.6%～105.9%），验证了其准确性。此外在供试溶液中加入黄曲霉毒素B₂、黄曲霉毒素M₁、赭曲霉毒素A和桔霉素作为竞争分子，该方法对黄曲霉毒素B₁的选择性分别是黄曲霉毒素B₂、黄曲霉毒素M₁、赭曲霉毒素A和桔霉素的4倍、3倍、13倍和15倍。

3. 中药活性成分与靶蛋白相互作用的确证　活性检测是评价中药有效成分效价的重要指标，是确保药物有效性的重要质控手段。活性检测一般分为结合活性检测和生物学活性检测，前者是评价药物与靶点受体结合的能力，后者评价药物与靶点结合后，诱导相关生物学反应的能力。

【例4-12】 化合物A与SPOP蛋白的相互作用确证。

含BTB结构域的斑点型POZ蛋白（speckle-type POZ protein，SPOP）是E3连接酶的适配子，并且可以介导E3泛素连接酶识别底物蛋白。而泛素信号转导的失调与多种癌症的发展有关，这使得SPOP成为一种有吸引力的抗癌靶点。研究通过结合药效团建模和分子对接的分层策略进行计算，筛选出109个小分子化合物为潜在SPOP抑制剂，并使用SPR、NMR和细胞热移位测定（CETSA）等方法进行化合物与靶蛋白相互作用的确证，得到化合物A与SPOP的平衡解离常数K_D为19μmol/L（图4-13）。

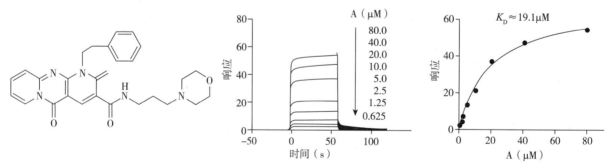

图4-13　化合物A及应用SPR技术检测其与靶蛋白互作结果

4. 中药活性成分的定量分析　在SPR分析中，表面折射率的变化和芯片表面键合的物质的量之间具有线性关系，因此可应用SPR技术于定量分析。在分析中，可将生物识别元件固定于传感芯片表面，对药物进行特异性的定量分析，这一检测方法可被应用于中药的分析应用。

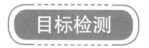

一、选择题

（一）A型题（最佳选择题）

1. UPLC的色谱柱填料粒径一般小于

A. 1μm　　　　　　　　　　B. 2μm　　　　　　　　　　C. 3μm

D. 4μm　　　　　　　　　　E. 5μm

2.基于纳米芯片技术的全自动纳升电喷雾离子源为

A. 电子轰击电离源　　　　B. 化学电离源　　　　　　C. 大气压化学离子源

D. 大气压光离子源　　　　E. TriVersa NanoMate 离子源

3.以等离子体为离子源的质谱型元素分析技术是

A. HPLC–MS　　　　　　　B. GC–MS　　　　　　　　C. ICP–MS

D. NIRS　　　　　　　　　E. UV–Vis

4.对待测样品进行多点检测、多维数据获取及可视化，可实现多分子水平、多分子种类、高灵敏度同时检测并显示其空间分布的技术是

A. 高效液相色谱–质谱联用技术　　　　　　B. 气相色谱–质谱联用技术

C. 拉曼光谱技术　　　　　　　　　　　　　D. 近红外光谱技术

E. 质谱成像技术

5.通过实时测定液相和固相界面上抗原–抗体复合物形成时偏振光共振角的变化，来定量样品中待测物的方法是

A. HPLC–MS　　　　　　　B. SPR　　　　　　　　　C. ICP–MS

D. ICP–MS　　　　　　　　E. NIRS

（二）X型题（多项选择题）

6.液相色谱–质谱联用中常用的质量分析器包括

A. 四极杆质量分析器　　　B. 离子阱质量分析器　　　C. 飞行时间质量分析器

D. 离子回旋共振分析器　　E. 静电场轨道阱质量分析器

7.三重四极杆质谱的扫描模式包括

A. 全扫描　　　　　　　　B. 子离子扫描　　　　　　C. 母离子扫描

D. 中性丢失扫描　　　　　E. 多反应离子监测

二、问答题

1.简述液相–质谱联用方法的条件优化和建立过程。

2.简述中药生产过程中质量控制的在线分析技术。

3.简述电感耦合等离子体质谱技术的原理。

第五章 中药的取样与样品预处理方法

>> 学习目标

1.掌握中药的取样原则与步骤；样品预处理的基本方法。

2.熟悉中药分析中样品的提取、纯化、浓缩等预处理工序。

3.了解中药样品的消化与衍生化的方法和步骤。

4.学会中药样品的采集和预处理等专业技术；能够根据需求制定合理的取样和样品预处理方案；具有设计和实施中药样品预处理各个工序的能力。

5.培养中药质量检验和质量研究中所需要具备的准确严谨的科学思维。

中药分析工作主要包括质量研究和质量检验两部分，样品采集是中药分析工作主要环节之一。样品采集应符合规定，以保证分析测定结果的准确性和科学性。样品采集后需对样品进行预处理制备成供试品以满足后续分析要求，因此在供试品制备环节，应根据质量分析的具体要求进行样品提取、纯化、浓缩等步骤，最后制成可供分析的样品状态，如采用高效液相色谱分析中药化学成分，需要将中药化学成分提取浓缩后，最后制成澄清的液体供液相色谱用。取样和样品预处理是中药分析的首要工作，应根据中药材及其制剂特点和分析测定具体要求，制定合理的取样和样品预处理方案。

第一节 样品的采集

PPT

中药样品的采集主要包括抽样、取样和粉碎三个步骤。一些生产单位或质量检验单位还会对产品或检验样品进行留样处理。在中药质量检验过程中，样品的采集必须符合国家药品监督管理局等权威部门发布的药品抽样、取样的原则，国家药品监督管理局颁布的《药品抽样原则及程序》和《中国药典》（2020年版）四部通则"0211 药材和饮片取样法"规定了药材和饮片及相关制剂等的抽样、取样方法。而对于中药质量研究来说，研究者应对样品有全面的认识和了解，并能够根据研究的目的进行合理的采样设计。本节重点讨论药品检验中的样品采集。

一、抽样

抽样是从总体中取出部分个体的过程，其目的是通过所取得的个体对总体的某些未知特性作出统计推断。在中药质量检验环节，药材和饮片的现场抽样是指从整批（件、包）药材或饮片中随机抽取一小部分，混合均匀后作为代表整批药材或饮片的样本。然后根据这部分样品的质量判断该批产品是否符合质量标准。抽样必须具备科学性、规范性、代表性，保证取样操作、贮运过程科学合理，真实反映抽样时所代表数量的药品实际质量状况；在进行药品质量抽查检验过程中，抽样还应遵循合法性和公正性的原则。

（一）抽样准备

抽样前应从人员、取样工具、包装容器等方面进行准备，制定抽样工作实施方案，确定抽样场所。

1.按照《药品质量抽查检验管理办法》等法律法规和规范性文件的要求组织抽样人员。人员应正确掌握各类抽样方法，熟练使用采样器具；每个抽样工作组的人员应不得少于2人，且同一人不可以同时承担当次抽样和检验工作。抽样人员负责确定现场检查和抽样的具体事项。

2.抽样场所应当根据被抽样单位类型确定。从药品生产环节抽样时，抽样场所一般为成品仓库和药用原、辅料或包装材料仓库；从药品经营环节抽样时，抽样场所一般为经营企业的药品仓库或零售企业的营业场所；从药品使用单位抽样时，抽样场所一般为药品库房，从药品互联网交易环节抽样一般为与线上一致的线下药品仓库。

3.直接接触药品的取样工具，使用前后应当及时清洁干燥，不与药品发生化学反应，不对抽取样品及剩余药品产生污染。抽取粉末状固体样品和半固体样品时，一般使用一侧开槽、前端尖锐的不锈钢抽样棒取样，也可使用瓷质或者不锈钢质药匙取样。抽取低黏度液体样品时，根据不同情形分别使用吸管、烧杯、勺子、漏斗等取样；抽取腐蚀性或者毒性液体样品时，需配用吸管辅助器；抽取高黏度液体样品时，可用玻璃棒蘸取。抽取无菌样品或者需做微生物检查、细菌内毒素检查等项目的样品时，取样工具须经灭菌或除热原处理。

4.抽取的样品直接放置在包装容器中。包装容器材质应不与样品发生化学反应，满足药品的贮藏条件，潜在迁移物质不影响检验结果。液体样品的存放可选用瓶状密闭容器，固体样品可选用袋状容器。直接接触无菌样品或者需做微生物检查、细菌内毒素检查等项目样品的容器须经灭菌或除热原处理，且具有密封性能。抽样前应查看包装容器外包装的完整性。

（二）抽样现场检查

抽样人员应当查看被抽样单位生产经营使用资质等材料，实地查看药品所处环境情况，现场查验包装标签标示的信息；对于药材或饮片，要特别注意整批的品名、产地、批号、规格等级及包件式样，检查包装的完成性、清洁程度以及有无水迹、霉变或其他物质污染等。在现场检查中发现疑似药品质量问题情形时，可针对性抽样，并拍照留存；如发现影响药品质量的潜在问题或存在违法违规生产经营使用行为的，应当固定相关证据，并及时联系药品监督管理部门处置。

（三）抽样方法

抽样应不影响所抽样品和被拆包装药品的质量。样品选择一般应当遵循随机原则；也可根据工作安排，以问题为导向，通过快速筛查等技术手段针对性抽取样品。当库存批数少于等于计划抽样批数时，各批均为抽样批；库存批数多于计划抽样批数时，应随机抽取。

1.简单随机方法 也称单纯随机抽样，抽样中保证每个可能的样本被抽中的概率相等。对于同一厂家的药品常采用此法。首先将药品批号进行编码，然后分别采取抽签、掷骰子、查阅随机数表或者用计算机发随机数等简单随机方法确定抽样批。

2.分层比例随机方法 将总体划分为多个较小的子组，即分层，然后从不同层进行随机抽样，适合抽取多个厂家的药品。抽样人员可根据实际情况采用科学合理的分层随机方法。如首先按药品质量信誉的高低分为若干层次（例如可以分为A、B、C三层），然后按照质量信誉高的少抽、质量信誉低的多抽的原则，确定各层次药品的抽样比例（例如1∶2∶3）和批数，最后按简单随机抽样法确定抽样批。

（四）抽样量

抽样量应根据标准检验、补充检验方法和（或）探索性研究的检验需求确定，一般应为检验需求的2倍量，按1∶0.5∶0.5的比例分装为3份，供检验、复核和留样；注意应根据合理套用的原则确定，不应按单个检验项目简单累加。一般当一批药品的包装件数（N）超过100件时，抽样单元数（n）按计算确定，然后根据是原料药或者制剂从抽样单元内抽取相应的单元样品。对于药材和饮片总包件数不足5件，需要逐件取样；5~99件，随机抽5件取样；100~1000件，按5%的比例随机取样；超过1000件的，超过部分按1%比例增加取样。特殊药材和饮片，如贵重、毒性药材和饮片，或有问题的样品，则不论包件多少均逐件取样。对于中药制剂，应当以不同规格计算制剂单位，然后折算所抽取样品的最小包装数量，如液体制剂以毫升为单位计算后再折算为支或瓶等，同时应满足特殊检验项目（如微生物限度等）对最小独立包装数量的要求。

（五）包装及运输

取得的样品应分别包装并封口，用专用封签签封样品、填写封签内容、签字并加盖印章，保证样品不被调换，然后按照说明书规定条件保存贮藏。样品一般由抽样人员寄（送）至检验机构，需要委托运输时，应确保运输过程中样品全程符合贮藏条件，保证不变质、不破损、不污染。

二、取样

药材和饮片的取样包括现场抽样和检验用样品的选取。实验室对已抽回的小样，进一步混匀后按规定取样，保证检验用样品的均一性和代表性。

（一）药材和饮片

首先应对药材和饮片的外观进行检查。按照取样单元数，打开一定数量的包件，比较包件间内容物外观的一致性。内容物不一致的包件或发现有腐败、霉变、严重虫蛀或色、嗅、味有显著异常的药材或饮片应单独取样检验。同一品种不同部位混杂不均匀的应注意均匀取样。液体样品应充分混匀后取样，不易均匀的样品应在顶部、中部、底部分别取样混匀后再取样。

每包件中，药材和饮片一般抽取100~500g；粉末状药材和饮片25~50g；贵重药材和饮片5~10g。对个体较大的药材和饮片，根据情况取适量。同一包件，应在包件的至少2~3个不同部位取样，包件大的应从10cm以下深处取样。对于破碎的、粉末状的或大小在1cm以下的药材和饮片可采用采样器取样。对于包件较大或个体较大的药材，可根据实际情况抽取代表性的样品。

从各单元取的样品混合均匀后，得到抽样样品总量，如其超过检验用量数倍，可以进一步按"四分法"减缩抽样量。将样品摊成正方形，依对角线化"×"字，使分为四等份，取用对角两份；再如上操作，反复数次，直至需要量为止。

（二）原料药和制剂

原料药取样应当迅速完成，尽快密封样品和被拆包的抽样单元，以防止吸潮、风化、氧化或污染等因素影响药品质量。

对于固体半固体原料药取样，应将抽样单元表面拭净后移至洁净取样室，用洁净干燥的抽样棒等适宜取样工具，从确定的抽样单元内抽取单元样品；一般应当从上、中、下、前、后、左、右等不同部位取样，但不一定从同一抽样单元的不同部位取样，而可在不同抽样单元的不同部位取样，满足样品的均衡性。取得的单元样品分别置于不同的洁净干燥的盛样器具中，并将品名、批号、抽样单元的编号标记于该器具上，并准确进行唯一性标识。

对于液体原料药取样，应将抽样单元表面拭净后移至洁净取样室，先将液体充分混匀，再用洁净干燥的吸管等适宜工具从确定的抽样单元内抽取单元样品；有结晶析出的液体，应当在不影响药品质量的情况下，使结晶溶解并混匀后取样；一般应当采取从不同部位取样的操作方式满足样品的均衡性；抽取的不同抽样单元样品应分别置于不同的洁净干燥的盛样器具中，并准确进行唯一性标识。上述原料药样本目视检查呈现均质性时，则将其汇集、混匀后按1∶0.5∶0.5分为3份。如情况异常，则可以加大抽样量并进一步检验确认。

对于制剂，则以完整的最小包装作为取样对象，从确定的抽样单元内抽取单元样品。将单元样品汇集成最终样品，在保持最小包装完好的情况下，按1∶0.5∶0.5分成3份。

（三）特殊情形的取样

对于无菌原料药应当按照无菌操作法取样；对于具有腐蚀性的药品应当使用耐腐蚀的工具和容器；规定避光的药品，在取样和保存时都应当采取避光措施。需真空或充氮气保存的药品，应当使用专用设备、器材和容器，抽样后立即对样品和剩余药品进行密封处置。

三、粉碎

抽取得到的药材、饮片等固体样品，在提取前还应进行粉碎，其目的是保证所取的样品均匀且有代表性，提高测定结果的准确度和精密度；另外粉碎成一定粒度的样品可以促进其中的化学成分被尽快提取出来。《中国药典》（2020年版）一部凡例对中药的粉末等级和药筛作了基本规定，按照药典进行质量检验时，样品粉碎应符合要求。

粉碎多采用机械式粉碎机，如果体积过大的药材，可以事先进行电锯切割后再粉碎；对于质地较轻的花叶类药材可以人工剪切后用粉碎机打成粗粉；含纤维较多的可以用切药机或人工切割成片再粉碎；对于含糖量较高、黏性大的药材尽量自然晾干或烘干后再粉碎，防止其粘连；对于含挥发性成分的药材，要注意粉碎的颗粒大小，防止挥发性成分丢失。粉碎后的药材和饮片如果不立即进行提取，应按照原药材和饮片的贮存方式保存，还应注意防止吸潮、霉变等。

粉碎后的药材和饮片需要过筛后达到符合要求的粒度。对于通不过筛孔的部分不能丢弃，应反复粉碎或者研磨，让其全部通过筛孔，保证样品具有代表性。

药材和饮片的粉碎粒度与其化学成分的提取效率有关，因此在进行中药质量研究时也应考虑粉碎对样品处理过程及测定结果的影响。例如粉碎过细在提取时候会造成过滤困难；提取多糖类成分时候会因为药粉过细而产生更大的胶冻现象，使得大量细胞破裂，溶质间易形成糊状，也不易过滤。

PPT

第二节　样品的提取

经过抽样、取样和粉碎处理后，使得原本在药材和饮片中的化学成分可以分布均匀，分析结果也更具代表性。然而中药成分众多，且均存在于复杂的基质中，因此无论是定性分析还是定量测定，都需要确保目标成分测定的准确、灵敏，因此需要对中药样品进行提取、纯化和浓缩处理，这是中药分析工作中的重要步骤，又称为供试品的制备。

一、样品提取的目的与要求

（一）样品提取的目的

中药的化学成分种类众多、结构各异，具有相似或者截然相反的理化性质，它们可能同时存在于同一种药材和饮片中，既会互相干扰，也会受到中药其他基质的影响。因此样品提取的目的主要有以下几点。

1. 满足测定方法和仪器的需要　多组分分析常采用色谱方法，基本上均要求分析的供试品为澄清透明液体状态；而对于测定大类总成分的酸碱滴定法或者紫外光谱法，同样需要在液体状态下进行。因此样品提取均要使目标成分从药材和饮片中转移到基质相对简单的待分析溶液中，才能进行分析测定。例如山楂采用乙酸乙酯超声提取15分钟制备供试品溶液进行薄层色谱鉴别；采用水在室温下浸泡4小时制备供试品溶液进行总有机酸的含量测定；采用甲醇浸泡1小时后超声提取30分钟制备供试品溶液进行熊果酸含量测定。

2. 符合目标成分性质，消除干扰　针对单味药材或者复方制剂中成分较多的情况，有时围绕某一类目标成分展开定性或定量分析，这就要求样品提取能够准确专一，对于非目标成分可以通过提取方法的优化加以摒弃。例如针对延胡索中的生物碱含量测定，采用浓氨试液-甲醇（1∶20）为提取溶剂，就可以使得生物碱成分子状态被提取出，且具有较高的提取效率，而其他在碱性环境下成离子的成分则较少被共同提取。

（二）样品提取的要求

样品提取应能够满足中药分析测定过程中专属、准确、灵敏的要求，因此样品提取应做到提取的目标成分、提取效率和提取时间符合中药质量分析需要。例如对于中药进行薄层色谱鉴别，属于定性分析，需要提取时间短又有一定提取效率的方法；对于中药的含量测定，则要保证足够的提取效率，才能获得准确测定结果；对于中药全成分研究，则需要方法能够提取出绝大部分的化学成分。这就需要对提取溶剂、提取方法等进行选择和优化。

目前主要的提取方法为溶剂提取法，因此在进行溶剂提取时，无论是哪种方法都有以下要求需要重点考虑。

1. 溶剂选择　应选择适宜的提取溶剂，即对中药中目标成分的溶解度大，而对其他非目标成分或干扰基质的溶解度小。一般遵循"相似相溶"原则，根据目标成分的结构和性质进行溶剂选择；溶剂不与目标成分发生化学反应；价廉、安全性高；符合后续纯化、浓缩要求。例如苷类具有糖的结构，比苷元的亲水性强，可以选择极性较强的溶剂提取；苷元则用极性较弱的溶剂提取。例如穿山龙以薯蓣皂苷元为对照品进行薄层色谱鉴别时，药材需要提取后水解，再用三氯甲烷回流提取水解产物薯蓣皂苷元，再进行薄层展开；而以薯蓣皂苷为对照品进行高效液相色谱含量测定时，药材则用65%乙醇超声提取即可。常用的提取溶剂可以分为极性溶剂、非极性溶剂和中等极性溶剂。

（1）极性溶剂　主要为水，适合提取离子型成分如生物碱盐、有机酸盐，以及一些极性较大的成分如糖、蛋白质、氨基酸、多羟基化合物等。通过调节水的pH，提高一些酸、碱性化合物的提取效率。但是水提取液易引入较多杂质，且较难浓缩，长时间放置易发生霉变。

（2）非极性溶剂　主要为石油醚、乙醚、三氯甲烷、乙酸乙酯等，可以提取一些低极性的化学成分，例如游离生物碱、苷元、内酯、甾醇等。

（3）中等极性溶剂　主要为乙醇、甲醇、丙酮等，可以用于提取大多数的化学成分，通过加入水能够进一步调节溶剂的极性，获得更好的提取效果。亲水性的成分除蛋白质、淀粉、果胶外，大多可以在乙醇中溶解；难溶于水的亲脂性成分，在乙醇中也有较大的溶解度。乙醇提取液易浓缩，便于保存，回收的乙醇可以重复使用，且价廉、毒性小。

2. 料液比　料液比（样品质量∶提取溶剂体积）影响提取效率。料液比较大时，随着提取时间延长，化学成分的溶出扩散减慢，提取率低；同时提取液可能会产生黏稠状态，影响后续的纯化、浓缩。料液比较小时，在一定时间内会存在浓度差，即提取溶剂中的化学成分浓度远小于药材粉末表面的浓度，使得提取效率增加；但经过一定时间提取后，浓度差减小，提取率趋于稳定。根据不同的提取方法以及药材、饮片中化学成分的种类等，应合理选择料液比，既要满足提取效率要求，又要使得提取操作方便。

3. 提取时间和次数　理论上提取时间越长，提取效率越高，但当提取溶剂中化学成分浓度趋于饱和时，延长时间并不能获得更好的提取效果。因此可以重新再更换一定的新鲜溶剂进行二次提取，至提取完全。一般耗时较长的提取方法不适合增加提取次数。

4. 提取温度　随着提取温度升高，化学成分的溶解度增大，从药材粉末表面溶出的速率增加，提取效率增加。但是药材中的化学成分如果是热不稳定的成分，需要考虑温度设定及提取时间，防止温度过高、时间过长导致化学成分分解。另外温度升高也会造成其他非目标成分的溶出，带来一定的杂质。

 思考

中药的样品预处理过程中各步骤的目的是什么？

二、常用提取方法

中药常用的提取方法为溶剂提取法，除此以外还有水蒸气蒸馏法等。

（一）溶剂提取法

溶剂提取法有浸渍法、回流提取法、连续回流提取法、超声辅助提取法、微波辅助萃取法、加速溶剂萃取法等。

1. 浸渍法　将样品粉末置于具塞容器内，加入一定量的提取溶剂，摇匀后静置一段时间，浸泡提取。在室温下浸渍被称为冷浸法，时间一般为12～48小时，溶剂用量一般为样品量的6～20倍。如果设置浸渍温度为40～60℃则称为温浸法，升高温度后可以浸出更多成分且时间较短。浸渍法操作简单，浸渍后的提取液过滤后可以进行后续操作，适用于含有热不稳定成分、挥发性成分或淀粉、果胶、黏液质较多的中药提取。但是提取时间较长，提取效率不高。

2. 回流提取法　将样品粉末置于圆底烧瓶中，加入一定量的提取溶剂，浸泡一段时间或者直接水浴加热进行回流提取。单次提取时间一般为0.5～2小时。在质量分析环节，样品粉末较少的情况下，综合考虑提取容器体积、提取溶剂的成本和安全性等，溶剂体积（ml）可以为样品质量（g）的50倍到100倍，提取1次即可。需要制备大量提取物进行后续质量研究时，溶剂体积（ml）一般设定为样品质量（g）的8倍到10倍，提取2～3次，结束后趁热过滤离心，获得含有目标成分的提取液进行后续操作。

3. 连续回流提取法　即索氏提取法，采用索氏提取器进行连续的回流提取。样品粉末由滤纸包好后放入提取管中，在提取瓶中加入一定量的提取溶剂，加热后溶剂蒸汽上升在冷凝管冷凝后滴入提取管中，与样品接触后进行提取；当提取溶剂到达虹吸管最高处后，含有目标成分的提取液会虹吸回提取瓶中；随后数小时瓶中的溶剂继续蒸发、冷凝、浸提、回流，形成多次样品提取，并且每次进入提取管的溶剂均为新鲜溶剂，至回流提取液无色为止。本法多使用低沸点溶剂，如乙醚、甲醇等，便于快速反复提取，且提取效率较高，溶剂用量少，提取杂质少；提取后溶剂可以直接进行后续操作，无需过滤等处理。一般认为索氏提取的提取效率较为完全，可以作为其他提取方法开发时的参考方法。

4. 超声辅助提取法　样品粉末置于合适的容器内，加入一定量的提取溶剂，再放入超声振荡器中进行提取。化学成分在超声波的助溶作用下，加快溶出；溶剂分子也会在超声波作用下增大穿透能力进入样品粉末中，提取效率较高，一般10～30分钟即可完成提取过程。超声提取过程中，应考察超声波频率、水浴温度、提取时间等参数，以提高提取效率。目前中药质量检验中的鉴别和含量测定，多采用超声提取的方式；在中药质量研究部分，一些初步的样品定性鉴识，也往往采用该法，可以大大提高工作效率，但是超声提取量一般不大。

5. 微波辅助萃取（microwave assisted extraction，MAE）法　是利用微波加热结合传统溶剂提取法的一种新技术。微波加热与传统加热方式不同，它通过偶极子旋转和离子传导两种方式里外同时加热，无温度梯度，可以使得升温快速均匀。药材中的极性物质，吸收微波能后产生大量热量使得胞内温度迅速上升，连续高温使得其内部压力超过细胞空间膨胀的能力，导致细胞破裂，胞内成分流出至提取溶剂中；并且电磁波加速了化学成分从药材内部向溶剂界面扩散的速度，缩短提取时间，提高提取效率。该法需要使用专门的微波辅助萃取装置，微波功率、萃取时间均可以设置优化，并且可以通过间隔设置微波辐射时间，获得满意的提取效果。与传统的提取法相比，微波辅助萃取法可以大大节省提取时间，甚至几分钟就可以达到传统提取几十分钟到几小时的提取效率，提取的化学成分也较传统方法多。另外溶剂用量少，污染小。可以根据吸收微波能力的大小选择不同的提取溶剂，除了传统的溶剂外，近年来离子液体、表面活性剂等溶剂被用于微波辅助萃取中。

针对热不稳定或者易被氧化的化学成分，可以在真空状态下进行微波辅助萃取，利用真空状态下提取溶剂沸点降低的现象在较低温度实现提取，且消除了空气中氧的影响。针对挥发油成分，在不使用有机溶剂的情况下，对样品进行无溶剂微波萃取，原料内部的水分通过微波的内加热作用气化膨胀，使得腺体及其油性包裹物破裂，细胞中的挥发油被释放出来。干燥的药材可以先在水中浸泡以增加其吸收微波的能力。

6. 加速溶剂萃取（accelerated solvent extraction，ASE）法　是在较高的温度和压力下，用溶剂萃取固体或半固体样品的提取方法。提取过程中，温度升高增加了溶剂的扩散能力，降低溶剂黏度及表面张力；而压力增加则使得溶剂在高于其沸点的情况下保持在液体状态，从而提高对药材中化学成分的提取效率。另外样品可以在充满氮气的环境中提取，提取时间短，有利于热不稳定、易氧化和光敏性物质的提取。加速溶剂萃取需要专门的装置完成，可以设定提取温度、提取时间、循环次数、提取压力等参数，实现最佳的提取效果。与传统方法相比，加速溶剂萃取有机溶剂用量少，溶剂体积（ml）仅为样品质量（g）的 1.2～1.5 倍，提取时间短，提取效率高。

采用溶剂提取法后进行定量分析，要特别注意量的准确，由于提取过程造成的溶剂蒸发，需要用相应溶剂补足混匀后再进行后续操作；过滤操作应做到定量过滤。

（二）水蒸气蒸馏法

水蒸气蒸馏法主要用于提取挥发性成分。样品置于烧瓶中，加入一定体积的水，随后加热。当样品中的挥发性成分和水的饱和蒸汽压之和等于大气压时，挥发性成分与水的混合物沸腾，水蒸气将挥发性成分带出，冷凝后分取挥发性成分即完成了提取。本法适用于中药中具有挥发性，且在加热状态下不被破坏、氧化，在水中稳定并且难溶或不溶于水的化学成分的提取。一般水的体积（ml）为样品质量（g）的 50 倍左右，样品需要粉碎后通过二号或三号筛。提取容器中加入适量玻璃柱，保持微沸状态，不宜采用过高温度，防止局部过热影响挥发性成分提取，以及挥发性成分的逃逸。根据不同目标成分提取，提取时间略有不同，一般约 5 小时，至挥发油不再增加停止加热。在凝固前取出挥发性成分，可以进一步经过盐析除水进行后续的分析。

（三）其他方法

1. 超临界流体萃取（supercritical fluid extraction，SFE）法　利用超临界流体的性质，在一定温度与压力下具有液体较大的密度和气体较小的黏度，兼顾液体的溶解能力和气体的传质性能，实现中药化学成分的提取。常用的超临界流体有二氧化碳、氨、甲烷、乙烷、丙烷、正丁烷、乙烯、甲醇、乙醇等。其中二氧化碳是最为常用的超临界流体，具有突出的溶解能力和传质速率，接近室温的临界压力（7.39MPa）、临界温度（31.06℃）；作为惰性气体，无味、无臭、无毒，不与提取成分发生化学反应；且易得价廉、纯度高，可以循环使用。本法需要专门的仪器设备进行提取，主要分为萃取和分离两个阶段。萃取是指用超临界流体从样品中将目标成分萃取出；分离是指通过对压力、温度等的调节，改变被萃取成分的溶解度，或用吸附的方法达到分离的效果。二氧化碳作为非极性物质，主要用于萃取非极性或低极性的化合物；可以在其中加入适当的改性剂调节溶剂极性，提高目标成分溶解能力。因此超临界流体萃取适合提取中药中广泛存在的各种极性的化学成分，并且在较低的温度下能够保证化学成分不被破坏，萃取后的成分可以通过改变超临界流体的压力实现分段富集浓缩，易于获得不同极性的化学成分，目前在萜类与挥发油、生物碱、香豆素和木脂素、黄酮类化合物的提取中均有应用。

2. 亚临界水萃取（subcritical water extraction，SWE）法 使用亚临界水为提取溶剂，利用水在一定压力下极性随着温度上升而降低的特性，提取中药中的中等极性至弱极性的化学成分，亚临界水是温度在100~374℃、压力足够大且维持液体状态的水，又称为高温水、超加热水等，它对中等至弱极性化合物的溶解度增加，有利于传质速率和萃取率的提高。根据萃取对象的性质，可以通过调节温度参数，选择性溶解不同极性的化学成分；也可以在其中加入改性剂，改变其提取性能。本法需要专门的仪器设备完成提取过程，可以采用静态萃取和动态萃取两种方式。静态萃取是亚临界水与样品在一定的温度和压力下，静态作用一定时间提取后再进行分离的萃取方式；动态萃取属于连续萃取，亚临界水用泵连续通入萃取器中，在固定温度或者连续变化的温度条件下进行萃取，加速了传质效率，缩短了提取时间，提高了选择性。亚临界水萃取使用温度更高，萃取时间更短，溶剂环保、无毒、价廉，目前在挥发油、多酚、黄酮、花青素、蛋白质、多糖、蒽醌及生物碱化合物的提取中均有应用。

3. 酶法提取 是在传统的溶剂提取基础上，加入生物酶，以水解药材细胞壁上的纤维素，加速其中化学成分的溶出，从而提高提取效率。在溶剂提取法中加入酶进行辅助提取，需要额外考察酶的种类、浓度、pH、酶解时间，实现最佳的提取条件。常用的酶有纤维素酶、木瓜蛋白酶、果胶酶，可以单一使用，也可以混合使用。酶的浓度和酶解时间都会影响提取效率，浓度过低或时间过短不能起到有效地破碎细胞壁的作用，浓度过高或时间过长又会造成提取出的杂质变多。pH和温度选择则是为了保证酶足够的活性。采用酶法提取多糖时需要注意，酶自身降解或中药材的细胞壁降解可能会造成多糖含量升高，导致不科学的提取条件，因此应选择特征性的目标糖类成分作为考察指标。

🔖 药知道

　　铜盅、研船与药铡是中国古代常用于中药材前处理的工具。铜盅是供调剂饮片时将果实、贝壳、矿物类质地坚硬的中药打碎使用。古代送到药房的中药还是较为原始的，例如成块的石膏，当需要精准到克时就需粉碎称量，药工便会将石膏放进铜盅中，然后用套着硬牛皮、装有铜头的木杵一上一下地捣击。研船是由熟铁锻造，长约五十厘米如船状的使用工具，它由船状铁研槽、铁碾轮及木碾轮轴组成。当某些中药需研粉末时，药工会将中药放进铁研船中，然后用手握住轮轴手柄，来回转动铁碾轮，中药就会被研致粉末。药铡则是将条状、块状的中药切成片状、短条状的工具，方便中药材的煎煮。最常见包括黄芪、党参、甘草等，药工们将它们用左手三指固定在药铡一侧，然后随着三指移动，药材便在右手操作的铡刀下切断。随着时代与科技的进步，中药材的前处理过程已经可以实现精准的全自动化操作，从前医生和药师离不开的三大件退出了历史舞台。如今，铜盅、研船与药铡已成为博物馆的文物，讲述着中药的发展历史和传承故事。

第三节　样品的纯化

经过提取后，中药提取液中仍然存在大量的化学成分，有些会干扰目标成分的检测，因此需要对提取液进行进一步的纯化操作，消除干扰物质，又尽最大可能保留目标成分。

一、样品纯化的目的与要求

（一）样品纯化的目的

获得相对单一的目标成分是样品纯化的唯一目的。中药分析中的待分析物不仅仅是各类可能具有药效活性的化学成分，还有在进行杂质检查时需要控制的内源性或者外源性的有害物质。根据分析目的和目标成分的不同，被定义的干扰物质也不一样，干扰物质在提取液中的含量也有所不同，这样对待分析物产生的干扰程度也不同。因此为了实现目标成分的准确测定，就需要通过必要的纯化手段消除其他干扰。

例如大黄中的蒽醌成分，具有多羟基结构，显弱酸性。针对其中游离蒽醌成分测定采用直接甲醇回流提取，但是针对总蒽醌的测定，则是在甲醇回流提取后，浓缩加入盐酸溶液超声处理并在酸性条件下用三氯甲烷回流提取，这样结合蒽醌的糖苷发生水解生成游离蒽醌，并且在酸性状态下为非解离状态，所有的游离蒽醌被三氯甲烷萃取，而其他解离成分或者极性大的组分则在酸水层中，这里就利用了目标成分的酸碱性和溶解度实现游离蒽醌的纯化，从而测定了结合蒽醌和游离蒽醌的总量。

（二）样品纯化的要求

中药样品并非要获得纯度极高的组分才能进行分析，纯化后的样品应满足分析方法和仪器设备的要求，满足定性、定量分析的需要。样品纯化后供试品中的目标成分应能够满足分析方法检测灵敏度的要求，尤其是在定量分析时，不应造成目标成分的损失，否则会导致定量不准确。纯化过程不应引入新的干扰物质。应根据目标成分和杂质的性质不同选择合适的方法，包括理化性质、酸碱性、溶解度以及极性大小等。

二、常用纯化方法

1. 沉淀分离法　在提取液中加入适当的沉淀试剂，使得目标成分或者杂质与其生成沉淀，通过离心或者过滤的手段，将沉淀分离；如果目标成分被沉淀则将沉淀分离后洗涤干净再进行测定；如果杂质被沉淀则弃去沉淀，保留上清液进行后续处理。另外也可以利用目标成分、杂质溶解度和极性的差异，改变提取液的极性，使得目标成分或者杂质被沉淀出，实现纯化。

（1）试剂沉淀法　在提取液中加入某些试剂选择性的沉淀某类成分。例如测定复方益母口服液中的盐酸水苏碱，就是在酸性环境下，加入2%雷氏盐（四硫氰基二氨络铬酸铵）与盐酸水苏碱生成雷氏盐沉淀，消除其他杂质；过滤后洗涤沉淀并将其溶解于丙酮中，滴加1%硫酸银溶液至不再有沉淀生成后离心，使得雷氏盐生物碱沉淀生成雷氏银盐沉淀和硫酸水苏碱，硫酸水苏碱在上清液中；随后取出上清液浓缩后加入2%氯化钡，生成硫酸钡沉淀和盐酸水苏碱离心，从而获得较干净的盐酸水苏碱组分，再进行高效液相色谱分析。

（2）分级沉淀法　在提取液中加入与该溶液能互溶的溶剂，改变了溶剂体系从而根据各组分溶解度的不同，使得溶解度小的成分析出。在进行多糖测定时，多采用水提醇沉的方法，即将样品粉末用热水浸提或者冷水浸提，多糖溶解在水中，离心除去不溶性杂质；随后根据多糖不溶于乙醇的特性，在提取液中加入一定量的乙醇，一般加至乙醇浓度为80%左右，减少了多糖的溶解度，使得多糖沉淀析出，与水不溶性的杂质分离。乙醇浓度增加尽管也能够沉淀出多糖，但是会造成一些小分子单糖一并沉淀出来，影响了多糖的测定。一般乙醇浓度为50%~60%沉淀出淀粉等，75%可以沉淀出蛋白质，80%沉淀出蛋白质、多糖、无机盐等。乙醇应慢慢加入，边加入边搅拌，使醇量逐步提高。

（3）盐析法　在提取液中加入无机盐至一定浓度，或达到饱和状态，可以使得某些成分在水中的溶解度降低沉淀析出，而与水溶性大的杂质分离。氯化钠、硫酸钠、硫酸镁等常用于盐析。提取时一般先在提取液中加入一定量的氯化钠，再用有机溶剂萃取。

采用任何一种沉淀分离法都需要注意，加入的沉淀试剂如果对测定成分有干扰，那么应该设法去除加入的试剂。无论是沉淀杂质还是沉淀目标成分，都要尽量不产生共沉淀，防止目标成分的损失或者是杂质的增加。

2. 液-液萃取（liquid-liquid extraction，LLE）法　是利用各种物质在互不相溶的两相溶剂中的分配系数或分配比不同而实现目标成分被分离纯化的方法。一定温度下，溶质在互不相溶的两相溶剂中达到分配平衡，其在两种溶剂中的活度比即为分配系数，它与溶质、溶剂、温度有关。分配比则考虑到了溶质在两相溶剂中存在的多种形式，是分配在两相中以各种形式存在的溶质总浓度比值。当溶质在两相中存在形式完全相同时，分配比等于分配系数。液液萃取可以萃取出目标成分，也可以萃取出杂质弃去，实现目标成分的纯化。

萃取溶剂应与提取液互不相溶，对目标成分或杂质有较高的溶解度，溶解度越大，分配系数越大，萃取效率就越高。一般极性溶剂萃取极性较大的物质，非极性溶剂萃取非极性的物质，如采用石油醚萃取亲脂性色素。如果萃取的目标成分是弱酸或弱碱，可以通过改变萃取溶液的酸碱度，使得弱酸或者弱碱成分子形式而提高萃取效率，如碱化生物碱提取液后用乙酸乙酯进行液液萃取，可以将生物碱成分有效地与其他酸性杂质分离。另外也可以加入一些离子对试剂，与目标成分成离子对，提高目标成分在萃取溶剂中的分配比。当分配比一定时，多次萃取可以获得较好的萃取效果，萃取次数以及萃取溶剂的体积应根据试验确定。需要注意的是，萃取用有机溶剂的亲水性越大，与水进行液液萃取的纯化效果就较差，较多的亲水性杂质也会被萃取出来。

3. 色谱法　利用混合组分在固定相和流动相之间的作用力不同而将目标成分和其他成分分离的方法。其中固定相可以是固体也可以是液体，流动相一般为液体或者气体，中药分析样品处理的纯化过程中主要采用的是以固体为固定相、液体为流动相的液相色谱法，从操作模式上看多为柱色谱法。混合组分上样到柱色谱上，不同组分与固定相、流动相之间的相互作用力不同，可以是分配系数、吸附能力、离子交换能力和空间尺寸大小的差异，从而根据组分的结构和性质选择合适的纯化色谱条件，将各组分在柱色谱上得以分离。一次柱色谱纯化可以获得中药提取液中的多个组分群，再分别对各组分群进行定性、定量分析，尽可能降低干扰，提高检测灵敏度。根据样品量，可以选择手工填制的玻璃柱色谱，也可以选择市售的小柱进行组分纯化，采用市售小柱进行纯化的方法也被称为固相萃取法（solid phase extraction，SPE）。特别是对于一些微量甚至是痕量组分，易受到大量存在的其他成分的干扰，选择柱色谱法可以有效地消除干扰，实现对目标成分的专一纯化。应用时要注意区分目标成分和干扰成分的结构和性质，选择合适的柱色谱法进行。

（1）吸附柱色谱法　即固定相为吸附剂的柱色谱法。混合组分被加样在色谱柱上，加入适当的洗脱溶剂进行淋洗；由于混合组分在吸附剂表面活性中心的吸附能力差异而造成它们在柱上向下移动的速度不同，吸附能力弱的先被洗脱，而吸附能力强的则后被洗脱。常见的吸附剂有硅胶、氧化铝、聚酰胺、活性炭、大孔树脂等。吸附现象包括物理吸附、化学吸附和半化学吸附。分离过程中应用最广的是物理吸附，组分分子和溶剂分子与吸附剂表面的活性中心发生相互作用，吸附与解吸附过程可逆，进行快速。一些黄酮类成分具有酸性，可以被碱性氧化铝吸附，生物碱可以被酸性硅胶吸附，属于化学吸附，由于吸附能力太强不易解吸，应用较少。半化学吸附如采用聚酰胺分离黄酮类成分，存在较弱的氢键相互作用，介于物理吸附和化学吸附中间。

硅胶柱色谱适用范围广，可以分离非极性到极性的混合组分，如萜类、甾体、蒽醌、酚类、生物碱、脂肪酸等。硅胶具有多孔性硅氧烷交联结构，骨架表面具有游离和键合活性状态硅醇基，即为活性吸附中心。吸附作用包括硅胶表面和物质之间的范德华力，以及硅醇基与物质之间的氢键作用。一般极性较大的物质易被吸附，极性弱的物质会被先洗脱。硅胶的吸附能力与硅醇基数量有关，与含水量成反比关系。洗脱剂选择应根据样品的极性、溶解度和吸附剂活性考虑，根据相似相溶原理。常用溶剂极性大小为石油醚<环己烷<苯<乙醚<三氯甲烷<乙酸乙酯<正丁醇<丙酮<乙醇<甲醇<水。当单一溶剂无法获得较好的分离纯化效果时，则可以使用混合溶剂。硅胶作为酸性吸附剂适合分离酸性到中性化学成分；当分离碱性化合物如生物碱时，可以在溶剂中加入适量的乙酸或氨水等，抑制拖尾，降低化学吸附。

氧化铝柱色谱应用也较广，分为碱性、中性和酸性三种。碱性氧化铝混有碳酸钠等成分，适合分离生物碱等；中性氧化铝适用分离萜类及对酸碱不稳定的酯或内酯；酸性氧化铝是氧化铝用稀硝酸或稀盐酸处理得到的，其颗粒表面带有硝酸根或氯离子，具有离子交换的性质，适用于有机酸、酚类等分离。氧化铝为极性吸附剂，对极性物质具有较强的亲和能力，易吸附极性强的组分。洗脱溶剂的选择也应根据待分离组分的极性、溶解度和吸附剂活性等来考虑。

活性炭柱色谱主要用于分离水溶性成分如氨基酸、糖类及某些苷类。活性炭是一种非极性吸附剂，对非极性物质具有较强的亲和力。一定条件下其对芳香化合物的吸附能力大于脂肪族化合物，对相对分子量大的组分的吸附能力大于小的组分，因此可以分开芳香族和脂肪族成分、单糖与多糖、氨基酸与多肽等。洗脱溶剂的洗脱能力随着极性的增大而减弱，所以一般先用水进行淋洗，再降低溶剂极性，洗脱下目标化合物。

聚酰胺柱色谱主要用于酚类、黄酮类、蒽醌类等化学成分的分离。聚酰胺为高分子聚合物，不溶于水和甲醇、乙醇、三氯甲烷等常用有机溶剂，对碱较稳定，在酸中尤其是无机酸中不稳定，因此可溶于浓盐酸、冰醋酸和甲酸中。聚酰胺分子中的酰胺羰基与酚类、黄酮类的酚羟基；酰胺键上的游离氨基与醌类、脂肪酸上的羰基可以形成氢键而产生吸附，使得这些化合物可以与不产生氢键的物质分离。聚酰胺与化合物之间的氢键吸附是混合组分纯化分离的关键，一般化合物上能形成氢键数目越多，吸附能力越强；化合物易形成分子内氢键，则降低了其吸附能力；化合物芳香化程度越高，吸附能力越强。在洗脱溶剂选择上，应根据分离化合物与聚酰胺在洗脱溶剂中形成氢键能力的强弱判断。各种溶剂在聚酰胺柱上洗脱能力顺序为水<甲醇<丙酮<氢氧化钠水溶液<甲酰胺<二甲基甲酰胺<尿素水溶液。

大孔吸附树脂柱色谱近年来应用较广，适合较多中药成分的分离纯化。大孔吸附树脂是一种白色球形颗粒状材料，粒度多为20～60目，根据其孔径、比表面积和树脂结构，可以分为多种型号。以聚苯乙烯为核心的属于非极性大孔树脂，可以吸附非极性化合物；以丙烯酰胺等为核心的则是极性大孔树脂，可以吸附极性化合物。化合物与大孔树脂之间主要是范德华力和氢键，从而产生吸附能力；除此以外，树脂的网状结构和比表面积使得其又具备分子筛的功能，因此在色谱分离过程中存在吸附和空间排阻两种机制。选择大孔树脂应考虑化合物极性大小，极性较大的成分适合用中等极性大孔树脂分离；极性小的化合物适合用非极性大孔树脂分离。化合物的体积越大，吸附能力越强，分子体积大应选择大孔径树脂；另外比表面积越大，吸附活性中心越多，分离效果越好。洗脱溶剂应根据待分离组分和使用的树脂型号进行选择，一般要求溶剂能够使大孔网状结构溶胀，以减弱溶质与吸附剂之间的吸附力；同时溶剂应能够解吸目标组分。大孔树脂在水中吸附能力强，特别适合从水溶液中分离纯化目标成分。

（2）分配柱色谱法　一般分配柱色谱的固定相是液态，流动相是与其不相混溶的另一相溶剂，混合组分根据其在固定相和流动相中的分配系数不同而实现分离。固定相是被涂覆在载体上再被填入色谱柱中，但是易流失影响分离效果。目前常用化学键合相填料，即用薄壳型或全多孔型硅胶作载体，在其表面硅醇基进行键合反应，从而覆盖一层固定相。常用的为反相键合硅胶，在硅胶表面键合含碳数不等的烷烃，适合中等极性到弱极性物质的分离，流动相则是以水为主的溶剂，加入甲醇调节极性。含水量越高，洗脱能力越弱，因此一般先用水淋洗，逐渐增加有机溶剂比例，将目标成分和干扰物质分离。

（3）离子交换柱色谱法　固定相为离子交换树脂，是一种多功能高分子化合物，具有可解离交换的离子性基团，从而与样品中的离子进行交换而产生相互作用，根据各组分与离子交换树脂之间的交换平衡差异而实现分离。离子交换树脂可以分为阳离子和阴离子交换树脂两种。阳离子交换树脂上主要为磺酸基、磷酸基、羧基、酚性羟基等酸性基团；阴离子交换树脂上主要含有季铵、伯胺、仲胺、叔胺等碱性基团。每种树脂又可以根据基团离解性能大小分为强、中、弱型。化合物与离子交换树脂之间作用力强弱与化合物的解离度及所带电荷数有关。一般来说，化合物解离程度大，即酸性或者碱性强，与离子交换树脂作用力强，较难洗脱，而解离度小的化合物则会被先洗脱。在离子浓度相同情况下，价态高的离子保留能力强；同价态离子则是水合离子半径越小，保留能力越强。离子交换树脂的交联度越大、交换容量越大，化合物保留时间越长。离子交换柱色谱流动相一般为不同离子浓度的缓冲液，阳离子交换树脂常用醋酸、磷酸盐缓冲液；阴离子交换树脂常用氨水、吡啶等缓冲液。调节流动相pH或离子强度的变化，可以实现不同组分的梯度洗脱。

离子交换柱色谱法适合离子型化合物的分离，如生物碱、有机酸、氨基酸、肽类、黄酮成分等，根据这些成分的酸碱性强弱，有目的地选择强或者弱的离子交换树脂。目前市面上还有混合型离子交换树脂，即其中既含有可以供离子交换的基团，也有可以发生非极性相互作用的烷基基团，使得目标成分可以通过离子交换和非极性相互作用与固定相结合，随后淋洗除去与目标成分相反的离子型化合物以及其他中性的弱极性化合物，最后可以通过调节洗脱剂的pH、离子强度及有机溶剂比例，将目标成分专一地洗脱下来。另外离子交换纤维和离子交换凝胶作为固定相，既具有离子交换的性质、又有分子筛的功能，有助于蛋白、多糖等水溶性成分的分离。

（4）凝胶柱色谱法　固定相为凝胶，是一种具有多孔隙的立体网状结构的高分子多聚体，具有极性基团，可以吸收大量的水分或者其他极性溶剂，孔隙大小具有一定的范围。凝胶微孔具有分子筛的作用，不同尺寸的化合物在凝胶中移动时，尺寸大的不能进入凝胶内部，而先行流出；尺寸小的则可以进入凝胶内部移动，后被洗脱，于是化合物根据分子量的大小依次被分离。凝胶柱色谱法主要用于蛋白质、酶、多肽、氨基酸、多糖、苷类、甾体，以及某些黄酮、生物碱的分离。

葡聚糖凝胶是目前应用较广的一种，具有良好的化学稳定性，其是以右旋葡萄糖为残基的多糖，分子间主要是 α-1,6-糖苷键，分支为1,3-糖苷键，以1-氯-2,3-环氧丙烷为交联剂将链状结构连接为三维空间的网状结构的高分子化合物。葡聚糖凝胶交联度、网孔大小与吸水膨胀成正比关系，商品型号按照交联度大小分类，以吸水量表示，如Sephadex G-25就表示该凝胶吸水量为2.5ml/g，数字越大，说明网孔越大，截留分子量就越大。

羟丙基葡聚糖凝胶是在Sephadex G-25分子中的羟基上引入羟丙基而成醚键结合的状态，使得非极性烃基部分所占比例增加，因而具有亲水性和亲脂性，除了在水中可以应用外，也可以在有机溶剂中溶胀后使用。这样使得某些亲脂性、难溶于水的成分也可以用凝胶柱色谱分离。流动相可以是含有水的醇类，也可以是单一的有机溶剂或者混合有机溶剂，通过改变溶剂的组成能够实现类似梯度洗脱的效果。

在实际应用中，需要考虑上样量与色谱柱的匹配程度，防止上样量太大造成的过载或者色谱柱规格太大而产生的吸附损失，一般吸附柱色谱固定相的量为样品重量的20~50倍。根据分析目标选择合适的吸附剂颗粒大小。柱子不宜过细长或者粗短。自行装柱应填充均匀，松紧适宜，检查是否有气泡或者裂缝产生影响分离效果。上样应尽量保持样品平整。淋洗和洗脱时候溶剂应沿管壁缓慢加入，始终保持液面高度，流速控制在1~5滴/秒。不同的柱色谱法的操作类似，遇到具体问题应具体分析。当采用市售固相萃取小柱进行试验时，也应考虑上样量和固相萃取填料质量之间的适用性，在进行上样、淋洗和洗脱步骤时，使用专门的固相萃取装置完成。

柱色谱纯化除了根据目标成分和干扰成分结构性质差异，选择合适分离机制的方法外，还需要根据目标成分的回收率大小选择适合的洗脱溶剂及其使用体积。如果进行定量分析，则可以采用对照品进行条件优化，绘制洗脱曲线，即以流动相的比例或者累积体积为横坐标，以对照品的累积洗脱量为纵坐标作图，找到开始洗脱的流动相比例或体积以及完全洗脱时的流动相比例或体积，随后最后确定最佳洗脱条件。如果进行定性分析，则可以采用相对粗放的优化方式，尽可能洗脱下同一类目标成分。

4. 微萃取技术　该技术中萃取用溶剂（或材料）的体积远小于样品的体积，且对于目标成分的纯化效率并不高。然后由于萃取用溶剂体积较小，其富集倍数较高，因萃取后分析仍然可以获得较高的检测灵敏度。目前常用的有固相微萃取（solid phase microextraction，SPME）和液相微萃取（liquid phase microextraction，LPME）两种技术。

（1）固相微萃取　是在固相萃取技术基础上发展起来的新型的萃取分离技术，根据相似相溶的原理对目标成分进行选择性吸附。固相微萃取最大特点是其可以集采样、萃取、富集和进样于一体，操作简单、需要时间短、溶剂消耗少、易实现自动化等。该技术不需要萃取溶剂，萃取的固相材料为不同涂层的萃取纤维，适合气体、液体、固体等不同形式样品。萃取一定时间后，样品中目标成分的浓度与萃取纤维表面涂布的聚合物吸附的目标成分浓度之间达到平衡，涂层吸附的待测物的量与样品中待测物的浓度始终成线性关系，而与样品的体积无关。萃取结束后，将固相微萃取与气相色谱仪或液相色谱仪连接解吸后，可以实现自动进样。

影响萃取效果的主要有萃取头上固定相的涂层和厚度，萃取时间、温度、样品搅拌程度和萃取方式等。一般涂层分为极性、非极性和中等极性混合三种涂层，其选择应由被萃取的组分的分配系数、极性、沸点等参数共同确定。一般涂层厚度在10~100μm，涂层越厚，萃取的量越多，相应解吸时间也越长。一般厚膜可以有效地萃取高沸点组分，而薄膜纤维头则可以在热解吸时，较高沸点的组分可以快速扩散和释放。萃取开始时，萃取头固定相中物质浓度增加较快，接近平衡时速度极其缓慢，因此萃取不必达到完全平衡，在接近平衡时即可完成萃取过程，一般萃取时间在2~60分钟。萃取温度升高可以加快分子运动，导致液体蒸汽压增大，有利于吸附；但是温度高也会降低萃取头吸附组分的能力，使得吸附量下降，一般萃取温度在40~90℃，应根据样品性质确定。样品搅拌可以促进萃取并相应减少萃取时间，但是要保证搅拌均匀性。固相微萃取主要有顶空萃取和浸入式萃取两种方式，对于没有蒸汽压的组分只能采用浸入式萃取方式。顶空固相微萃取技术主要用于中药中挥发性成分、药材及其制剂中的农药残留的萃取。也可以采用浸入式萃取方式对中药液体制剂中的化学成分或者农药残留进行萃取。目前也有制备固相微萃取毛细管整体柱对中药提取液进行萃取处理后，联用高效液相色谱法进行分析。

（2）液相微萃取　可以看作是液液萃取溶剂最小化的样品纯化过程。液相微萃取仅需数微升与水不相混溶的萃取溶剂，便可以从几毫升到几百毫升的复杂样品中纯化并富集目标成分。其主要分为单滴液相微萃取、中空纤维液相微萃取和分散液相微萃取三种。

单滴液相微萃取是将1~10μl的1滴与水互不相溶的萃取溶剂悬挂于微量进样器下端，并将其插入液体或气体样品中萃取。经过一段时间萃取后，目标成分因为在两相中的溶解度或分配系数不同而被萃取进入有机相液滴中，该液滴再被抽回进样器并注入色谱仪进行分析。萃取中应考虑萃取溶剂种类、体积、萃取时间、温度、搅拌速度等对萃取效率的影响。萃取溶剂应对目标成分有较高的选择性，与水不互溶，并且与后续分析方法匹配。萃取液滴体积应适当，当萃取时间一定时，液滴体积过大会造成响应降低，并且体积太大也会造成液滴脱落无法在针尖悬挂。萃取时间应通过试验研究确定，一般萃取时间越长，效率越高，可以选择达到萃取平衡的时间；但是也需要注意时间过长，有机液滴在萃取过程中的溶解会影响萃取效率和稳定性。搅拌速度增加可以带来萃取效率的提高，但是也会增加萃取液滴的不稳定性。而萃取温度的影响主要在于对有机液滴的消耗，在不影响液滴消耗的情况下，升高温度有利于提高萃取效率。

中空纤维液相微萃取是将多孔中空纤维浸泡在有机溶剂中，使得有机溶剂充满中空纤维壁孔形成有机薄层，再将有机溶剂装入中空纤维的内腔，然后将充满了有机溶剂的中空纤维放入装有样品溶液的瓶中开始萃取，萃取结束后可以将中空纤维内的有机溶剂浓缩或直接分析。与单滴液相微萃取相比，中空纤维中的萃取溶剂不易脱落，并且增大了萃取的表面积，降低了有机溶剂在样品溶液中的溶解度。而且中空纤维隔离开了萃取溶剂和样品溶液，使得萃取溶剂不会被样品溶液污染。另外样品溶液中的大分子不会通过纤维孔进入萃取溶剂中，有一定的过滤作用，纯化效果更好。萃取溶剂种类、样品溶液的酸碱度和离子强度、萃取时间、搅拌速度、样品溶液与萃取溶剂的体积比等均会影响萃取效率，试验研究中需要进行必要的考察。

分散液相微萃取是基于目标成分在样品溶剂和小体积萃取剂之间平衡分配的过程。一般萃取溶剂密度比水大，与水不混溶；分散溶剂与水和萃取剂可混溶。萃取溶剂与分散溶剂混合后快速注入样品水溶液中，在强力振荡下，萃取溶剂分散成极细的小液滴，形成白色云雾状的微乳液，目标成分被萃取。萃取结束后可以通过离心的方式收集聚集的萃取溶剂后进行分析测定。该技术操作简单、成本较低、富集倍数高、萃取时间短，但是不适用基质复杂的样品溶液。目前常用的萃取剂除了甲苯、四氯化碳外，多选择离子液体。离子液体在分散过程中会进行有序的排列，亲水性的阳离子指向水溶液体系，而疏水性的烷基会聚集形成疏水内芯，不同极性的目标成分会分布于离子液体的烷基不同部位或进入其疏水内芯。分散剂一般多为甲醇、乙腈或丙酮。

中空纤维液相微萃取和分散液相微萃取技术富集倍数高、纯化效果好，可实现较低的检测限，在中药分析中应用较多。

PPT

第四节　样品的浓缩

一些中药提取、纯化后，提取液较多，被测成分含量较低，浓度低于分析方法的检测灵敏度，或者待测物的溶剂与仪器要求不符合等，均需要对样品溶液进行浓缩，提高样品中被测成分的浓度。浓缩是指通过减少样品中溶剂的量而使成分的浓度升高，溶剂挥发是常规的浓缩方法。

一、样品浓缩的目的与要求

（一）样品浓缩的目的

样品浓缩的目的是减小样品体积，提高待测物浓度。在中药分析中，有时样品经过提取、纯化后体积变大，待测物浓度过低，无法满足分析方法灵敏度的要求，或者待测成分的溶剂与仪器测定的要求不符，这时就必须对样品溶液进行浓缩。

（二）样品浓缩的要求

在进行样品浓缩时，应先根据样品的物理化学性质等选定适宜的浓缩方法，既可以减少不必要的损失，又可以达到浓缩的目的。浓缩后的样品应满足分析方法和仪器设备的要求，满足定性、定量分析的需要。浓缩过程不应引入新的干扰物质。样品浓缩后供试品中的目标成分应能够满足分析方法检测灵敏度的要求，尤其是在定量分析时，不应造成目标成分的损失，否则会导致定量不准确。

二、常用浓缩技术与方法

（一）水浴蒸发法

水浴蒸发法是将提取液置于蒸发皿中，水浴蒸干，残渣加适宜溶剂溶解。适用于热稳定性好的非挥发性成分。中药分析中薄层色谱鉴别是常规的分析方法，由于薄层色谱检识的灵敏度，一般要求供试品溶液浓缩至1ml再点样，最常用的方法就是水浴蒸干，残渣加适当溶剂1ml使溶解。中药分析的薄层色谱鉴别，在供试品溶液的制备中水浴蒸发法最为常用。

例如在鉴别当归流浸膏时，加入1%碳酸氢钠溶液，充分振荡，并用稀盐酸调节pH至2～3，再用乙醚振摇提取，利用水浴蒸发法挥干，残渣加少许甲醇使溶解，作为供试品溶液。

（二）自然挥发法

自然挥发法适用于小体积提取液，且溶剂的挥发性强，如乙醚提取液可以在室温下自然挥干。

（三）减压蒸发法

减压蒸发，又称负压蒸发或真空蒸发。是指在密闭的容器内，抽真空降低内部压力形成一定真空度，使料液的沸点降低而蒸发的方法。此法具有温度低、蒸发速度快、溶剂可回收等优点，适用于热敏药液或以有机溶剂提取的药液的浓缩，能防止或减少热敏性物质的分解，也是农药残留分析中常用的浓缩方法。

例如在颠茄浸膏主要活性成分的鉴别和含量测定中，用85%乙醇浸渍颠茄草粉碎成粗粉，用渗漉法收集滤液，在60℃减压回收乙醇并浓缩成稠膏状。在此过程中不会破坏浸膏中的有效成分，也不会引入新的杂质，并且回收的乙醇可以回收再次作为溶剂使用。

（四）气体吹蒸法

气体吹蒸法是利用空气或者氮气流吹向样品的表面，不断降低液体表面蒸汽压，加速溶剂的蒸发从而达到浓缩的目的。对于热稳定的样品，一般在加热条件下进行，以加快样品溶剂的蒸发速度。由于多数待测成分不太稳定，常用氮气流吹蒸法，氮气可防止被测成分的氧化。该法适用于少量液体，以及结构不稳定、易氧化成分。主要应用于农残分析、气相、液相和生物样品的浓缩。

（五）冷冻干燥法

冷冻干燥法是先将被干燥液体冷冻至冰点以下使之成为固体，再在真空减压条件下利用冰的升华性，使物料低温脱水而达到干燥的方法。有利于保留一些生物样品（如蛋白质）的活性，适用于菌种、疫苗、蛋白及药物等对氧气和温度敏感的生物样品的干燥。同时，冻干后的样品便于保存和运输。此法的优点是安全、水分去除率高，缺点是浓缩速度慢、成本较高。

例如在注射用双黄连的无菌粉末中绿原酸和黄芩苷含量的测定中，无菌粉末就是采用冷冻干燥法。药液经过冷藏后，滤过上清液，滤液初步浓缩后再冷冻干燥，压盖密封可得黄棕色无定形粉末或疏松固体状物。可用高效液相色谱法测定成品中绿原酸和黄芩苷含量，并可作为质量控制标准。

PPT

第五节　样品的消化与衍生化

一、样品的消化

当测定中药中的无机成分时，因其限量很低，其中的有机成分会严重干扰测定，另一方面，这些无机元素常以共价键的有机状态存在，需要进行有机破坏转为可测的无机金属离子状态。因此，必须采用合适的消化方法进行处理。

（一）湿法消化法

湿法消化法是测定无机盐含量的一种方法。该方法的操作过程是在适量的样品中，加入氧化性强酸，加热破坏有机物，使其完全分解、氧化，呈气态逸出，待测组分转化成无机化合物存在于消化液中。其特点是分解速度快、时间短，由于加热温度低从而减少金属的挥发逸散损失。缺点是消化时易产生大量有害气体，需在通风橱中操作，且消化初期会产生大量泡沫外溢，需随时照看。湿法消化法是目前应用比较广泛的一种食品样品前处理方法。根据所用试剂不同，介绍以下三种常用方法。

1. 硝酸–高氯酸法　该法破坏能力强，反应比较强烈，所以反应时必须密切注意，切勿将容器中的溶液蒸干，避免爆炸的发生。本法可用于破坏和动物、植物类中药及其制剂以及生物样品（血、尿、组织），破坏后得到的无机离子均为高价态。本法的缺点是在破坏含氮杂环类有机化合物时不够完全。

2. 硝酸–硫酸法　该法可用于破坏大多数有机物质，无机金属离子均氧化成为高价态。但不适用于能与硫酸形成不溶性硫酸盐的金属离子的测定。

3. 硫酸–硫酸盐法　本法所用硫酸盐为硫酸钾或无水硫酸钠，加入硫酸盐的目的是提高硫酸的沸点，加速样品的完全破坏，并防止在加热过程中硫酸过早分解为三氧化硫而损失。经此法破坏后得到的元素离子多为低价态。本法常用于破坏含砷或锑的有机样品，破坏后可获得三价砷或三价锑。

（二）干法消化法

是高温灼烧灰化将有机物破坏以达到分解的目的。将适量样品放入瓷坩埚、镍坩埚或铂坩埚中，常加入助灰化的轻质氧化镁或少量无水碳酸钠等，混合均匀后，先用小火加热样品，使其炭化完全，然后置于高温炉中灼烧，使其完全灰化。本法不适用于破坏含易挥发性元素（如汞、砷等）的有机样品。本法特点是破坏彻底，操作简单，一次可以处理多个样品，但破坏时间长、温度高，对挥发性金属有机样品会造成损失。

应用本法时应注意以下几个问题：①加热灼烧时，将温度控制在420℃以下，避免某些待测金属化合物挥发。②灰化是否完全直接影响测定结果的准确性。若要检查灰化完全与否，可在放冷后的灰分中加入稍过量的稀盐酸–水（1∶3）或硝酸–水（1∶3）溶液，振摇。若呈现颜色或有不溶性有机物，将溶液在水浴上蒸干，小火炭化后灼烧。③为避免待测元素在挥发时损失，也可加入灰化辅助剂（如硝酸镁）。④经此法破坏所得的灰分往往不易溶解，切勿弃去。

（三）高压消解

是一种在高温高压下进行的湿法消解过程，即把样品和消解液（通常为混酸或混酸+氧化剂）放入合适的容器中，然后将容器置于保护套中密闭分解。本法的特点是不需要消耗大量的酸，减少了测定空白，可完全溶解复杂基体，避免待测挥发性元素的损失。

（四）微波消解

本法是利用微波的穿透性和激活反应能力，采用密闭装置，加热样品使反应温度升高，从而使有机物分解。此法可以极大地提高反应速率，使样品制备的时间缩短，并且反应条件易于控制，可提高制样精度，从而减少对环境的污染。应用微波消解系统制备样品时，消化时间仅需数十分钟。消化过程中由于消化罐处于完全密闭状态，尾气不会发生泄漏，也无需有毒催化剂及升温剂，避免了因尾气挥发而造成样品的损失。由于本法试剂用量小、污染小、消化时间短、易于控制反应条件、反应速率高、可控性高、消解完全、空白值低，因此是样品消解首选的方法。

二、样品的衍生化

衍生化是利用化学变换将化合物转化为具有类似化学结构的物质，其溶解度、沸点、熔点、聚集态或化学成分会产生偏离，从而产生可用于定量或分离的新化学性质。样品衍生化旨在将难以分析的物质转化为化学结构相似但易于分析的物质，以便于进一步的结构鉴定或分析。化学成分中含有活泼氢者如含有RCOOH、ROH、RNH、RNH-R等官能团均可被化学衍生化。如中药含量测定时受到检测方法的限制，为提高被测组分的热稳定性和挥发性，改善被测组分的色谱分离，以及提高被测物质的检测灵敏度和选择性，或通过常规色谱实现对映体的手性拆分，待测样品在分析前还必须进行化学衍生化反应。

衍生化的目的：提高样品检测的灵敏度，改善样品混合物的分离度、提高被测组分的稳定性等。进行化学衍生反应需满足以下要求：①反应迅速、条件简单，且能定量完成；②专属性良好，样品中的某个组分只形成单一衍生物，且反应副产物及过量的衍生试剂对被测样品的分离和检测无影响；③化学衍生试剂方便易得，通用性好。

衍生化技术的优势：①改善样品的气相色谱性质，如羟基、羧基的气相色谱特性不好；②提高样品的热稳定性；提高样品的分子量，有利于样品与基质分离；③改善样品的质谱行为；④分离手性化合物等。

衍生化技术的局限性：①柱上衍生化的方式可能损伤色谱柱；②某些衍生化试剂前处理步骤繁琐，需要使用氮气挥干；③衍生化彻底时会降低样品检测灵敏度；④衍生化试剂选用不当，产物分子量过大，导致分子离子峰碎片质量 m/z 超出扫描质量范围等。

衍生化的分类：根据在不同色谱中的应用将衍生化分为气相色谱衍生化和液相色谱衍生化。按衍生化反应发生在色谱分离之前还是之后进行，可将衍生化分为柱前衍生化和柱后衍生化。

（一）气相色谱衍生化

气相色谱法中化学衍生化的目的是：①提高成分的挥发性；②增加成分的稳定性；③生成非对映异构体。主要的衍生化反应有硅烷化（silylations）、酰化（acylations）、烷基化（alkylations）及不对称衍生化（diastereomers）等方法，其中以硅烷化法的应用最为广泛。

1. 硅烷化　硅烷化反应指物质中（如含羟基—OH、羧基—COOH、氨基—NH$_2$、巯基—SH及磷酸基团—H$_2$PO$_4$等）的活性氢被三甲基硅烷基团—Si（CH$_3$）$_3$取代后，形成极性低、挥发性高和热稳定性好的硅烷基衍生物的过程。常见活性氢硅烷化反应如下。

R—C（=O）—OH→R—C（=O）—O—Si（CH$_3$）$_3$

R—OH→R—O—Si（CH$_3$）$_3$

R—SH→R—S—Si（CH$_3$）$_3$

R—NH$_2$→R—N—［Si（CH$_3$）$_3$］$_2$

$$R_1—NH—R_2 \rightarrow R_1—N\left[SiSi\left(CH_3\right)_3\right]—R_2$$

常用的三甲基硅烷化试剂有：三甲基氯硅烷（trimethylchlorosilane，TMCS）、六甲基二硅烷（hexamethyldisilane，HMDS）和 N-三甲基硅咪唑（N-trimethysilylimidazole，TMSIM） 适用于羟基的硅烷化；N,O-双三甲基硅烷三氟乙酰胺 $\left[N,O\text{-bis}\left(trimethylsilyl\right)trifluoro\text{-}acetamide，BSTFA\right]$、$N$-甲基三甲基硅基三氟乙酰胺（$N$-methyltrimethylsilyl trifluoroacetamide，MSTFA）更适用于活性较弱的—NH和＝NH或空间位阻大的基团的化合物。

2. **酰化** 硅烷化反应指物质中（如含酰化反应、全称酰基化反应，为硅烷化的替代方法。主要用于氨基、羟基、巯基等化合物衍生物的制备，当引入含有卤离子的酰基时可显著提高电子捕获检测器（ECD）的灵敏度。酰化反应可用下列通式表示：$RCOZ+SH \rightarrow RCOS+HZ$ 通式中RCOZ为酰化剂，Z代表OCOR、OH、OR′ 等；SH为被酰化物，S代表RO 、R″ NH、Ar等。

酰化作用的优点：①保护不稳定基团，增加易氧化化合物（如儿茶酚胺）的稳定性；②提高糖类、氨基酸的物质挥发性；③有助于混合物的分离；④降低羟基、氨基、巯基的极性，改善化合物色谱性能（如减少色谱峰拖尾）等。

常用的配化试剂有酸酐、酰卤等酰化物，如三氟乙酸酐（trifluoroacetie anhvdride，TFAA） 、五氟丙酸酐（pentafluoropropionic anhydride，PFPA）、五氟苯甲酰氯（pentafluorobenzyl chloride，PF–BC）等。

常用的酰化方法包括乙酰化法和多氟酰化法等。

（1）乙酰化法 标准的乙酰化法是将样品溶于三氯甲烷（5ml）中，与0.5ml乙酸酐和1ml乙酸在5℃下反应2～6小时，真空除去剩余试剂。其中用于糖类分析时需以乙酸酐为乙酰化试剂，以乙酸钠为碱性催化剂进行乙酰化反应，同时吡啶、三乙胺、甲基咪唑等也可作为碱性催化剂。

（2）多氟酰化法 常用的多氟酰化试剂是三氟乙酰（TFA）、五氟丙酰（PFP）和七氟丁酰（HFB），其反应活性是TFA>PFP>HFB。多氟酰化反应的时间与多氟酰化试剂和目标化合物的活性有关。如麻黄碱和伪麻黄碱及其同系物与三氟乙酸酐（TFAA）在60℃下5分钟可完成反应；三环类抗抑郁药物与七氟乙酸酐（HFBA）在60℃下10分钟可完成反应；而哌可酸、脯氨酸、谷氨酸、γ-氨基丁酸的甲酯与HFBA需在120℃下反应20分钟完成。

3. **烷基化** 常用于具有羧基（R—COOH）、羟基（R—OH）、氨基（R—NH—R）等极性基团待测物的衍生化。常用的烷基化试剂有：碘甲烷（iodomethane）、重氮甲烷（diazomethane）、三甲基苯基氢氧化胺（trimethylphenylammonium hydroxide，TMAH）等。

4. **生成非对映异构体的衍生化** 使用不对称试剂与对映异构体反应，使对映异构体化学成分生成非对映异构体衍生物，然后用GC法进行分析测定。常用的不对称试剂有：（S）-N-三氟乙酰脯氨酰氯、（S）-N-五氟乙酰脯氨酰氯等。含氮原子的衍生化试剂不仅可以提高成分的挥发性，而且由于衍生化之后成分含有电负性强的氮原子，因此大大提高了电子捕获检测器对其检测的灵敏度。

例如气相色谱法测定鸦胆子中油酸的含量，校正因子测定为取油酸对照品适量，精密称定，加正己烷制成每1ml含3mg的溶液。精密量取5ml，置10ml具塞试管中，用氮气吹干，加入0.5mol/L氢氧化钾甲醇溶液2ml，置60℃水浴中皂化25分钟，至油珠全部消失，放冷，加15%三氯化硼乙醚溶液2ml，置60℃水浴中甲酯化2分钟，放冷，精密加入正己烷2ml，振摇，加饱和氯化钠溶液1ml，振摇，静置，取上层溶液作为对照品溶液。精密称取苯甲酸苯酯适量，加正己烷制成每1ml含8mg的溶液，作为内标溶液。精密量取对照品溶液和内标溶液各1ml，摇匀，吸取1μl，注入气相色谱仪，测定计算校正因子。

测定法为取本品粗粉约3g，精密称定，加入石油醚（60～90℃）30ml，超声处理（功率280W，频率42Hz）30分钟，滤过，滤液置50ml量瓶中，用石油醚（60～90℃）15ml，分次洗涤滤器和残渣，洗液滤入同一量瓶中，加石油醚（60～90℃）至刻度，摇匀。精密量取3ml，自"置10ml具塞试管中，用氮气吹干"起，同对照品溶液制备方法制备供试品溶液。精密量取供试品溶液和内标溶液各1ml，摇匀，吸取1μl注入气相色谱仪，测定，即得。

（二）液相色谱衍生化

液相色谱仪的衍生化技术是指将用通常检测方法不能直接检测或检测灵敏度比较低的物质与某种试剂（即衍生化试剂）反应，使之生成易于检测的化合物的过程。

1. 按衍生化方法分类　可分为柱前衍生化和柱后衍生化。

（1）柱前衍生化　是指将被测物转变成可检测的衍生物后，再通过色谱柱分离。这种衍生化可以是在线衍生化，即将被测物和衍生化试剂分别通过两个输液泵送到混合器里混合并使之立即反应完成，随之进入色谱柱；也可以先将被测物和衍生化试剂反应，再将衍生物作为样品进样；也可以在流动相中加入衍生化试剂，进样后，让被测物与流动相直接发生衍生化反应。

柱前衍生化的优点是衍生试剂、反应条件和反应时间的选择不受色谱系统的限制，衍生产物易进一步纯化，不需要附加的仪器设备。缺点是过程较繁琐，容易影响定量的准确性。

（2）柱后衍生化　是指先将被测物分离，再将从色谱柱流出的溶液与衍生化试剂在线混合，生成可检测的衍生物，然后导入检测器。柱后衍生的优点是操作简便，可连续反应以实现自动化分析。缺点是由于在色谱系统中反应，对衍生试剂、反应时间和反应条件均有很多限制，而且需要附加的仪器设备，如输液泵、混合室和加热器等还会导致色谱峰展宽。

2. 按生成衍生物的类型分类　HPLC最常用的检测器是紫外检测器和荧光检测器，近年来灵敏度较高的电化学检测器也得到了较快的发展。这些检测器均为选择性检测器，所以只能检测到某些结构的化合物。按生成衍生物的类型可分为紫外衍生化、荧光衍生化、电化学衍生化和手性衍生化等。

（1）紫外衍生化　很多化合物由于在紫外光区无特征吸收或紫外吸收很弱而不能被紫外检测，如单糖、大部分氨基酸等，用具有紫外吸收基团的衍生化试剂在一定条件下进行衍生化处理，使其生成具有紫外吸收的衍生物，从而可以被紫外检测器检测。常用的衍生化试剂有苯甲酰基溴和萘甲酰基溴、苦香胺类如对硝基苯胺、1-萘胺等；酰氯类如苯甲酰氯、3,5-二硝基苯甲酰氯等；异氰酸苯酯；2,4-二硝基苯肼；1-苯基-3-甲基-5-吡唑啉酮；取代苯甲酰氯类，如对甲氧基苯甲酰氯等；芳基磺酰氯类，如甲苯磺酰氯等；硝基苯类，如1-氟-24-二硝基苯等；异氰酸酯和异硫氰酸酯。

（2）荧光衍生化　荧光检测器是一种高灵敏度、高选择性的检测器，比紫外检测的灵敏度高10~100倍，适合痕量分析。对于一些无紫外吸收或紫外检测不灵敏的待测成分，如氨基酸、脂肪酸、生物碱、胺类、甾体类药物等，可与荧光衍生试剂反应，生成具有强荧光的衍生物，以达到痕量检测的目的。有的荧光衍生化试剂本身没有荧光，而其衍生物却有很强的荧光。衍生化技术不仅使液相色谱仪分析体系复杂化，而且需要消耗时间，增加分析成本，有的衍生化反应还需要控制严格的反应条件。因此，只有在找不到方便而灵敏的检测方法或为了提高分离检测的选择性时，才考虑用衍生化技术。常用的荧光衍生化试剂有邻苯二醛、荧胺和丹酰氯等。

（3）电化学衍生化　电化学检测器灵敏度高、选择性强，但只能检测具有电化学活性的化合物。如果目标化合物没有电化学性可以将其与电化学衍生试剂反应，使其转化成具有电化学活性的衍生物，以便在电化学检测器上被检测。常用的电化学活性基团包括氧化法检测的酚和芳胺及能用还原法检测的硝基苯。常用试剂包括酰氯和酸酐类试剂（如二硝基邻苯二甲酸酐）、二茂铁类试剂（如二茂铁异硫氰酸酯）、对氨基苯酚、对硝基苯肼、邻苯二醛、2,4-二硝基苯磺酸等。

（4）手性衍生化　采用手性衍生化试剂将待测物对映体转变为相应的非对映异构体，从而可以使用常规非手性HPLC法进行分离分析。手性衍生化试剂，亦称非对应衍生化试剂，主要分为三类：一类是伯胺和仲胺的衍生化试剂，如邻-甲基苯乙酰氨、（＋）-10-樟脑磺酰基-N-羧基-L-苯丙氨酸酐、（－）-α-甲氧基-α-甲基-1-萘基醋酸，1-萘乙基异硫氰酸酯等；第二类是伯醇和仲醇的衍生化试剂，如苄酯基-L-脯氨酸和双环己基碳二亚胺和咪唑、（＋）/（－）-2-甲基-1,1′-双-萘基-2-羧基腈等；第三类是羧基的衍生化试剂，如R-（－）/S-（－）-α-甲基-对硝基苯胺和草酰氯、2-氨基丁醇和草酰氯等。使用手性衍生法需要满足以下条件：待测物分子至少须有一个官能团供衍生；手性衍生化试剂对两个对映体反应选择性一致；反应条件温和、简便、完全；待测物与衍生化试剂间无消旋化发生；生成的非对映异构体应当容易裂解为原来的对映异构体。

目标检测

一、选择题

（一）A型题（最佳选择题）

1. 中药样品采集过程中抽样量一般应为检验需求的

    A. 4倍量   B. 3倍量   C. 2倍量

    D. 1倍量   E. 0.5倍量

2. 更适合提取苷元的溶剂为

    A. 乙醚   B. 甲醇   C. 水

    D. 丙酮   E. 乙醇

3. 重金属及有害元素检查是对中药进行安全性控制的检查项目之一，因其限量很低，其中的有机成分常会严重干扰测定，可以采用的有机破坏方法为

    A. 蒸馏法   B. 固相微萃取法   C. 消化法

    D. 超临界流体萃取法   E. 沉淀分离法

（二）B型题（配伍选择题）

    A. 浸渍法   B. 回流提取法   C. 连续回流提取法

    D. 超声辅助提取法   E. 微波辅助萃取法   F. 加速溶剂萃取法

    G. 水蒸气蒸馏法

4. 中药中含有热不稳定成分、挥发性成分或淀粉、果胶、黏液质较多的情况下，可以采用的提取方法为

5. 中药分析中，主要用于提取挥发性成分的方法为

6. 与传统的提取法相比，可以大大节省提取时间，甚至几分钟就可以达到传统提取几十分钟到几小时的提取效率，提取的化学成分也较传统方法多的方法为

7. 多使用低沸点溶剂，如乙醚、甲醇等，便于快速反复提取，且提取效率较高，溶剂用量少，提取杂质少；提取后溶剂可以直接进行后续操作无需过滤等处理的方法为

（三）X型题（多项选择题）

8. 实验室对已抽回的小样，进一步混匀后按规定取样，保证检验用样品的

    A. 安全性   B. 有效性   C. 均一性

    D. 代表性   E. 经济性

9. 为保证足够的提取效率，溶液提取法需要重点考虑的因素是

    A. 溶剂的极性   B. 料液比   C. 提取时间

D. 提取次数　　　　　　　E. 提取温度

10. 下列可能存在于阳离子交换树脂上的基团为

A. 磺酸基　　　　　　　B. 酚性羟基　　　　　　C. 磷酸基

D. 季铵　　　　　　　　E. 伯胺

二、问答题

1. 中药药材、饮片等固体样品在提取前应该进行粉碎，粉碎的粒度是越小越好吗？为什么？

2. 简述常用的样品浓缩技术与方法，以及其适用的范围。

第六章 中药质量标准的制定

第一节 中药质量标准制定的主要内容

PPT

 学习目标

1. 掌握中药质量标准的内容。
2. 熟悉中药鉴别、检查和含量测定的常用方法、技术手段以及其应用。
3. 了解不同中药及其制剂、中药配方颗粒、经典名方等质量标准的制定。
4. 学会应用有关理论和方法指导中药质量标准研究。
5. 培养根据中药及其制剂、中药配方颗粒和经典名方的特点合理制定质量标准的能力。

中药质量标准是中药研究的重要内容，其研究应遵循中医药发展规律，坚持继承和创新相结合，体现药品质量全生命周期管理的理念；在深入研究的基础上，运用现代科学技术，建立科学、合理、可行的质量标准，保障药品质量可控。

一、基本原则

（一）坚持提高药品质量、维护公众健康的原则

药品标准应贯彻落实科学监管理念，支持国家药品监督管理发展的需要，保障药品质量与用药安全，维护人民健康，促进我国医药事业的健康发展。

（二）坚持继承、发展、创新的原则

坚持继承与发展相结合，鼓励自主创新，加大自主知识产权标准的研究力度，促进科学研究与标准化工作的有效结合，提高我国药品标准中自主创新技术含量，使我国医药领域的自主创新技术通过标准快速转化为生产力，提高我国药品的国际竞争力。

（三）坚持科学、实用、规范的原则

制定、修订药品标准时，应充分考虑来源、生产、流通及使用等各个环节影响药品质量的因素，设置科学的检测项目、建立可靠的检测方法、规定合理的判断标准；在确保能准确控制质量的前提下，应倡导简单实用；药品标准的体例格式、文字术语、计量单位、数字符号以及通用检测方法等应统一规范。

（四）坚持质量可控性原则

药品标准适用于对合法生产的药品质量进行控制。所建立的检测方法应专属、准确、精密。

（五）坚持标准先进性原则

药品的质量标准，应充分反映现阶段国内外药品质量控制的先进水平，对于多企业生产的同一品

种，其标准的制定应在科学合理的基础上，坚持就高不就低的标准先进性原则。

（六）坚持标准发展的国际化原则

注重新技术和新方法的应用，积极采用国际药品标准的先进方法，加快与国际接轨的步伐。促进我国药品标准特别是中药标准的国际化。

> **? 思考**
>
> 中药质量标准的特点和发展趋势有哪些？

> **药知道**
>
> 2016年12月25日，十二届全国人大常委会第二十五次会议审议通过了《中华人民共和国中医药法》，自2017年7月1日起施行。《中医药法》第一次从法律层面明确了中医药的重要地位、发展方针和扶持措施，为中医药事业发展提供了法律保障。《中医药法》对实践中存在的突出问题作了有针对性的规定，有利于规范中医药从业行为，保障医疗安全和中药质量。该法的通过对中医药事业发展具有里程碑的重要意义。
>
> 中药质量标准研究是中药新药研究的重要部分，完善的质量标准是保证中药安全有效和质量可控的基础。基于中药新药研究的全生命周期管理，2020年10月，国家药品监督管理局药品审评中心发布了《中药新药质量标准研究技术指导原则（试行）》，该指导原则提出了中药新药质量标准研究的基本原则和要求，为中药质量标准的研究和制定提供了科学参考。

二、中药质量标准

（一）中药材与饮片

中药材（饮片）质量标准正文按名称、来源、性状、鉴别、检查、含量测定、炮制、性味与归经、功能与主治、用法与用量、注意、贮藏等顺序编写。

饮片的标准内容单列，但来源简化为"本品为××的炮制加工品"，并增加【制法】项，收载相应的炮制工艺。饮片的【性味归经】【功能主治】如有改变，应收载炮制品的性能。列在药材【炮制】项下的饮片，不同于药材的项目应逐项列出，如制法、性状、含量测定等，并须明确规定饮片相应项目的限度。有关项目内容的技术要求如下。

1. 供起草用样品要求　收集样品前，应考证该品种的来源、产地、资源情况（写入起草说明）。收集的样品应具有代表性，应选择在主产区收集，如有道地产区则选择在道地产区收集，避免在迁地保存区（如标本园）采集；药材样品产地加工遵循传统方法；对于容易区分的多基原品种，每种基原收集3～5批样品，单基原品种应收集10批以上（道地产地样品不少于2～3批）。避免由同一供货渠道收集实际为一批样品的"多批样品"。同时还应注意收集易混伪品供比较研究用。

收集的药材样品应标明产地（如有可能标明野生或家种）、收集地、收集时间等。新增药材品种要求附带两份腊叶标本，并经相关专家签名鉴定。饮片样品应由通过GMP认证的全国不同省份的饮片加工企业提供（同时收集对应生产饮片的原药材），并标明生产企业、生产批号及炮制工艺等相关信息。

收集到的样品应由专家予以鉴定，药材鉴定时要注意品种的变异情况，每份样品均应标明鉴定人

（并写入起草说明中）。样品量除满足起草研究、留样观察外，还应有不少于3倍检验量的样品供复核用。

2. 名称 中药材名称包括中文名、汉语拼音及拉丁名，按《中药及天然药物命名原则》有关规定命名。炮制品的名称应与药材名称相呼应，如炙黄芪、蜜麻黄、熟地黄。

3. 来源 包括原植（动）物的科名、植（动）物的中文名、拉丁学名、药用部位、采收季节、产地加工和药材传统名称；矿物药包括该矿物的类、族、矿石名或岩石名、主要成分及产地加工。

单列炮制品的来源简化为"本品为××的炮制加工品"，并增加【制法】项，收载相应的炮制工艺。

（1）新增入《中国药典》的中药材应进行原植物的鉴定，并提供腊叶标本和药材复核，同时在起草说明中提供本草考证、药用资源调查、基原鉴定以及临床应用情况等有关研究资料。

（2）采收时间和方法 采收时间与药材质量有密切关系，故对采收时间应进行考察，并在起草说明中列入考察资料。《中国药典》（2020年版）未收载的新增药材品种，要对采收时间做重点考察。

（3）产地加工 主要规定药材采收后进行加工处理的基本要求。

4. 性状 主要指药材、饮片的形状、大小、表面（色泽、特征）质地、断面、气味等特征。按药材、饮片的实际形态描述，描述主要特征，文字简练，用语准确。

5. 鉴别 系指鉴别药材、饮片真伪的方法，包括经验鉴别、显微鉴别、理化鉴别。所建立的鉴别项目应符合总则的要求，并应尽可能区别同类相关品种或可能存在的易混淆品种。对无专属性、重现性差的项目，不予收载。

（1）经验鉴别 是用传统的实践经验，对药材、饮片的某些特征，采用直观方法进行鉴别真伪的方法。

（2）显微鉴别 系指用显微镜对药材、饮片的切片、粉末、解离组织或表面制片的显微特征进行鉴别的一种方法。

凡有下列情况的药材、饮片，应尽量规定显微鉴别：①组织构造特殊或有明显特征可以区别类似品或伪品的；②外形相似或破碎不易识别的；③某些常以粉末入药的毒性或贵重药材、饮片。

鉴别时选择具有代表性的样品，根据鉴定的对象与目的，参照显微鉴别法（通则2001）选用不同的试剂制备组织、表面或粉末显微切片进行观察。对植物类中药，如根、根茎、藤茎、皮、叶等类，一般制作横切片观察，必要时制纵切片；果实、种子类多制作横切片或纵切片观察；木类药材制作横切片、径向纵切片及切向纵切片三个面观察。观察粉末类药材或药材粉末特征时，制作粉末装片。

显微粉末鉴别，通常观察并记载药材细粉（过5号筛）的特征，但观察药材粉末，尤其是腺毛、非腺毛、纤维、导管等细长特征时，也可取过4号筛的药材粉末观察。

对于多基原药材或易混淆品应注意考察显微特征是否一致，在组织构造和粉末特征研究的基础上，确定显微特征的相同和不同点，并说明其专属性。

显微鉴别书写时可省略制片过程，简写成"取本品，置显微镜下观察"，之后描述各药材的显微特征，力求准确规范。起草说明中还应附上清晰的显微特征照片、图注和放大倍数。

（3）理化鉴别 包括物理、化学、光谱、色谱等方法。根据药材、饮片中所含化学成分而规定。必须注重方法的专属性及重现性，中药材因成分复杂，干扰物质多，一般理化鉴别、光谱鉴别方法很难符合专属性的要求，因此，除矿物药材及炮制品外，原则上不予采用。

化学试验所用试液，应尽量采用药典通则中已收载的，药典未收载的用括号写明配制方法或在标准正文后加注。

1）一般理化鉴别 在明确鉴别成分或成分类别时，应选择专属性强及反应明显的显色反应、沉淀反应、荧光现象等理化鉴别。选择显色反应、沉淀反应，一般选择1～2项，供试液应经初步分离提取，以避免出现假阳性的结果。

选择荧光特征鉴别时，可采用药材新的切面（或粉末），置紫外光灯下直接观察，或药材、饮片经过提取处理后直接观察，或将溶液滴在滤纸上观察，使用波长根据实际应用标明。注意荧光颜色描述应尽量准确。荧光鉴别的收载应慎重，需观察药材、饮片放置不同时间引起的荧光变化情况。

凡一般鉴别试验（通则0301）有规定的鉴别反应，在正文中应明确使用方法，同时说明供试品溶液的制备方法。

2）光谱鉴别　矿物药的某些光谱特征，可作为鉴别的依据。

其他药材、饮片无法建立专属性鉴别时，如含有的化学成分在紫外或可见光区有特征吸收光谱，也可作为鉴别的依据。鉴别特征可采用最大吸收波长，如有2~3个特定吸收波长时，可测定各波长吸收度的比值。

3）色谱鉴别　是利用薄层色谱、气相色谱或液相色谱等对中药材、饮片进行真伪鉴别的方法。薄层色谱法具有专属性强、快速、经济、操作简便、重现性好等优点而被广泛采用；气相色谱与高效液相色谱鉴别一般用于薄层色谱分离度差、难以建立有效鉴别方法的样品，其条件一般不采用与含量测定相同的色谱条件进行，因为含量测定色谱条件的建立只考虑单一的被测成分，而鉴别需要获得能表征该品种有别于其他品种的整体特征，因此气相色谱与高效液相色谱在鉴别中主要用于多植物来源的种间和种内或难鉴别易混淆药材特征图谱的鉴别。

①薄层色谱法：对于多基原药材、饮片的色谱行为是否一致，要重点考察，在化学物质研究的基础上，确定其色谱行为的相同和不同点，说明所选择条件的专属性。考察不同植物来源对照药材的色谱差异，提供考察色谱图。如果多植物来源对照药材的色谱行为差异大，应明确所使用对照药材的植物来源。

②液相色谱法：可用于药材的特征或指纹图谱鉴别。当药材存在易混淆品、伪品而显微特征或薄层色谱又难以鉴别时，可考虑建立药材的特征或指纹图谱鉴别。

③气相色谱法：适用于含挥发性成分药材、饮片的鉴别，采用气相色谱法建立特征或指纹图谱的要求可参照总则和液相色谱法的相关要求。

6. 检查　指对药材、饮片的含水量、纯净程度、有害或有毒物质、浸出物进行的限量或含量检查。应根据药材、饮片的具体情况规定检查项目，制定能真实反映其质量的指标和限度，以确保安全与有效。

若产地加工中易带进非药用部位的应规定杂质检查；易夹带泥沙的须做酸不溶性灰分检查；一般均应有水分、灰分检查；栽培药材，还应提供重金属及有害元素、农药残留量等研究资料，必要时在正文中作相应规定；易霉变的品种应增加黄曲霉毒素检查；某些品种还需进行二氧化硫残留量检查。

凡通则中同一检查项下收载多个方法的，应在标准中明确具体试验方法，同时描述供试品溶液制备方法。

在制定限度时注意应使用代表性样品来积累数据，确定切实可行的限度。常见的检查项目如下。

（1）杂质　指药材中混存同一来源，但其性状或部位与规定不符或无机杂质，如砂石、泥块，以及其他与该品种来源不相符合的物质。根据药材的具体情况考虑是否收载，方法照杂质检查法（通则2301）。如采用特殊方法进行杂质检查，应给出具体方法，如麝香采用显微镜检法、蒲黄采用筛分法等。

（2）水分　水分过高或易吸湿容易引起发霉变质的中药材、饮片，一般应规定水分检查。制定水分限度应考虑南北气候、温度、湿度差异较大以及药材包装、贮运的实际情况。方法照水分测定法（通则0832），应标明第 × 法。

（3）灰分　包括总灰分、酸不溶性灰分，根据药材、饮片的具体情况，可规定其中一项或两项。凡易夹杂泥沙、炮制时也不易除去的药材或生理灰分高的药材（测定值大于10%，酸不溶性灰分测定值超过2%），除规定总灰分外还应规定酸不溶性灰分。

（4）重金属及有害元素　根据栽培药材及其饮片的具体情况，可规定重金属及有害元素的检查。测定方法照铅、镉、砷、汞、铜测定法（通则2321）。

（5）膨胀度　是某些药材膨胀性质的指标，系指按干燥品计算，每1g药材在水或其他规定的溶剂中，在一定的时间与温度条件下膨胀后所占有的体积毫升数。主要用于含黏液质、胶质和半纤维素类的药材。测定方法照膨胀度测定法（通则2101）。

（6）酸败度　酸败是指油脂或含油脂的种子类药材、饮片，在贮藏过程中，与空气、光线接触，发生复杂的化学变化，产生特异的刺激臭味（俗称哈喇味），即产生低分子化合物醛类、酮类和游离脂肪酸，从而影响了药材的感官和内在质量。本检查通过酸值、羰基值或过氧化值的测定，以控制含油脂的种子类的酸败程度。方法照酸败度测定法（通则2303）。

（7）农药残留量　系指施用的农药残存在生物体和环境中的农药原体、有毒代谢物，降解物和杂质的总称。为了确保用药安全，对中药成方制剂和单味制剂中使用较多、用药时间较长、药食两用、儿童用药及进出口较多的中药材品种，应根据中国农药施用的实际情况，和各类农药的理化性质、残留期长短、降解物及其毒性等情况（重点针对常用、禁用、剧毒及土壤及水环境中难于降解且易残留农药品种），建立合适的检测项目。测定方法照农药残留量测定法（通则2341）。

（8）其他检查　系指除药典通则定的各项检查以外，其他还应视情况规定具有针对性的检查，如伪品、混淆品、色度、吸水性、发芽率等和某些含毒性成分的药材、饮片的限量检查。

（9）浸出物　系指用水、乙醇或其他适宜溶剂，有针对性地对药材、饮片中相应的有效类物质进行测定，根据采用溶剂不同分为水溶性浸出物、醇溶性浸出物及挥发性醚浸出物等。适用于尚无法建立含量测定，或虽已建立含量测定、但所测定成分与功效相关性差或含量低的药材和饮片，以便更好地控制质量。测定方法照浸出物测定法（通则2201）测定，并注明所用溶剂。含量按药材、饮片的干燥品计算。

7. 含量测定　系指用化学、物理或生物的方法，对药材含有的有效成分、指标成分或类别成分进行测定，以评价其内在质量的项目和方法。

（1）测定成分的选定　应首选有效或活性成分，如药材、饮片含有多种活性成分，应尽可能选择与中医用药功能与主治相关成分。为了更全面控制质量，可以采用同一方法测定两个以上多成分含量，一般以总量计制定含量限度为宜。对于尚无法建立有效成分含量测定，或虽已建立含量测定、但所测定成分与功效相关性差或含量低的药材和饮片，而其有效成分类别又清楚的，可进行有效类别成分的测定，如总黄酮、总生物碱、总皂苷、总鞣质等的测定；含挥发油成分的，可测定挥发油含量。

某些品种，除检测单一专属性成分外，还可测定其他类别成分，如五倍子测定没食子酸及鞣质；姜黄测定姜黄素及挥发油含量等。应选择测定药材、饮片所含的原形成分，不宜选择测定水解成分。不宜采用无专属性的指标成分和微量成分（含量低于万分之二的成分）定量。

（2）含量测定方法　常用的有经典分析方法（滴定法、重量法）、紫外–可见分光光度法、高效液相色谱法、薄层色谱扫描法、气相色谱法、其他理化检测方法以及生物测定法等。

（3）含量测定方法验证　含量测定应进行分析方法验证，确认其可行性，验证方法按分析方法验证指导原则（通则9101）执行。验证内容有准确度（即回收率试验）、精密度、线性、范围、耐用性等。

（4）含量限（幅）度的制定　应根据药材、饮片的实际情况来制定。一般应根据不低于10批样品的测定数据，按其平均值的±20%作为限度的制定幅度，以干燥品来计算含量；毒性药材、饮片要制定限度范围，根据毒理学研究结果及中医临床常用剂量，确定合理的上下限数值。

所测定成分为有效成分时可只规定下限。所测定成分为有毒成分时可做限量检查，只规定上限。所测定成分为有毒成分同时又为有效成分时必须规定幅度，如马钱子："本品按干燥品计算，含士的宁（$C_{21}H_{22}N_2O_2$）应为1.20%~2.20%"。凡含有两种以上的有效成分，而且该类成分属于相互转化的，可规定两种成分之和，如苦参："本品按干燥品计算，含苦参碱（$C_{15}H_{24}N_2O$）和氧化苦参碱（$C_{15}H_{24}N_2O_2$）的总量，不得少于1.2%"。多植物来源的药材、饮片，如外形能区分开而其含量差异又较大者，可制定两个指标，如昆布："本品按干燥品计算，海带含碘不得少于0.35%；昆布含碘不得少于0.20%"。

（二）植物油脂和提取物

系指从中药材或饮片及其他药用植物中制得的挥发油和油脂、粗提物、有效部位、组分提取物和有效成分。

1. 名称　包括中文名、汉语拼音名及拉丁名。挥发油和油脂命名以药材名加"油"构成；粗提物命名以药材名加提取溶剂加"提取物"构成。提取溶剂为水时可省略为药材名加"提取物"构成；有效部位、组分提取物命名以药材名加有效部位、组分名构成。如有效部位、组分是由两类成分构成，均应在名称中体现，如银杏酮酯。

2. 来源　多基原药材提取物应固定一个基原，如必须采用两种以上基原植物的，必须固定相互间的比例，并说明其以何种中药或药用植物加工制得。

需写明该中药或药用植物的原植（动）物科名、植（动）物 中文名、拉丁学名、药用部位，有效成分应写出分子式、分子量和结构式，挥发油和油脂要写明简要提取方法。

3. 制法　挥发油和油脂、有效成分不写制法；粗提物和有效部位、组分提取物应列制法项。包括药材名称、用量、前处理方法、使用溶剂、提取方法、提取次数、浓缩方式等，应研究得率的范围，但对制成总量不作规定。

应对药材的前处理方法进行研究，包括粉碎、切制等。

应考察提取工艺所采用溶剂、提取方法、提取次数等主要参数、浓缩的方法与指标、分离纯化的方法与主要参数。

（1）采用水煮醇沉工艺的制法项下，应规定煎煮次数与每次煎煮的时间、浓缩的指标、乙醇用量或含醇量（%）、放置条件与时间等。

（2）采用醇提工艺的制法项下应规定加热回流提取所用乙醇的浓度、回流次数、每次回流的时间等。

（3）采用渗漉法提取工艺的制法项下应规定渗漉所用溶剂种类、浸渍时间、渗漉速度、渗滤液收集量等。

（4）采用浸渍工艺的品种，制法项下应规定浸渍溶剂的名称、浓度、用量与浸渍的方法与时间。

（5）采用活性炭处理的品种应注明其来源和活性范围、使用次数与用量。

（6）使用吸附树脂进行分离纯化工艺的品种，应注明吸附树脂的名称与型号，洗脱溶剂、用量与方法。

（7）考察提取液的浓缩干燥方法、应控制的浓缩指标（如测定相对密度）干燥所需温度与时间等。

4. 性状　挥发油和油脂应规定外观颜色、气味、溶解度、相对密度和折光率等；粗提物和有效部位提取物应规定外观颜色、气味等；有效成分提取物应规定外观颜色、溶解度、熔点、比旋度等。

5. 鉴别　提取物因为已经不具备原药材形态鉴别的特征，所以除应符合总论中的鉴别要求之外，还应建立特征或指纹图谱。

提取物特征或指纹图谱技术要求除应符合总则和上述中药材特征或指纹图谱研究的主要内容外，还应在建立中药提取物特征或指纹图谱的同时建立药材的相应图谱。并对中药提取物与原药材之间的相关性要进行分析。

提取物图谱的建立应重点考察主要工艺过程中谱图的变化；在对药材产地、采收期、基原调查基础上建立药材图谱。药材与中药提取物特征或指纹图谱应具相关性，提取物图谱中的特征或指纹峰在药材的色谱图上应能指认。

提取物应采用对照品或对照提取物作对照（挥发油和油脂的特征或指纹图谱可以选择参照物或上述对照物质，或其中的有效成分、特征成分或主成分）。原则上应根据所含主成分进行相关表征，并体现在特征或指纹图谱中，要求至少指认其中3个有效成分、特征成分或主成分并对其比例作出规定。对色谱峰个数、指认色谱峰的相对保留时间和相对峰面积进行规定或用相似度评价软件规定其相似度。

6. 检查 检查项下规定的各项内容系指提取物在生产、贮藏过程中可能含有并需要控制的物质，包括安全性、有效性、均一性与纯度要求。应根据原料药材中可能存在的有毒成分、生产过程中可能造成的污染情况、剂型要求、贮藏条件等建立检查项目，检查项目应能真实反映中药提取物质量，并确保安全与有效。

检查项一般应根据剂型的情况选择以下项目进行研究：相对密度、酸碱度或pH、乙醇量、水分、灰分、总固体、干燥失重、碘值、酸败度、炽灼残渣、酸值、皂化值、有毒有害物质检查（重金属与有害元素、农药残留、有机溶剂残留、大孔树脂残留物等）等。

提取物的检查项应视具体情况按上述要求进行，对于有效成分提取物，应对主成分以外的其他成分进行系统研究，阐明化学组成，并规定相关物质检查，其要求同化学药原料药。

作为注射剂原料的提取物检查项除上述检查项外，还应对其安全性等的检查项进行研究，项目包含色度、酸碱度、水分、总固体、蛋白质、鞣质、树脂、草酸盐、钾离子、有害元素（铅、镉、汞、砷、铜）溶剂残留等，按照相应注射剂品种项下的规定选择检查项目，并列出控制限度。

7. 含量测定 提取物含量测定除总论中的要求之外，应进行相关成分的含量测定并制定上下限；对于有效部位、组分提取物必须建立成分类别的含量测定。

8. 稳定性研究 提取物属制剂中间体，应对光照、温度、湿度（包括含水量）等因素对其影响做稳定性考察研究，一般按照原料药物与制剂稳定性试验指导原则（通则9001）进行。

9. 包装与贮藏 应对直接接触提取物的包装材料和贮藏条件进行考察。

（三）中药成方制剂

质量标准正文按名称、处方、制法、性状、鉴别、检查、含量测定、功能与主治、用法与用量、注意、规格、贮藏等顺序编写，有关项目内容的技术要求如下。

1. 基本要求

（1）供起草标准用样品的要求

1）制定标准所用样品应有代表性。至少收集10批样品，供试验研究用的应尽量收集不同厂家的样品（5家企业以内的应尽可能收集每家企业的样品，5家以上企业的应至少收集5～10家企业生产的样品。）

2）试验用样品应是采用合格药材、依法生产的样品。多企业生产的品种要注意工艺统一。

3）对于具有多种不同规格的品种，尽量收齐全部规格的样品。

4）阴性对照系指生产单位按处方除去被测定的药味，按制法制备的样品，注意应包括所有的辅料和工艺步骤，制成量应与原标准相符。

（2）起草内容要求

1）起草单位应严格按照标准研究课题任务书中规定的项目逐一进行研究。

2）起草单位还应对原标准中收载的项目进行考察、修订和规范。

2. 技术要求

（1）名称　药品名称应符合《中药及天然药物命名原则》。《中国药典》已收载品种名称原则上不作更改。新增品种名称若不符合要求确需修改的，须提出充分理由，并应按命名原则推荐至少两个经过查询没有与已批准标准中的名称重名的名称供审核用。新增品种无剂型名或剂型名与剂型不符的应对剂型名进行相应的补充和修改。与药典收载品种同方异名的应按药典名称进行规范，与药典同名异方的应更名或按药典规范处方。

（2）处方　成方制剂中含有《中国药典》（2020年版）未收载的药材均应在起草说明中注明所执行的标准，如中药材部颁标准、进口药材标准、民族药标准、地方药材标准等并附标准复印件。无药材标准的应制定地方药材标准一并上报。药材标准内容原则上应符合上述中药材标准制定有关技术要求。凡不符合要求的现行标准均应按上述要求补充完善。《中国药典》原则上不再使用和收载濒危药材，经特殊批准的个别品种仅作为注册标准使用，因此药典成方制剂中原使用麝香、牛黄的品种均应改为"人工麝香""人工牛黄"等。

属于药典分列的品种或易混淆品种，应注意核对和明确所用药材品种，不同剂型的系列品种处方药材品种应一致。属于濒危物种或商品匮乏的药材，若需减去或替换应按相关要求进行并按药品注册管理办法申报，经批准后方可列入《中国药典》。处方药味以提取物（浸膏）表述的，其制法如与药典已收载的提取物标准相同，则应使用药典提取物名称，执行该提取物标准；若与药典标准不同或药典未收载，则应将该提取物标准列于标准正文之下。

（3）制法　制法项下按实际生产情况简要表述工艺流程的主要步骤、主要技术参数与规定的制成量（以1000为单位）。但在起草说明中应详细列出完整的生产工艺和全部技术参数。

制法内容应符合药典"制剂通则"各剂型有关规定。一般应明确提取溶剂的名称、提取方法、分离、浓缩、干燥的方法与主要参数。水煮醇沉工艺应规定醇沉前药液的相对密度，乙醇用量或含醇量（%）。醇提工艺应规定所用乙醇的浓度。渗漉法提取工艺应规定渗漉所用溶剂种类、浓度、渗滤液收集量等。浸渍提取工艺应规定浸渍溶剂的名称、浓度、用量与浸渍的方法与时间。活性炭处理提取液时应规定处理的次数与每次的用量；采用澄清剂处理时应规定澄清剂的名称和处理方法；使用吸附树脂进行分离纯化工艺的品种，应写明吸附树脂的名称与型号，洗脱溶剂的种类与洗脱方法。应规定成型工艺中各种制剂辅料的名称与用量，仅用于调整制成量的淀粉、糊精等辅料可不固定用量。辅料及添加剂应使用标准规定的名称，药典未收入标准的应附相应的质量标准。蜜丸中蜂蜜加入量可以规定为一定范围。大蜜丸、小蜜丸、水蜜丸、水丸等通常可作为同一丸剂的不同规格列入同一品种项下。

（4）性状　外观性状是对药品的颜色和外表感官的描述。性状项下一般应写明品种的外观形状、色、嗅、味等。多企业生产的品种应注意收集不同企业的样品，对制剂颜色的描述可根据样品的情况规定一定的色度范围。注意按照丸剂（通则0108）的规定，根据制法和规格对蜜丸、水蜜丸、水丸、糊丸、蜡丸、浓缩丸（蜜丸、水丸、水蜜丸）等准确分类并在性状中明确。

（5）鉴别　制剂中各药味的鉴别方法应尽量与其药材质量标准的鉴别方法相对应，如因其他成分干扰或制剂的提取方法不同，不能采用与药材相同的鉴别方法时可采用其他鉴别方法，应在起草说明中予以阐明。同方不同剂型的制剂其鉴别方法应尽量保持一致。处方中含多来源植物药味的，其鉴别用对照药材必须明确来源，应考察不同来源对照药材的色谱图。若不同来源的对照药材图谱差异较大，则不适合采用该对照药材作鉴别对照，除非处方中该药味固定药材来源。

1）显微鉴别　首选《中国药典》（2020年版）成方制剂中已有规定的该药味的显微特征，如果确有干扰，可选用其他显微特征或改用其他鉴别方法。标准所列的显微特征应易于检出，对镜检出现概率低于60%的（制片5张，可检出规定特征的应不少于3张），或镜检难度大的，且已有该药材TLC鉴别的，可不作正文规定。对不易观察或无专属性的显微特征不要列入。对于多来源的药材，建议采用共有的组织、细胞或内含物特征描述。药典成方制剂药材粉末通常以细粉（小于180μm）投料，应注意显微鉴别项下的特征的大小与药材细度尽量相一致。也有例外，如生血丸，制法项下规定药材粉末粒度为细粉，然而显微鉴别项下又有种皮栅状细胞成片，80～213μm；针晶80～240μm（大于180μm），长度超过了药典有关细粉的粒度规定。但是由于大小有一范围，且细长的特征也可通过较细的筛，所以也认可。

中成药是有多种药材组成的复方，难免几种药材具有相似的显微特征，因此首先应选择被检药材特有但与其他药材区别大的特征。单一药材粉末的主要特征有时不一定能作为鉴别依据，而某些较为次要的特征有时却能起到重要的鉴别作用。因此在选取处方各药味显微特征时要考虑：一是在该处方中的专一性，二是尽可能对处方外的药材也可排除，并且范围越大越好。

2）理化鉴别　应选择专属性强、反应明显的显色反应、沉淀反应等鉴别方法，必要时写明化学反应式。一般用于制剂中的矿物药或某一化学成分的鉴别，尽量避免用于中药复方制剂中共性成分的鉴别。

①薄层色谱鉴别：使用对照药材应保证药材的主斑点在样品中均有对应的斑点（可参照制法对药材进行前处理），供试品色谱中不能只有对照药材色谱中的1～2个次要斑点相对应。尽可能采取一个供试液多项鉴别使用的薄层色谱方法，达到节约资源、保护环境、简便实用的目的。

②气相色谱法鉴别：处方中有多种药味含挥发性时，尽可能在同一色谱条件下进行鉴别，若用挥发油对照提取物对照，相关组分的峰应达到良好分离，保证结果的重现性。

③特征或指纹图谱鉴别：成方制剂特征或指纹图谱技术要求除应符合总则和上述中药材、提取物相关的特征或指纹图谱研究的主要内容外，还应同时建立药材、中间体的相应图谱。并需对成方制剂与原药材与中间体之间的相关性进行分析。

原药材、中间体、成方制剂特征或指纹图谱应具相关性，药材图谱中的特征或指纹峰在中间体和制剂的色谱图上应能指认。

应采用对照品或对照提取物作对照物。对色谱峰多的样品，对照品最好能设立2～3个，以便对照图谱定位。特征或指纹图谱中具有特殊意义的峰应予以编号，对色谱峰个数及指认色谱峰的相对保留时间作出规定。

（6）检查　制定制剂通则项下各剂型规定的检查项目的限度值，如相对密度、pH、乙醇量、总固体、软化点、黏附力、折光率、喷射速率、喷射试验、注射剂有关物质、注射剂安全性检查等。

明确各品种需规定的检查项目，如水分、炽灼残渣、重金属及有害元素、农药残留量、有毒有害物质、有机溶剂残留量、树脂降解产物检查等。制定各品种质量标准时，应考察检查方法对所测品种的适用性，一般应明确规定使用第几法并说明使用该方法的理由。药典未收载的剂型根据剂型和用药需要制定相应的检查项目。

①浸出物（提取物）测定：根据成方制剂中主要成分的理化性质选择合适的溶剂有针对性地对某一类成分进行浸出物测定，达到质量控制的目的，应注意避免辅料的干扰。含糖等辅料多的剂型对浸出物的测定有一定影响，一般不建议使用乙醇或甲醇作为浸出溶剂，可根据所含成分选用合适的溶剂。

②含量均匀度检查：单一成分的制剂或中西合方制剂中的化学药应检查含量均匀度。含有毒性药材的制剂，原则上应制定有关毒性成分的检查项目，以确保用药安全。生产过程可能造成重金属和砷盐污染的中药制剂，使用含有矿物药、海洋药物、地龙等动物药及可能被重金属和砷盐污染的中药材生产的

中药制剂，应制定重金属和砷盐的限量检查。其方法应采用铅、镉、砷、汞、铜检查法，中药注射剂应制定铅、镉、砷、汞、铜检查项，含雄黄、朱砂的制剂应采用专属性的方法对可溶性砷、汞进行检查并制定限度，严格控制在安全剂量以下。

使用乙酸乙酯、甲醇、三氯甲烷等有机溶媒萃取、分离、重结晶等工艺的中药制剂应检查溶剂残留量，规定残留溶剂的限量，检测方法按照《中国药典》（2020年版）"残留溶剂测定法"方法检查。工艺中使用非药用吸附树脂进行分离纯化的制剂，应控制树脂中残留致孔剂和降解产物。根据吸附树脂的种类、型号规定检查项目，主要有苯、二甲苯、甲苯、苯乙烯、二乙基苯等。检测方法、分析方法验证与"有机溶媒残留量"项下相同。

（7）含量测定　系指用化学、物理或生物学的方法，对中药制剂处方中的君药、臣药、贵细药及毒性药中的已知有效成分、活性成分、有毒成分、各类别成分或组分进行测定，以评价制剂工艺的稳定性与成品质量。

1）测定成分的选定　应首选制剂处方中的君药、臣药、贵细药及毒性药中的有效成分进行含量测定；如处方中君药、臣药、贵细药及毒性药的有效成分不明确或无专属性方法进行测定时，也可选择组方中佐、使药或其他能反映药品内在质量的成分进行含量测定。若处方中含有化学药成分应进行含量测定。如被测成分与其他性质相近的成分难以分离或提取分离方法过于繁琐，可以测定相应成分的总量再以某一主成分计算含量。为了更全面控制中药制剂质量，可以分别测定两个以上单一有效成分的含量；也可以测定单一有效成分后再测定其类别成分总量，如总黄酮、总生物碱、总皂苷、总鞣质等。尽量与药材测定成分相对应，以便更有效地控制质量。

2）系列品种的质量标准应尽可能统一　如选用相同的检测方法及指标。天然产物中相互转化的产物可分别测定，以总量制定限度。如苦参碱和氧化苦参碱以总量计算。测定成分应注意避免测定分解产物、不稳定成分、无专属性成分或微量成分。

3）含量限度的确定　含量限度应根据中药制剂实测结果与原料药材的含量情况确定。尽可能多的测定数据才有足够的代表性，至少应有10批样品与原料药材数据为依据，一般原粉入药的转移率要求在90%以上。有毒成分及中西药复方制剂中化学药品的含量应规定上下限，上下限幅度应根据测试方法、品种情况、转移率及理论值确定，一般应在 ±5% ~ ±20%，并在安全有效范围内，制定上下限应有充分依据。

（8）生物活性测定　一般包括生物效价测定法和生物活性限值测定法。由于现有的常规物理化学方法在控制药品质量方面具有一定的局限性，鼓励探索开展生物活性测定研究，建立生物活性测定方法以作为常规物理化学方法的替代或补充。

采用生物活性测定方法应符合药理学研究的随机、对照、重复的基本原则，建立的方法应具备简单、精确、可行可控的特点，并有明确的判断标准。试验系统的选择与试验原理和制定指标密切相关，应选择背景资料清楚、影响因素少、检测指标灵敏和性价比高的试验系统。表征药物的生物活性强度的含量（效价）测定方法，应按生物活性测定方法的要求进行验证。不同药物的生物活性测定方法的详细要求，可参照相关指导原则。

（9）规格　应规范合理，新增规格应提供证明性文件。片剂（糖衣片规定片心重量）、胶囊、栓剂、口服液、大蜜丸、注射剂、喷雾剂、气雾剂等应规定每个制剂单位的重（装）量。单剂量包装的制剂应规定每个包装单位的装量。如颗粒剂、散剂、丸剂等以丸数服用的丸剂、滴丸剂应规定每丸或每10丸的重量。单体成分或有效部位、组分制剂可规定每个制剂单位的标示含量。

（10）贮藏　贮藏条件根据稳定性考察情况制定。中药材（饮片）质量标准正文按名称、来源、性状、鉴别、检查、含量测定、炮制、性味与归经、功能与主治、用法与用量、注意、贮藏等顺序编写。

单列饮片的标准内容，基本上同药材标准，但来源简化为"本品为××的炮制加工品"，并增加【制法】项，收载相应的炮制工艺。饮片的【性味归经】【功能主治】如有改变，应收载炮制品的性能。

列在药材【炮制】项下的饮片，不同于药材的项目应逐项列出，如制法、性状、含量测定等，并须明确规定饮片相应项目的限度。

有关项目内容的技术要求如下。

（1）名称　汉语拼音、药材拉丁名，按中药命名原则要求制定。

（2）来源　包括原植（动、矿）物的科名、中文名、拉丁学名、药用部位、采收季节和产地加工等，矿物药包括矿物的类、族、矿石名或岩石名、主要成分及产地加工。上述的中药材（植、动、矿等）均应固定其产地。原植（动、矿）物需经有关单位鉴定，确定原植（动）物的科名、中文名及拉丁学名；矿物的中文名及拉丁名。药用部位是指植（动、矿）物经产地加工后可药用的某一部分或全部。采收季节和产地加工系指能保证药材质量的最佳采收季节和产地加工方法。

（3）性状　系指药材的外形、颜色、表面特征、质地、断面及气味等的描述，除必须鲜用的按鲜品描述外，一般以完整的干药材为主；易破碎的药材还须描述破碎部分。描述要抓住主要特征，做到术语规范，描述确切。

（4）鉴别　选用方法要求专属、灵敏。包括经验鉴别、显微鉴别（组织切片，粉末或表面制片、显微化学）、一般理化鉴别、色谱或光谱鉴别及其他方法的鉴别。色谱鉴别应设对照品或对照药材。

（5）检查　包括杂质、水分、灰分、酸不溶性灰分、重金属、农药残留量、有关的毒性成分及其他必要的检查项目。

（6）浸出物测定　可参照浸出物测定（通则2201）要求，结合用药习惯、药材质地及已知的化学成分类别等选定适宜的溶剂，测定其浸出物含量以控制质量。浸出物含量的限（幅）度指标应根据实测数据制定，并以药材的干品计算。

（7）含量测定　应建立有效成分含量测定的项目，操作步骤叙述准确，术语和计量单位应规范，含量限（幅）度指标应根据实测数据制定。在建立化学成分的含量测定有困难时，可建立相应的图谱测定或生物测定等其他方法。

（8）炮制　根据用药需要进行炮制的品种，应制定合理的加工炮制工艺，明确辅料用量和炮制品的质量要求。

（9）其他　性味与归经、功能与主治、用法与用量、注意及贮藏等项，根据该药材研究结果制定。

（10）书写格式　有关质量标准的书写格式，参照《中国药典》（2020年版）。

第二节　鉴　别

PPT

一、显微鉴别

显微鉴别系指利用显微镜对药材（饮片）切片、粉末、解离组织或表面以及含有药材粉末的制剂进行观察，并根据组织、细胞或内含物等特征进行相应药材鉴别的一种方法。显微鉴别应按照一定的收录原则、书写顺序进行规范描述，以使标准简洁明了，可操作性强。

应选择容易观察、具有鉴别意义的专属特征列入标准。凡有下列情况的药材，应尽量规定显微鉴别：药材组织构造特殊或有明显特征，可以区别外形相似或破碎不易识别的类似品、伪品；或某些常以粉末入药，而又无专属性理化鉴别方法的药材，尤其是毒性或贵重药材。

成方制剂显微鉴别，原则上应对处方中所有以粉末投料的药材逐一进行研究，选择特征性强、与处方中其他药味无交叉干扰的显微特征作为鉴别依据，所收载的特征应明显、易于检出。

二、理化鉴别

理化鉴别包括一般理化鉴别、荧光鉴别及光谱鉴别等方法，中药成分复杂，应根据所含成分的化学性质选择适宜的专属性方法。对于不易达到专属性要求的一般理化鉴别、荧光鉴别及光谱鉴别，一般不宜采用。

三、薄层色谱鉴别

薄层色谱可将中药内含成分通过分离达到直观、可视化，具有承载信息大、专属性强、快速、经济、操作简便等优点，可作为中药鉴别的首选方法。

（1）在建立方法时，尽量采用以对照品和对照药材或对照提取物同时进行对照。当对照品不易获得时，采用以对照药材为对照；某些鉴别被测物为单一成分的，可以只采用对照品进行对照；不宜采用 R_f 值表述色谱行为。

（2）供试品溶液的制备应尽可能除去干扰色谱的杂质，同时方法要尽量简便，应视被测物的特性来选择适宜的溶剂和方法进行提取、分离。

（3）为了使图谱清晰，斑点明显，分离度与重现性符合要求，应根据被测物的特性选择合适的固定相、展开剂及显色方法等色谱条件。确定供试品取样量、提取和纯化方法、点样量等条件；选择合适的对照物质，确定对照物质用量、浓度、溶剂、点样量等。

（4）由于试验时的温度、湿度常会影响薄层色谱结果，因此，建立方法时应对上述因素进行考察。如有必要，应在标准正文中注明温、湿度要求。

（5）除需要改性，一般应采用预制的商品薄层板。不同品牌的薄层板或自制薄层板的薄层色谱结果有一定的差异，因此应对其进行考察选择适宜的薄层板。

四、液相色谱鉴别

（1）应根据被测物的性质选用适宜的色谱柱、流动相（注意流动相的pH与色谱柱的pH范围相适应，尽量避免使用缓冲溶液）、检测器等，进行系统适用性试验，考察分离度、重复性、理论板数等参数，选择最佳色谱条件。

（2）确定供试品取样量，提取和纯化方法，稀释度、进样量；对照物质用量、浓度、溶剂、进样量等。

五、气相色谱鉴别

（1）应根据被测物的性质，选用合适的色谱柱、填料、固定相、涂布浓度、检测器等进行系统适用性试验，确定进样口温度、柱温、检测器温度、考察色谱分离的效果、分离度等参数。

（2）确定供试品取样量，提取和纯化方法，稀释度、进样量；对照物质用量、浓度、溶剂、进样量等。

六、DNA 分子鉴别

DNA分子鉴别（DNA molecular identification）是指通过比较中药材间DNA分子遗传多样性差异来鉴定其基原，确定其学名的方法。尤其适用于动物药、同属多来源植物药及种内变异（如道地药材）等的专属性鉴定。众所周知，动、植物依靠细胞分裂繁衍后代，在这种繁殖过程中亲代将保持种群外部形态、组织功能、生理和生化特征等遗传信息遗传给子代，即在细胞分裂的过程中遗传物质由亲代遗传给子代。大量的研究证明，遗传物质存在于细胞核的染色体中，染色体的数目和形态是动植物体内比较稳定的重要特征。在由DNA、RNA和蛋白质组成的染色体中，DNA是绝大多数生物（除少数病毒外）的遗传物质。

DNA分子是由A、G、C、T四种碱基构成，为双螺旋结构的长链状分子，生物体特定的遗传信息便包含在特定的碱基排列顺序中，不同物种遗传上的差异表现在这4种碱基排列顺序的变化，即生物的遗传多样性（genetic diversity）。在DNA分子上，有编码与物种存活密切相关的基因区域、编码与物种存活不十分密切相关的基因区域和非编码基因区域。基因组DNA的这些不同区域在生物进化过程中所受到的选择压力不同，前者所受选择压力大，表现出高度保守，后者所受选择压力小，表现出较大的变异。正是由于这种DNA分子不同区域承受的选择压力不同，使得DNA分子的不同区域有不同程度的遗传多样性。因此，若选择适当的DNA分子遗传标记技术，则可以在属、种，亚种、居群或个体水平上对研究对象进行准确鉴定。

现将主要的DNA分子鉴定技术介绍如下。

（一）限制性片段长度多态性

限制性片段长度多态性（restriction fragment length polymorphism，RFLP），被称为第一代分子标记技术，是最早用于品种鉴定和植物分类的分子标记，用来检测限制性片段长度的多态性。一般应用Southern杂交检测这种多态性，将琼脂糖凝胶中的DNA转移到硝酸纤维素膜（或其他膜）上，然后再用标记的克隆基因作探针进行杂交，经放射自显影后即可在X光片上看到DNA多态性。RFLP标记特点是共显性，可以区别纯合和杂合基因型，而且稳定性、重复性强。目前在某些生物体中开发的RFLP探针已经遍及整个基因组。在药用植物如菊科苍术属、豆科甘草属、羽扇豆属，伞形科北沙参和柴胡的基原鉴定、资源分析及其地理品系（居群）间亲缘关系研究等方面有了许多报道。但该方法试验步骤繁琐，包括Southern转移、探针标记、杂交、检测等，又受到探针来源的限制，所需DNA样品量大（因没有对DNA进行扩增），仅适于DNA未明显降解的新鲜材料。因此限制了其广泛应用，随着PCR技术的出现和发展，PCR-RFLP技术已较多应用于中药真实性鉴别领域。

（二）随机扩增多态性DNA

随机扩增多态DNA（random amplified polymorphism DNA，RAPD），被称为第二代分子标记技术。该项技术建立在PCR技术基础上，它是以任意序列的寡核苷酸单链（通常为10个碱基，AP-PCR则为20～30个碱基）为引物，对所研究的基因组DNA进行随机扩增。RAPD所用的一系列引物的DNA序列各不相同，但对于任一引物，它同基因组DNA序列有特定的结合位点。这些特定的结合位点在基因组某些区域内的分布如符合PCR扩增的反应条件，即在一定范围内模板DNA上有与引物互补的反向重复序列时，就可扩增出此范围的DNA片段；在不同物种基因组DNA中，这种反向重复序列的数目和间隔的长短不同，就可导致这些特定的结合位点分布发生相应的变化，而使PCR扩增产物增加、减少或发生分子量的变化。通过对PCR产物的检测和比较，即可识别这些物种基因组DNA的多态片段。

与常规PCR相比，RAPD主要有以下特点：无需专门设计RAPD扩增反应的引物，也无需预知被研究的生物基因组核苷酸顺序，引物是随机合成或任意选定的。引物长度一般为9～10个寡核苷酸。每个RAPD反应中，仅加单个引物，通过引物和模板DNA随机配对实现扩增，扩增没有特异性。退火温度较低，一般为36℃，这能保证短核苷酸引物与模板的稳定配对，同时也允许了适当的错误配对，以扩大引物在基因组DNA中配对的随机性。较之常规PCR，RAPD反应易于程序化。利用一套随机号引物，得到大量分子标记，可以借助计算机进行系统分析。

该方法已被广泛应用于遗传指纹图谱作图、基因定位、系统进化以及动植物、微生物物种及中药材的鉴定等各个领域。其不足之处是试验的稳定性不高，试验条件改变时，对于同一材料及使用同引物产生的谱带可能会发生变化；另外，对不同的物种需要使用不同的反应条件。

（三）扩增片段长度多态性标记

扩增片段长度多态性标记（amplified fragment length polymorphic DNA marker，AFLP）是RFLP与RAPD相结合的产物，是1992年由Vos和Zeahu发明并发展起来的一种选择性扩增限制性酶切片段的方法。AFLP检测的多态性是酶切位点的变化或酶切片段间DNA序列的插入与缺失，本质上与RFLP一致。该技术将随机性与专一性扩增巧妙结合，并通过变换引物的种类和组合来选择扩增不同的DNA片段和数目，此外，还可以通过选用不同的内切酶以达到选择目的。

AFLP较其他分子标记有着明显的优越性：可在不知基因组DNA序列情况下构建其指纹图谱。所需DNA用量少。反应灵敏、快速高效。指纹图谱多态性丰富，可用来检测种和种以下水平的差异。标记呈典型的孟德尔遗传，能检测到整个基因组的遗传变异。对反应条件的变化如模板浓度变化等不灵敏，重复性好。采用的是与接头序列和限制性内切酶位点同源的特异引物，且采用了较高的退火温度，特异性较高。

该方法已被广泛应用于遗传多样性、基因追踪及定位、分类与进化、系统发育、品种鉴定等基因组研究的领域。其不足之处是所需仪器和试剂价格昂贵，试验成本较高，且稳定性不如RFLP，同时还需要研究者具有较高的理论知识和试验技能。另外，检测过程中如果使用放射性同位素，会对环境和人身安全构成一定的危害。

（四）基于DNA序列测定的PCR-RFLP、特异引物PCR方法

基于PCR技术的DNA直接测序技术是以PCR扩增引物作为测序引物，采用循环测序法对PCR扩增的双链DNA进行直接测序。PCR扩增所需要的基本条件是引物所覆盖区域的DNA序列必须是已知的，以便根据其序列来设计引物，也就是说需要预先知道靶基因的序列信息。由于生药的遗传信息缺乏，应用DNA测序法鉴定中药，一般是选择合适的目的基因，根据其保守区的序列设计通用引物，使其在靶基因保守区识别并扩增，这样可以对不同分类等级生物类群的DNA进行扩增，而不需要预先知道靶基因的序列信息，使应用DNA测序法鉴定中药成为可能。

中药的DNA测序鉴定就是运用DNA测序技术建立正品药材及相关混伪品的原动植物的基因序列数据库，用同样的方法对待检测样品进行测序，对照数据库即可鉴定出中药材的真伪。该方法重现性好，鉴定结果准确可靠。但实际应用中，采用全序列比对的方法比较麻烦，为此又在序列测定的基础上发展了更加简便的PCR扩增的特定片段的限制性位点分析（PCR-RFLP）和位点特异性鉴别PCR方法（diagnostic PCR）。

PCR-RFLP是在PCR和DNA序列分析基础上产生的RFP技术。该方法是通过PCR扩增一段DNA片

段，然后再选择适当的限制性内切酶，消化PCR产物，经电泳，可得到有种属特异性的电泳谱带，从而达到品种鉴定的目的。该方法已在贝母类、人参类和术类药材鉴定中应用。

位点特异性鉴别PCR（diagostie PCR）方法是根据正品及其混伪品特定区域的DNA序列数据，设计有高度特异性的正品药材的鉴别引物。与通用引物不同的是，这对引物在PCR扩增时只能对来自正品的药材的DNA模板中的特定的区域进行有效扩增，而对来自混伪品或其他样品中该区域不能进行扩增。高特异性PCR鉴别反应条件与普通PCR基本一样，但在PCR循环中复性温度较高，一般在60℃左右。在这样的PCR条件下，如果引物设计合理，出现假阳性的概率非常低。当有样品鉴定时，从待鉴定的样品中提取少量DNA，以此为模板，用高特异性的鉴别引物在适当的条件下进行PCR扩增，PCR产物用0.8%～1.2%的琼脂糖凝胶电泳检测扩增结果，如为阳性，则为正品，否则为非正品药材，以此达到鉴别目的。高特异性鉴别引物设计所依据的DNA序列资料，可以通过对相关物种的DNA进行测序研究获得，也可以从GenBank或EMBL等DNA数据库中直接查得。该方法已应用于川贝母药材的鉴别。

（五）测序扩增区段标记

测序扩增区段标记（sequence characterized amplified region，SCAR）是由Paran和Michelmore提出的一种基于PCR技术的单基因位点多态性遗传标记，它是在序列未知的DNA标记（如RAPD、AFLP等）基础上，对其特异PCR扩增产物进行回收、克隆和测序，根据扩增产物的碱基序列重新设计特异引物（原标记引物的基础上加10～14个碱基），并以此为引物对基因组DNA进行PCR扩增。

与RFLP相比，SCAR标记检测对模板DNA需求量低，不需要酶切和放射性显影，操作简单，易检测；与RAPD标记法相比，SCAR标记PCR反应条件严谨、结果稳定、重复性强，在应用上具有快速、简便、低成本的特点；与AFLP相比，SCAR标记对模板质量要求相对较低，操作简单，方便快捷；与SSR相比，SCAR标记扩增产物较长，可能包含外显子的有意表达序列从而得到一定的目标基因信息。它已应用于西洋参、麦冬、石竹等中药材的真实性鉴定。

（六）DNA条形码分子鉴定

DNA条形码（DNA barcoding）是利用基因组中一段公认标准的、相对较短的DNA片段来进行物种鉴定的分子诊断新技术，是近年来生物分类和鉴定的研究热点。DNA条形码概念自2003年由加拿大分类学家Paul Hebert首次提出后受到了各国分类学家的广泛关注。自DNA条形码的概念提出后，随之明确了DNA条形码的选择标准：①标准的短片段。②要有足够的变异可将物种区分开来。③作为DNA条形码的序列必须是种间差异比较大，便于进行种与种的区分；种内序列变异尽量小，从而使种间和种内变异有一个明晰的界定。④序列两端相对保守，以方便引物的设计。

中药材DNA条形码分子鉴定通常是以核糖体DNA第二内部转录间隔区（ITS2）为主体条形码序列鉴定中药材的方法体系，其中植物类中药材选用ITS2/ITS为主体序列，以叶绿体*psb*A-*trn*H为辅助序列，动物类中药材采用细胞色素c氧化酶亚基I（COI）为主体序列，ITS2为辅助序列。

与传统的鉴定方法相比较，DNA条形码技术用短的、标准的DNA片段作为物种标记进行鉴定，不受个体形态、大小等特征和完整性的影响，能直接从基因水平上提供丰富的鉴别依据，可以实现对中药材原植物、饮片、粉末以及细胞、组织等材料来源的准确鉴定。例如通过对药用植物的部分叶片、种子或粉末、药用真菌的菌丝、孢子，以及药用动物的毛发、血液或部分组织等，提取较为完整的DNA，利用通用引物扩增短的DNA条形码序列，可实现动植物物种的快速准确鉴定，是传统鉴定方法的有效补充。尽管DNA条形码技术在理论上和具体应用上仍存在很多争论，但该技术摆脱了传统形态鉴定方法依赖长期经验的束缚，其在中药鉴定中的成功应用将带来中药鉴定方法的革命性突破。《中国药典》收载有中药材DNA条形码分子鉴定法指导原则。

（七）基因芯片技术

基因芯片（DNA chip），又称DNA微阵列（DNA microarray）。基因芯片技术是基于碱基互补原理，在固体表面按一定的阵列集成大量的基因探针，通过与待测基因进行杂交反应，进而对大量基因进行平行瞬时分析检测的技术。DNA芯片技术能够对微量样本中的核酸序列信息进行快速、高通量和低成本检测和分析，特别是其大通量并行化采集生物信息的特点，是目前其他分析技术无法相比的。中药鉴别芯片设计的思路是，首先获取不同中药样本的特异性基因序列，将这些特定序列作为探针固定于玻片上制成基因芯片，当一个来自植物或动物的中药样本中含有可以与之互补的特定基因片段时，基因芯片即可将其测试出来。如果在单片芯片上固定了足够多的来自不同中药样本的特有基因序列，则此种芯片可以用于多种中药样本的鉴别。

（八）研究案例

分子生物学技术的快速发展促进了DNA鉴别技术的诞生、发展和在中药鉴定中的应用。中药DNA分子鉴别经历了以RFLP、RAPD和DNA barcoding技术为代表的3个阶段，形成了基于分子杂交信号、PCR扩增指纹、核酸序列分析的三大DNA鉴定技术体系。其中基于序列分析的DNA条形码技术是目前影响较大、应用较广泛的DNA鉴定技术。其直接利用DNA序列进行物种的鉴定，具有独一无二的可重复性，为中药鉴定带来了新的机遇。以民族药紫丹参及其近缘种的鉴定研究为例，对DNA条形码技术加以详细说明。

1. **材料** 27份植物样本，包括云南鼠尾草 *S. yunnanensis* C. H. Wright、丹参 *S. miltiorrhiza* Bunge、戟叶鼠尾草 *S. bulleyana* Diels、三叶鼠尾草 *S. trijuga* Diels 4个物种，经笔者根据植物性状鉴定。同时从GenBank下载紫丹参常见伪品的ITS2序列19条，包括甘西鼠尾草 *S. przewalskii* Maxim.、荞麦地鼠尾草 *S. kiaometiensis* H. Lév.、洋地黄鼠尾草 *S. digitaloides* Diels、橙色鼠尾草 *S. aerea* H. Lév.、栗色鼠尾草 *S. castanea* Diels、荔枝草 *S. plebeia* R. Br. 等6个物种。上述10个物种共46条ITS2序列用于构建紫丹参及其近缘种的标准条形码数据库。23批紫丹参和22批丹参药材购于市场，经两名专业人员根据性状进行鉴定，两人鉴定结果一致时保留样本，不一致时舍弃。

2. **方法**

（1）DNA提取 药材使用75%乙醇清洁表面后，置于75%乙醇中浸泡3分钟，晾干后取40~50mg加液氮研磨；植物新鲜叶片采集后，用变色硅胶干燥，使用时取叶片约30mg，用植物组织研磨仪研磨2分钟。总DNA提取按植物组织提取试剂盒操作步骤进行，部分步骤进行了调整，在组织研磨后，使用核分离缓冲液（100mmol/L Tris-HCl，pH 8.0；20mmol/L EDTA，pH 8.0；0.3mmol/L NaCl；2% PVP40；2% β-巯基乙醇）抽提2次；水浴温度为56℃，水浴时间10小时；水浴后，使用三氯甲烷-异戊醇（24:1）抽提2次。DNA沉淀时，沉淀剂改为-20℃预冷的异丙醇。

（2）PCR扩增及测序 ITS2序列扩增引物，以及PCR条件参照文献进行，引物合成由生工生物工程（上海）股份有限公司合成。有条带的PCR产物送上海美吉生物医药科技有限公司进行双向测序。

3. **数据处理** DNA序列数据用CodonCode Aligner 5.1.5（CodonCode Co.，美国）进行组装拼接。基于隐马尔夫模型的HMMer注释方法将所得序列及GenBank序列，除去5.8 S和28 S区段，获得ITS2序列。剪切好的序列分别用美国国家生物技术信息中心数据库（NCBI）和中药材DNA条形码数据库（TCM Barcode）进行比对校验。采用MEGA 6.0（molecular evolutionary genetics analysis）构建NJ（neighbor-

joining）树，Kimura 2-Parameter（K2P）法计算遗传距离。

4. 紫丹参药材鉴定能力分析　将45批经两位专家根据性状鉴定的紫丹参及其近缘种药材，提取DNA后测序，将获得的ITS2序列分别在NCBI数据库（NCBI）和中药材DNA条形码鉴定系统（TCM-DBS）进行相似性搜索，DNA条形码比对结果见表6-1。可以看出，45批紫丹参和丹参药材DNA鉴定结果与专家性状鉴定结果一致。将药材ITS2序列与参照样本ITS2序列构建NJ树。从图6-1可看出，紫丹参及丹参与参照植物样本各自聚为一支；其中样品HMS-02～12、HMS-16、HMS-17、HMS-19～23与紫丹参聚为一支；样品HSM24～45与丹参聚为一支，呈现明显的单系性。混伪品则各聚为一支，能够与紫丹参及丹参明显区分。因此，ITS2序列可作为紫丹参及其混伪品的鉴别，是紫丹参鉴定理想的DNA条形码（图6-2）。

表6-1　紫丹参及其近缘种NCBI及TCM-DBS鉴定结果

样品号	长度（bp）	NCBI			TCM-DBS		
		鉴定结果	序列相似性	登录号	鉴定结果	序列相似性	登录号
HMS-01		—	—	—	—	—	—
HMS-02	228	*S. yunnanensis*	99	KJ397258.1	*S. yunnanensis*	99.1	DQ132866
HMS-03	228	*S. yunnanensis*	100	KT210251.1	*S. yunnanensis*	100.0	EF373615
HMS-04	228	*S. yunnanensis*	99	KJ397258.1	*S. yunnanensis*	99.1	EF373617
HMS-05	228	*S. yunnanensis*	100	KJ397258.1	*S. yunnanensis*	99.6	DQ132866
HMS-06	228	*S. yunnanensis*	100	KJ397258.1	*S. yunnanensis*	99.6	DQ132866
HMS-07	228	*S. yunnanensis*	99	KJ397258.1	*S. yunnanensis*	98.7	DQ132866
HMS-08	228	*S. yunnanensis*	99	KJ397258.1	*S. yunnanensis*	97.8	EF373615
HMS-09	228	*S. yunnanensis*	99	KJ397258.1	*S. yunnanensis*	97.8	EF373617
HMS-10	228	*S. yunnanensis*	100	KJ397258.1	*S. yunnanensis*	100.0	EF373617
HMS-11	228	*S. yunnanensis*	99	JQ934164.1	*S. yunnanensis*	99.6	EF373617
HMS-12	228	*S. yunnanensis*	99	KJ397258.1	*S. yunnanensis*	99.6	DQ132866
HMS-13	—	—	—	—	—	—	—
HMS-14	—	—	—	—	—	—	—
HMS-15	—	—	—	—	—	—	—
HMS-16	228	*S. yunnanensis*	99	KJ397258.1	*S. yunnanensis*	99.1	DQ132866
HMS-17	228	*S. yunnanensis*	99	KJ397258.1	*S. yunnanensis*	99.1	DQ132866
HMS-18	—	—	—	—	—	—	—
HMS-19	228	*S. yunnanensi*	100	MG824292.1	*S. yunnanensis*	100.0	EF373617
HMS-20	228	*S. yunnanensis*	100	MG824249.1	*S. yunnanensis*	99.6	DQ132866
HMS-21	228	*S. yunnanensis*	100	MG824292.1	*S. yunnanensis*	100.0	EF373617
HMS-22	228	*S. yunnanensis*	100	MG824292.1	*S. yunnanensis*	100.0	EF373617

续表

样品号	长度 (bp)	NCBI			TCM-DBS		
		鉴定结果	序列相似性	登录号	鉴定结果	序列相似性	登录号
HMS-23	228	*S. yunnanensis*	100	MG824292.1	*S. yunnanensis*	100.0	EF373617
HMS-24	228	*S. miltiorrhiza*	100	MF096715.1	*S. miltiorrhiza*	100.0	YC0030MT15
HMS-25	228	*S. miltiorrhiza*	100	MF096713.1	*S. miltiorrhiza*	100.0	YC0030MT15
HMS-26	228	*S. miltiorrhiza*	100	MF096716.1	*S. miltiorrhiza*	100.0	YC0030MT11
HMS-27	228	*S. miltiorrhiza*	100	MF096715.1	*S. miltiorrhiza*	100.0	YC0030MT11
HMS-28	228	*S. miltiorrhiza*	100	MF096713.1	*S. miltiorrhiza*	100.0	YC0030MT15
HMS-29	228	*S. miltiorrhiza*	99	MF096715.1	*S. miltiorrhiza*	100.0	YC0030MT15
HMS-30	228	*S. miltiorrhiza*	99	MF096715.1	*S. miltiorrhiza*	100.0	YC0030MT15
HMS-31	228	*S. miltiorrhiza*	99	MF096716.1	*S. miltiorrhiza*	100.0	YC0030MT11
HMS-32	228	*S. miltiorrhiza*	100	MF096715.1	*S. miltiorrhiza*	100.0	YC0030MT11
HMS-33	228	*S. miltiorrhiza*	100	MF096716.1	*S. miltiorrhiza*	100.0	YC0030MT11
HMS-34	228	*S. miltiorrhiza*	100	MF096716.1	*S. miltiorrhiza*	100.0	YC0030MT11
HMS-35	228	*S. miltiorrhiza*	100	MF096716.1	*S. miltiorrhiza*	100.0	YC0030MT11
HMS-36	228	*S. miltiorrhiza*	100	MF096716.1	*S. miltiorrhiza*	100.0	YC0030MT11
HMS-37	228	*S. miltiorrhiza*	100	MF096715.1	*S. miltiorrhiza*	100.0	YC0030MT15
HMS-38	228	*S. miltiorrhiza*	100	MF096715.1	*S. miltiorrhiza*	100.0	YC0030MT11
HMS-39	228	*S. miltiorrhiza*	100	MF096715.1	*S. miltiorrhiza*	100.0	YC0030MT15
HMS-40	228	*S. miltiorrhiza*	100	MF096715.1	*S. miltiorrhiza*	100.0	Y1304034
HMS-41	228	*S. miltiorrhiza*	100	MG824232.1	*S. miltiorrhiza*	100.0	YC0030MT15
HMS-42	228	*S. miltiorrhiza*	100	MF096716.1	*S. miltiorrhiza*	100.0	YC0030MT11
HMS-43	228	*S. miltiorrhiza*	100	MF096716.1	*S. miltiorrhiza*	100.0	EF373611
HMS-44	228	*S. miltiorrhiza*	100	MG824232.1	*S. miltiorrhiza*	100.0	KC473277
HMS-45	228	*S. miltiorrhiza*	100	MG824232.1	*S. miltiorrhiza*	100.0	YC0030MT15

注："—"代表未能成功扩增的药材，失败的原因可能与紫丹参药材在干燥过程中，所处温度较高，破坏了药材的DNA有关。

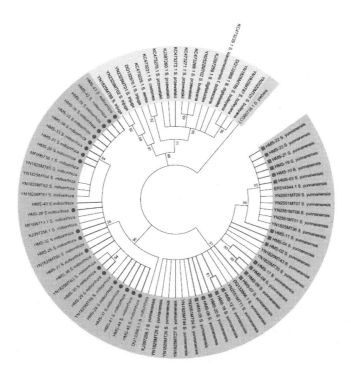

■紫丹参药材　●丹参药材bootstrap1000次重复,仅显示自展支持率≥50%

图6-1　基于ITS2序列的市场药材及其混伪品NJ树

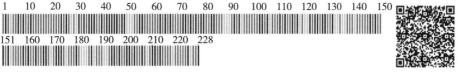

图6-2　紫丹参DNA条形码及二维DNA条形码

七、指纹图谱鉴别

指纹图谱鉴别借用了法医学指纹鉴定的概念,即由次生代谢产物组成的中药提取物的色谱指纹图谱不仅具备个体的绝对的唯一性,更强调的是物种特征的唯一性与同种个体之间的相似性。因此,中药指纹图谱定义为:运用现代分析技术对中药化学信息以图形(图像)的方式进行表征并加以描述。

现代分析技术包括光谱、波谱、色谱、核磁共振、X线衍射及各种技术的联用等。中药化学信息植物药(包括来源于植物的中药材)的提取物(包括中药的汤剂)与化学合成药最根本的区别是,它(即使是单味药材)是多种化学成分的混合体。这种多种化学成分的综合构成了中药化学信息。以中药材而言,经过一个多世纪的植物化学研究和药理药效研究,人们越来越认识到中药的药效不是来自任何单一的活性成分,而基本上是多种活性成分,甚至与非活性成分的协同作用或生克作用,因此中药的化学信息具有一定的模糊性。

(一)指纹图谱特点和分类

中药指纹图谱的研究目的,是从物质基础的整体研究出发,为中药及中药复方物质基础的把握、物质基础(包括配伍)与中药(复方)治疗效果相关性、中药质量稳定性等方面,提供研究方法和模式,最终用于中药复方质量评价和中药新药的研发。中药指纹图谱具备如下特点。

1. **全面性**　对物质成分的显示，能代表中药（包括复方）整体物质群或者特定有效组分群的组成。

2. **整体性**　指纹图谱结果表达的信息应在整体上代表中药有效组分群间的配合关系。

3. **层次性**　指纹结果应在物质层次显示出各味药间的主次关系。

4. **关联性**　表达复方的指纹图谱可能包括多来源样品、多维检测数据、多指标图谱信息，因此需要通过多源样品的相关、多维数据的一致化处理和数据融合、多指标模型的建立来充分揭示和体现复方中药的物质层次间的关联性特征。

5. **动态性**　任何一个复方均是动态变化的，因此在指纹图谱研究中，数据的检测、信息的处理也须考虑物质体系的时间分辨特点。

狭义的中药指纹图谱是指中药化学（成分）指纹图谱；广义的中药指纹图谱则可按分析手段、应用对象进行不同的分类。根据分析手段分类：中药指纹图谱可分为中药化学（成分）指纹图谱和中药生物指纹图谱。中药化学（成分）指纹图谱多运用色谱、光谱技术测定。而中药生物指纹图谱则包括中药材基原鉴别的DNA指纹图谱以及表征中药作用后生物效应的指纹谱，例如基因表达谱、蛋白质表达谱、代谢指纹图谱等。

根据应用的对象分类：指纹图谱可用于中药研究、生产的各个阶段，因而可分为中药材指纹图谱、中药原料药（包括饮片、配方颗粒）指纹图谱和中药制剂指纹图谱，进一步细分还可包括中药生产过程中间产物的指纹图谱。中药材指纹图谱的制定对于中药材GAP基地建设、中药材种植规范（SOP）选择优良种质资源和药材道地性研究极为重要。而建立完整的中药原料药指纹图谱及中药制剂指纹图谱则可对中成药生产的全过程进行质量监控，对保障最终产品的质量稳定起到重要作用。近年来中药指纹图谱技术得到了迅速发展，大量的中药材、饮片和成药都建立了指纹图谱质量控制方法。光谱（包括紫外、可见、红外光谱）、波谱（包括质谱和核磁共振谱）、色谱（包括薄层色谱、高效液相色谱、气相色谱等）以及各种仪器联用技术都可作为中药指纹图谱的研究手段。

（二）中药指纹图谱的建立与评价

中药指纹图谱应满足专属性、重现性和可操作性。首先能够体现中药化学成分群的整体特征，选用合适的分析方法获取的指纹图谱要求在满足专属性的前提下有较好的重现性，应根据重现性要求选用合适的分析方法来获取指纹图谱。指纹图谱分析方法的可操作性系指针对不同用途，选用不同方法来达到不同的要求。中药指纹图谱的一般获取规程如下。

1. **供试品收集**　收集量一般不少于10批。每批供试品中试验均匀取样不少于3次检验量，有足够的留样观察样品。10批的含义是为了保证测试样品的代表性，实际上应尽量收集多批次的样品，包括不同产地、不同采收季节、不同气候条件获得的样品，以确保供试品具有代表性。按测试样品来源，供试品一般分为以下几类。

（1）中药材　中药材的指纹图谱主要是反映其自然状态的质量情况，同时作为研究中药成品指纹图谱相关性的基础。药材成分天然存在的不稳定性及不确定性，是多数药材指纹图谱难以有较高的相似度的主要原因，所以在品种鉴定无误的基础上，力争药材有较为固定和稳定的来源，要求药材个体之间的指纹图谱主要特征尽可能相似，保证所生产的制剂成品指纹图谱特征稳定。

（2）中药饮片或炮制品　以中药饮片或炮制品为起始原料，应采用符合《中国药典》或饮片炮制规范的供试品。

（3）半成品（中间体、提取物）　药材所含成分的个体差异是难以避免的，指纹图谱研究用的半成品应来自生产车间通过药材混批调整及规范的生产工艺生产的实际样品。

（4）成品（各类制剂和相关产品）　产品批号、生产单位、成品批号与半成品（中间体、提取物）批号的相关性均须有明确的记录，以保证实验数据可追溯。成品的对照用指纹图谱是在标准化提取物或10批以上产品指纹图谱的基础上建立的。各批供试样品须有留样。

2. 供试品溶液的制备　在中药指纹图谱研究中，制备样品的基本原则是代表性和完整性。样品的制备是整个分析步骤中关键的起始部分，样品制备好坏直接影响整体分析结果的可信程度。供试品的制备必须保证能够充分地反映出样本的基本特性，同时也必须保证待测样品所含特性的完整性。主要操作过程及数据应详细记录。

药材供试品溶液的制备是根据中药材中化学成分的理化性质和检测方法的要求，选择适宜的方法进行制备。制备方法必须确保该中药材中的主要化学成分或有效成分在指纹图谱中得以体现。对于仅提取其中某类或数类成分供制剂和相关产品使用时，可按化学成分的性质并参考生产工艺提取相应类别成分。

（1）饮片或提取物供试品溶液的制备　同药材供试品溶液的制备。

（2）半成品（中间体）供试品溶液的制备　根据提取物或中间体中所含化学成分的理化性质和检测方法的要求，参考制剂和相关产品制备工艺，选择适宜的方法进行制备。制备方法必须确保提取物或中间体中的主要化学成分在指纹图谱中得以体现。称取不同批次的半成品（中间体），参照药材供试品溶液的制备方法中相应的内容制备成一定量的溶液，备用。标签须注明编号或批号，应与取样的药材编号一致，或有明确的关联，以保证数据的可追溯。主要操作过程及数据应详细记录。

（3）各类制剂和相关产品供试品溶液制备　中药材、提取物、中间体指纹图谱研究的结果是成品（各类制剂和相关产品）指纹图谱研究的基础。建立中药成品指纹图谱标准的目的是控制最终产品中的成分，使批与批之间能保持稳定和一致，确保成品的质量。

3. 参照物　指纹图谱的参照物质一般选取容易获取的一个或一个以上制剂中的主要活性成分或指标成分，主要用于考察指纹图谱的稳定程度和重现性，并有助于指纹图谱的辨认。在与临床药效未能取得确切关联的情形下，参照物（复方制剂应首选君药的活性成分或指标成分）起着辨认和评价指纹图谱特征的指引作用，不等同于含量测定的对照品。如果对照品（参照物）是该药材或制剂的主要活性成分，则对评价该药材或制剂的质量将起着举足轻重的作用。参照物应说明名称、来源和纯度。如没有合适参照物也可选取指纹图谱中的稳定的指纹峰作为参比峰。说明其响应行为和有关数据，并尽可能阐明其化学结构及化学名称。

4. 指纹图谱获取试验　指纹图谱获取首选色谱方法，主要有液相色谱、薄层色谱、气相色谱及其他色谱技术。光谱方法和其他分析方法在指纹图谱获取中可作为快速鉴别和辅助鉴别使用，在确定其与常规色谱方法的相关性以后可以考虑替换使用，但需慎重。须注意各种技术的特点和不足，结合实际选用。选用的原则是必须具有良好的专属性、重现性和可操作性。

指纹图谱试验条件应能满足指纹图谱的需要，不宜简单套用含量测定用的试验条件，并需根据指纹图谱的特点进行试验条件的优化选择。试验方法和试验条件选择应根据供试品的特点和需要设计，通过比较试验，从中选取相对简单易行的方法和条件，获取足以代表品种特征的指纹图谱，以满足指纹图谱的专属性、重现性和可操作性的要求。方法和条件须经过方法学验证。

5. 指纹图谱的建立和辨识　主要目的是确定获取的指纹图谱中具有指纹意义的特征峰，并能体现其整体性。如色谱指纹图谱的实验条件确立后，应将获取的所有样品的指纹图谱逐一研究比较。一张对照用指纹图谱，特别是分辨率较高的图谱，须制备有足够代表性的样品图谱，找出具有指纹意义的各个峰，进行编号，再将药材、中间体和成品之间的图谱比较，考察相互之间的相关性。

指纹图谱的辨识应注意指纹特征的整体性。辨识时应从整体的角度综合考虑，注意各有图谱（共有模式）之间的相似性，用"相似度"进行表达。

6. 指纹图谱方法验证　指纹图谱试验方法验证的目的是考察和证明采用的指纹图谱测定方法具有可靠性和可重复性，符合指纹图谱测定的要求。中药指纹图谱测定是一个复杂的分析过程，影响因素多，条件繁杂，合理的试验方法是对测定过程和分析系统的综合验证，要在制定指纹图谱方法时充分考虑。

中药指纹图谱试验方需对专属性、精密度（重复性和重现性）及耐用性等进行验证。

7. 中药指纹图谱的数据处理和计算分析　中药指纹图谱获取所得到的数据，应是符合实际情况的色谱、光谱或其他源数据或积分结果。应建立比较图谱的一致性或相似程度的方法。对于用于评价产品一致性、批间均一和稳定性的指纹图谱，建议应用现代信息学方法分析指纹图谱，其优点是能够借助计算机辅助计算给出客观、准确的结果，分析结果稳定、可重复。计算一般可分为谱峰匹配、化学特征提取、相似度计算、模式分类等步骤。

采取相似度方式进行数据分析，可通过一定的计算软件进行，但必须提供算法及操作步骤供具体评价使用。采用相似度评价软件计算相似度时，若峰数多于10个，且最大峰面积超过总峰面积的70%，或峰数多于20个，且最大峰面积超过总峰面积的60%，计算相似度时应考虑去除该色谱峰。

对于用于鉴别的指纹图谱，若能够提供对照提取物，则优先考虑采用对照提取物作对照，也可采用标准中给出的对照指纹图谱作对照进行比较，比较其色谱峰的峰数、峰位、峰与峰之间的比例等。为确保特征或指纹图谱具有足够的信息量，必要时可使用两张以上特征或指纹图谱。

（三）研究案例

中药色谱指纹图谱的整体性评价，如同辨别一个人的面貌，只需辨认脸型和五官的形状和位置。本节以丹参及紫丹参为例，对中药色谱指纹图谱用于鉴别作简要介绍。从图6-3、图6-4中可看出，丹参有11个共有峰，紫丹参有13个共有峰，两者共有的峰有10个。比较二者HPLC色谱图可看出，紫丹参中的成分明显较丹参丰富。

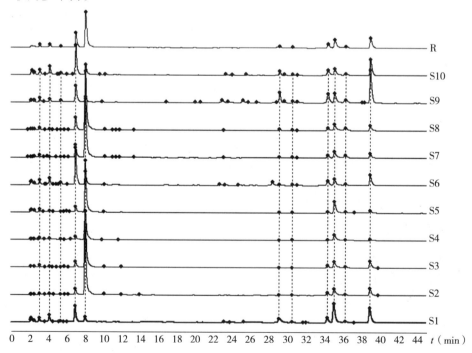

图6-3　10批丹参的HPLC指纹图谱叠加图

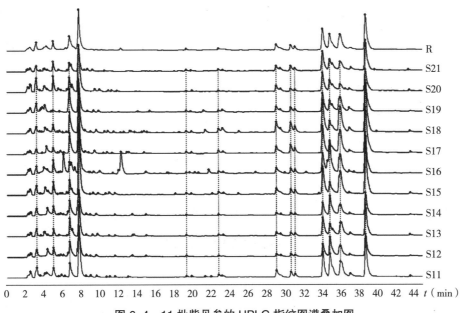

图 6-4　11 批紫丹参的 HPLC 指纹图谱叠加图

21批样品分别与丹参和紫丹参的对照图谱比较，计算相似度。图6-5结果显示，10批丹参药材与丹参对照图谱比较，除S6和S10样品外，其余8批相似度均大于0.9，与紫丹参对照图谱的种间相似度均小于0.9；11批紫丹参药材与紫丹参对照图谱比较相似度均大于0.9，与丹参对照图谱比较种间相似度均小于0.9。上述结果表明，丹参与紫丹参的种间相似度具有明显区分度。

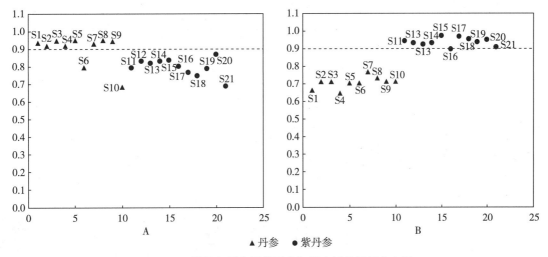

图 6-5　样品与丹参及紫丹参相似度计算结果分布图

从图6-6可看出，10批丹参和11批紫丹参药材可明显分成两类，其中Ⅰ类包括10批丹参样品，S6和S10号样品经过多次聚类后与其他8批丹参样品聚为一类，通过与其他丹参HPLC图谱比较，发现S6和S10样品中5号峰的峰面积明显低于其他丹参类药材；Ⅱ类包括11批紫丹参样品。为了扩大样品之间的差异和识别异常样品，对丹参和紫丹参采用主成分分析。按方差累计贡献率大于85%提取第一主成分和第二主成分，分析结果如图6-7所示。从图6-7可看出，21批样本间内在的相互关系可较好地体现，除样品S6和S10离群外，样品被分为两大类，即紫丹参组（A组）和丹参组（B组）。从上述可知，借助化学计量学及多元统计方法，可实现中药的有效鉴别。

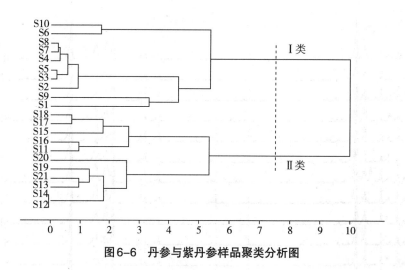

图6-6 丹参与紫丹参样品聚类分析图

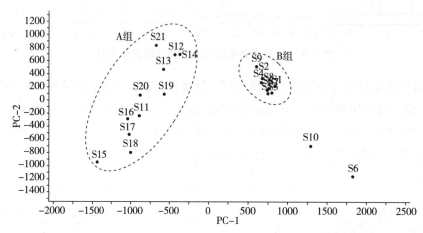

图6-7 丹参与紫丹参 HPLC 图主成分分析

（A组.紫丹参；B组.丹参）

? 思考

简述指纹图谱方法在多基原药材鉴定中的应用。

PPT

第三节 检 查

中药质量标准中的"检查"是指中药材及其在加工、生产和贮藏过程中可能含有并需要控制的物质或其限度指标，包括安全性、有效性、均一性与纯度等方面要求，是保证质量的重要项目之一。

一、中药材（饮片）的检查

中药材（饮片）的检查包括杂质、水分、灰分（总灰分、酸不溶性灰分）、重金属及有害元素检查（砷、汞、铅、镉、铜）、农药残留量检查（有机氯类、有机磷类或生产中大量使用的农药）、二氧化硫残留量检查、黄曲霉毒素测定等项目。检查的方法一般参照《中国药典》（2020年版）四部要求测定。在标准制订时，应根据药材、饮片的具体情况规定检查项目，制订能真实反映其质量的指标和限度，以确保安全与有效。如产地加工中易带进非药用部位的，应规定杂质检查；易夹带泥沙的，须做酸不溶性灰分检查；一般均应有水分、灰分检查；栽培药材，还应提供重金属及有害元素、农药残留量等研究资料，必要时在正文中作相应规定；易霉变的品种应增加黄曲霉毒素检查；某些品种还需进行二氧化硫残留量检查。另外，药典通则收载有多种检查方法的项目，应考察每种方法对所测样品的适用性，一般应明确规定使用第几法并说明使用该方法的理由。制定检查限度时，至少应收集有代表性的15批样品，根据实测数据制定限度。根据药材和饮片检定通则，除另有规定外，饮片水分通常不得过13%；药屑杂质通常不得过3%；药材及饮片（矿物类除外）的二氧化硫残留量不得过150mg/kg。

（一）杂质检查

杂质系指混存于药材和饮片中的各类物质，包括三种：来源与药材或饮片规定相同，但其性状或药用部位与规定不符的，即药屑或非药用部位；来源与规定不同的物质，即非正品药材或饮片；混入的无机杂质，如石灰、砂石、泥块、尘土、无机盐、金属丝等。这些杂质有的来自药材种植环节，有的来自采收初加工环节，还有的来自人为掺杂、增重、违规炮制等环节。除在品种项下另有规定外，本方法适用于需要进行杂质控制的药材、饮片及中成药原料药的杂质检查。

检查方法通常依照"杂质检查法"（通则2301）有关规定进行：①取适量的供试品摊开，用肉眼或借助放大镜（5~10倍）观察，将杂质拣出；如其中有可以筛分的杂质，则通过适当的筛，将杂质分出。②将各类杂质分别称重，计算其在供试品中的含量（%）。如采用特殊方法进行杂质检查，应给出具体方法，如麝香采用显微镜检法、蒲黄采用筛分法等。

注意事项：①药材或饮片中混存的杂质如与正品相似，难以从外观鉴别时，可称取适量，进行显微、化学或物理鉴别试验，证明其为杂质后，计入杂质重量中。②个体大的药材或饮片，必要时可破开，检查有无虫蛀、霉烂或变质情况。③杂质检查所用的供试品量，除另有规定外，按药材和饮片取样法称取。

（二）水分检查

药材中水分含量的多少会直接影响其质量，水分含量过高易使药材在储藏过程中发生霉变、潮解、变质，进而影响药材的质量。同时中药材水分的含量又容易受到生产、包装、运输、贮藏等环境影响，还易受到不同地域气候、温度、湿度变化的影响。所以制定中药材水分标准，随时对中药材水分进行监控，对于控制药材的质量具有重要的意义。

《中国药典》（2020年版）收载了烘干法、甲苯法、减压干燥法、气相色谱法和费休氏法5种水分测定法（表6-2），可适应不同药物的水分测定需求，并且各有优势。

表6-2　《中国药典》（2020年版）收载的水分测定法适用范围和优缺点比较

测定方法	适用范围	优点	缺点
烘干法	不含挥发性成分的药品	操作简单，不使用有机溶剂（广泛应用于中药多数品种的水分测定）	耗时长，挥发性成分的存在影响结果的准确性
甲苯法	含挥发性成分的药品	成本低	操作繁琐，取样量大，试剂毒性大
减压干燥法	含挥发性成分的贵重药品	不使用有机溶剂	耗时长，干燥不完全会影响结果的准确性
气相色谱法	多种药品	精密度高，效率高，适宜动态监测	成本高，试剂有一定毒性
费休氏法	多种药品	专属性、准确性和精密度高，样品用量少，简便快捷（为国际上通用的经典水分测定法）	试剂有一定毒性

（三）灰分检查

灰分包括总灰分、酸不溶性灰分，根据中药材（饮片）的具体情况，可规定其中一项或两项。凡易夹杂泥沙、炮制时也不易除去的药材或生理灰分高的药材（测定值大于10%，酸灰测定值超过2%），除规定总灰分外还应规定酸不溶性灰分，如大黄的总灰分，由于生长条件的不同可以从8%～20%不等，在这种情况下总灰分的测定就不能说明是否有外来无机杂质的存在，因此必须测定其酸不溶性灰分，这样就可以精确表明中药中泥沙、砂石等杂质的掺杂含量。

1. 总灰分测定法　测定用的供试品须粉碎，使能通过二号筛，混合均匀后，取供试品2～3g（如须测定酸不溶性灰分，可取供试品3～5g），置炽灼至恒重的坩埚中，称定重量（准确至0.01g），缓缓炽热，注意避免燃烧，至完全炭化时，逐渐升高温度至500～600℃，使完全灰化并至恒重。根据残渣重量，计算供试品中总灰分的含量（%）。

如供试品不易灰化，可将坩埚放冷，加热水或10%硝酸铵溶液2ml，使残渣湿润，然后置水浴上蒸干，残渣照前法炽灼，至坩埚内容物完全灰化。

2. 酸不溶性灰分测定法　取上项所得的灰分，在坩埚中小心加入稀盐酸约10ml，用表面皿覆盖坩埚，置水浴上加热10分钟，表面皿用热水5ml冲洗，洗液并入坩埚中，用无灰滤纸滤过，坩埚内的残渣用水洗于滤纸上，并洗涤至洗液不显氯化物反应为止。根据残渣重量，计算供试品中酸不溶性灰分的含量（%）。

（四）重金属及有害元素

中药品种的原材料大多源于自然环境下生长的植物、动物或矿物，其存在有害残留物质或污染物质的概率较高。重金属及有害元素主要是指铅（Pb）、汞（Hg）、镉（Cd）、铜（Cu）、银（Ag）、铋（Bi）、锑（Ti）、锡（Sn）、砷（As）等。常用的检测方法主要有以下几种。

1. 重金属检查法　某些铅元素易超标的中药，通常采用"重金属检查法"（通则0821）进行限量检查，即采用硫代乙酰胺试液或硫化钠试液作显色剂，以铅（Pb）的限量表示。在规定实验条件下，与硫代乙酰胺试液在弱酸条件下产生的硫化氢发生显色的金属离子有银（Ag）、铅（Pb）、汞（Hg）、铜（Cu）、镉（Cd）、铋（Bi）、锑（Ti）、锡（Sn）、砷（As）、锌（Zn）、钴（Co）与镍（Ni）等。由于在药品生产过程中遇到铅的机会较多，且铅易积蓄中毒，故以铅作为重金属的代表，用硝酸铅配制标准铅溶液。根据实验条件不同，分为三种检查方法[《中国药典》（2020年版）四部通则0821]。第一法适用于溶于水、稀酸或有机溶剂如乙醇的药品，供试品不经有机破坏，在酸性溶液中进行显色，检查重金属，如石膏、白矾、玄明粉、芒硝等矿物药的重金属检查；第二法适用于难溶或不溶于水、稀酸或乙醇的药品，或受某些因素（如自身有颜色的药品、药品中的重金属不呈游离状态或重金属离子与药品形成配位化合物等）干扰不适宜采用第一法检查的药品，供试品需经有机破坏，残渣经处理后在酸性溶液中进行显色，检查重金属，如亚麻子、鹿角胶等；第三法用来检查能溶于碱而不溶于稀酸（或在稀酸中即生成沉淀）的药品中的重金属。

2. 砷盐检查法　中药中残存的三价砷盐毒性极强，可引起严重的中毒症状，危害生命安全。某些砷元素易超标的中药，通常采用"砷盐检查法"（通则0822）进行限量检查。主要分为两种检查方法[《中国药典》（2020年版）四部通则0822]：第一法（古蔡氏法）是利用金属锌与酸作用产生新生态的氢与药品中微量亚砷酸盐反应生成具有挥发性的砷化氢，遇溴化汞试纸产生黄色至棕色的砷斑，与同一条件下定量标准砷溶液所产生的砷斑比较，以判定砷盐的限量，如西瓜霜、滑石、滑石粉等中药的砷盐检查。第二法（二乙基二硫代氨基甲酸银法）是将生成的砷化氢气体导入盛有二乙基二硫代氨基甲酸银试液的管中，使之还原为红色胶态银，与同一条件下定量的标准砷溶液所制成的对照液比较，或在510nm的波长处测定吸光度，以判定含砷盐的限度或测定含量，如石膏等中药的砷盐检查。其中第一法（古蔡氏法）用作药品中砷盐的限量检查，第二法（二乙基二硫代氨基甲酸银法）既可检查药品中砷盐限量，又可用作砷盐的含量测定。

3. 铅、镉、砷、汞、铜测定法　栽培药材通常采用原子吸收分光光度法或电感耦合等离子体质谱法检测"铅（Pb）、镉（Cd）、砷（As）、汞（Hg）、铜（Cu）"元素的含量（通则2321），如人参、三七、山茱萸等。

（1）原子吸收分光光度法　系用原子吸收分光光度计对中药中的铅（Pb）、镉（Cd）、砷（As）、汞（Hg）、铜（Cu）进行限量检查。仪器应配备有火焰原子化器、石墨炉原子化器和相匹配的氢化物发生装置，并具有氘灯或塞曼效应背景校正功能。其中，铅（Pb）、镉（Cd）的测定均采用石墨炉原子吸收法；砷（As）的测定采用氢化物发生-原子吸收法；汞（Hg）的测定采用冷蒸气吸收法；铜（Cu）的测定采用火焰原子吸收法[《中国药典》（2020年版）四部通则2321]。对于上述有害元素的限量检查首先需要破坏消解中药有机基体使待测元素基本完全转化为无机离子状态。样品常用消解方法为微波消解、湿法消解、干法消解，其中微波消解法具有快速、消解完全、试剂使用量小、污染空白值低等优点，为首选方法。湿法消解和干法消解由于其设备简单，易于操作，也是有效的消解手段。对于药材中铅（Pb）、镉（Cd）、砷（As）、汞（Hg）、铜（Cu）的含量测定，均需绘制标准曲线，从标准曲线上读出供试品溶液中该元素的含量。本法灵敏度高，极易受容器、试剂、水、试验室环境等的污染，因此每次测定必须随行空白试验。样品测定结果应扣除空白值后再进行计算。若空白值过高，则测定结果可信性差。

（2）电感耦合等离子体质谱法　系用电感耦合等离子体质谱仪（ICP-MS）对中药中的铅（Pb）、镉（Cd）、砷（As）、汞（Hg）、铜（Cu）进行限量检查[《中国药典》（2020年版）四部通则2321]。电感耦合等离子体质谱法是将被测物质用电感耦合等离子体离子化后，按离子的质荷比进行分离，测量各种离子谱峰的强度的分析方法。将样品置耐压耐高温微波消解罐中，加适量硝酸，采用微波消解仪，按相应要求及一定的消解程序进行消解，制备供试品溶液，并加入金单元素标准溶液作为稳定剂，同时用于消除汞元素记忆效应。铅（Pb）、砷（As）、镉（Cd）、铜（Cu）制备成混合标准品溶液，汞作为单元素标准溶液，按要求稀释成5个浓度梯度。取锗（Ge）、铟（In）、铋（Bi）单元素标准溶液，制备成混合内标溶液。测定时选取的同位素为^{63}Cu、^{75}As、^{114}Cd、^{202}Hg和^{208}Pb，其中^{63}Cu、^{75}As以^{72}Ge作为内标，^{114}Cd以^{115}In作为内标，^{202}Hg、^{208}Pb以^{209}Bi作为内标，并根据不同仪器的要求选用适宜校正方程对测定的元素进行校正。

仪器的内标进样管在仪器分析工作过程中始终插入内标溶液中，依次将仪器的样品管插入各个浓度的标准品溶液中进行测定（浓度依次递增），以测量值（3次读数的平均值）为纵坐标，浓度为横坐标，绘制标准曲线。将仪器的样品管插入供试品溶液中，测定，取3次读数的平均值。从标准曲线上计算得相应的浓度。在同样的分析条件下进行空白试验，根据仪器说明书的要求扣除空白干扰。

（五）膨胀度检查

膨胀度是药品膨胀性质的指标，系指每1g药品在水或其他规定的溶剂中，在一定的时间与温度条件下膨胀后所占有的体积（ml）。主要用于含黏液质、胶质和半纤维素类的天然药品。测定方法如下。

按各该品种项下的规定量取样，必要时按规定粉碎。称定重量，置膨胀度测定管中（全长160mm，内径16mm，刻度部分长125mm，分度0.2ml），在20～25℃条件下，加水或规定的溶剂25ml，密塞，振摇，静置。除另有规定外，开始1小时内每10分钟剧烈振摇一次，使供试品充分被溶剂浸润沉于测定管底部，并除去气泡，然后静置4小时，读取药物膨胀后的体积（ml），再静置1小时，如上读数，至连续两次读数的差异不超过0.1ml为止。每一供试品同时测定3份，各取最后一次读取的数值按下式计算，求其平均数。除另有规定外，按干燥品计算供试品的膨胀度（准确至0.1）。

$$S = \frac{V}{W}$$

式中，S为膨胀度；V为药物膨胀后的体积，ml；W为供试品按干燥品计算的重量，g。

（六）酸败度检查

酸败是指油脂或含油脂的种子类药材和饮片，在贮藏过程中，发生复杂的化学变化，生成游离脂肪酸、过氧化物和低分子醛类、酮类等产物，出现特异臭味，从而影响了药材的感观和内在质量。通过酸值、羰基值或过氧化值的测定，以检查药材和饮片中油脂的酸败度。

1. 油脂提取　除另有规定外，取供试品30～50g（根据供试品含油脂量而定），研碎成粗粉，置索氏提取器中，加正己烷100～150ml（根据供试品取样量而定），置水浴上加热回流2小时，放冷，用3号垂熔玻璃漏斗滤过，滤液置水浴上减压回收溶剂至尽，所得残留物即为油脂。

2. 酸败度测定

（1）酸值测定　取油脂，照脂肪与脂肪油测定法（通则0713）测定。

（2）羰基值测定　羰基值系指每1kg油脂中含羰基化合物的毫摩尔数。

除另有规定外，取油脂0.025～0.5g，精密称定，置25ml量瓶中，加甲苯适量溶解并稀释至刻度，摇匀。精密量取5ml，置25ml具塞刻度试管中，加4.3%三氯醋酸的甲苯溶液3ml及0.05% 2,4-二硝基苯肼的甲苯溶液5ml，混匀，置60℃水浴加热30分钟，取出冷却，沿管壁缓缓加入4%氢氧化钾的乙醇溶液10ml，加乙醇至25ml，密塞，剧烈振摇1分钟，放置10分钟，以相应试剂作空白，照紫外－可见分光光度法（通则0401）在453nm波长处测定吸光度，按下式计算。

$$供试品的羰基值 = \frac{A \times 5}{854 \times W} \times 1000$$

式中，A为吸光度；W为油脂的重量，g；854为各种羰基化合物的2,4-二硝基苯肼衍生物的摩尔吸收系数平均值。

（3）过氧化值测定　过氧化值系指油脂中过氧化物与碘化钾作用，生成游离碘的百分数。

除另有规定外，取油脂2～3g，精密称定，置250ml的干燥碘瓶中，加三氯甲烷－冰醋酸（1∶1）混合溶液30ml，使溶解。精密加新制碘化钾饱和溶液1ml，密塞，轻轻振摇半分钟，在暗处放置3分钟，加水100ml，用硫代硫酸钠滴定液（0.01mol/L）滴定至溶液呈浅黄色时，加淀粉指示液1ml，继续滴定至蓝色消失；同时做空白试验，照下式计算。

$$供试品的过氧化值 = \frac{(A-B) \times 0.001269}{W} \times 100$$

式中，A为油脂消耗硫代硫酸钠滴定液的体积，ml；B为空白试验消耗硫代硫酸钠滴定液的体积，ml；W为油脂的重量，g；0.001269为硫代硫酸钠滴定液（0.01mol/L）1ml相当于碘的重量，g。

（七）农药残留量检查

农药残留量系指施用的农药和环境中的农药原型、有毒代谢物，降解产物和杂质最终在药材和饮片中残留的量。据统计，在我国，多种常用中药材已开展人工种植或养殖，且呈持续增长势头。而我国中药材农药残留的状况普遍存在，特别是有机氯、有机磷和拟除虫菊酯类。近年来，中药农药残留问题受到监管部门和社会群体的密切关注，对于其检查标准的制定亦在完善发展中。

《中国药典》（2020年版）四部在"0212药材和饮片检定通则"下规定，除另有规定外，药材及饮片

（植物类）禁用农药（33种）不得检出（不得过定量限），体现了国家药品监管部门对于中药质量监管的重视。

从检查方法看，《中国药典》（2000年版）收载9种有机氯农药、12种有机磷农药和3种拟除虫菊酯类农药的气相色谱测定方法。《中国药典》（2015年版）增加74种农药的气相色谱－串联质谱测定法和153种农药的液相色谱－串联质谱测定法。《中国药典》（2020年版）增加了"第五法药材及饮片（植物类）中禁用农药多残留测定法"（表6-3），对药材及饮片（植物类）中的33种禁用农药（包含其代谢物、异构体等共计55个单体）进行测定（表6-4）。

表6-3　《中国药典》收载的农药残留量检查方法

药典规定方法		检测对象	检测方法	色谱柱	检测器/模式
第一法　有机氯类农药残留量测定法		9种有机氯类农药	气相色谱法	以（14%-氰丙基-苯基）甲基聚硅氧烷或（5%苯基）甲基聚硅氧烷为固定液的弹性石英毛细管柱（30m×0.32mm×0.25μm）	^{63}Ni-ECD电子捕获检测器
		22种有机氯类农药	气相色谱法	分析柱：以50%苯基-50%二甲基聚硅氧烷为固定液的弹性石英毛细管柱（30m×0.25mm×0.25μm）；验证柱：以100%二甲基聚硅氧烷为固定液的弹性石英毛细管柱（30m×0.25mm×0.25μm）	^{63}Ni-ECD电子捕获检测器
第二法　有机磷类农药残留量测定法		12种有机磷类农药	气相色谱法	以50%苯基-50%二甲基聚硅氧烷或（5%苯基）甲基聚硅氧烷为固定液的弹性石英毛细管柱（30m×0.25mm×0.25μm）	氮磷检测器（NPD）或火焰光度检测器（FPD）
第三法　拟除虫菊酯类农药残留量测定法		3种拟除虫菊酯类农药	气相色谱法	以（5%苯基）甲基聚硅氧烷为固定液的弹性石英毛细管柱（30m×0.32mm×0.25μm）	^{63}Ni-ECD电子捕获检测器
第四法　农药多残留量测定法	定性测定方法	88种农药	气相色谱－串联质谱法	以（5%苯基）甲基聚硅氧烷为固定液的弹性石英毛细管柱（30m×0.25mm×0.25μm）	以三重四极杆串联质谱仪检测，离子源为电子轰击源（EI），多反应监测（MRM）模式
		523种农药	液相色谱－串联质谱法	以十八烷基硅烷键合核壳硅胶为填充剂（柱长15cm，内径3mm，粒径为2.7μm）	以三重四极杆串联质谱仪检测，离子源为电喷雾（ESI）离子源，多反应监测（MRM）模式
	定量测定方法	88种农药	气相色谱－串联质谱法	以（5%苯基）甲基聚硅氧烷为固定液的弹性石英毛细管柱（30m×0.25mm×0.25μm）	以三重四极杆串联质谱仪检测，离子源为电子轰击源（EI），多反应监测（MRM）模式
		523种农药	液相色谱－串联质谱法	以十八烷基硅烷键合核壳硅胶为填充剂（柱长15cm，内径3mm，粒径为2.7μm）	以三重四极杆串联质谱仪检测，离子源为电喷雾（ESI）离子源，多反应监测（MRM）模式
第五法　药材及饮片（植物类）中禁用农药多残留测定法		30种农药	气相色谱－串联质谱法	用（50%苯基）-甲基聚硅氧烷为固定液的弹性石英毛细管柱（柱长为30m，柱内径为0.25mm，膜厚度为0.25μm）	以三重四极杆串联质谱仪检测，离子源为电子轰击源（EI），多反应监测（MRM）模式
		30种农药	高效液相色谱－串联质谱法	以十八烷基硅烷键合硅胶为填充剂（柱长10cm，内径为2.1mm，粒径为2.6μm）	以三重四极杆串联质谱仪检测，离子源为电喷雾（ESI）离子源，多反应监测（MRM）模式

表6-4　33种禁用农药及其定量限

编号	农药名称	残留物	定量限（mg/kg）
1	甲胺磷	甲胺磷	0.05
2	甲基对硫磷	甲基对硫磷	0.02
3	对硫磷	对硫磷	0.02
4	久效磷	久效磷	0.03
5	磷胺	磷胺	0.05
6	六六六	α-六六六、β-六六六、γ-六六六和δ-六六六之和，以六六六表示	0.1
7	滴滴涕	4,4'-滴滴涕、2,4'-滴滴涕、4,4'-滴滴伊、4,4'-滴滴滴之和，以滴滴涕表示	0.1
8	杀虫脒	杀虫脒	0.02
9	除草醚	除草醚	0.05
10	艾氏剂	艾氏剂	0.05
11	狄氏剂	狄氏剂	0.05
12	苯线磷	苯线磷及其氧类似物（砜、亚砜）之和，以苯线磷表示	0.02
13	地虫硫磷	地虫硫磷	0.02
14	硫线磷	硫线磷	0.02
15	蝇毒磷	蝇毒磷	0.05
16	治螟磷	治螟磷	0.02
17	特丁硫磷	特丁硫磷及其氧类似物（砜、亚砜）之和，以特丁硫磷表示	0.02
18	氯磺隆	氯磺隆	0.05
19	胺苯磺隆	胺苯磺隆	0.05
20	甲磺隆	甲磺隆	0.05
21	甲拌磷	甲拌磷及其氧类似物（砜、亚砜）之和，以甲拌磷表示	0.02
22	甲基异柳磷	甲基异柳磷	0.02
23	内吸磷	O-异构体与S-异构体之和，以内吸磷表示	0.02
24	克百威	克百威与3-羟基克百威之和，以克百威表示	0.05
25	涕灭威	涕灭威及其氧类似物（砜、亚砜）之和，以涕灭威表示	0.1
26	灭线磷	灭线磷	0.02
27	氯唑磷	氯唑磷	0.01
28	水胺硫磷	水胺硫磷	0.05
29	硫丹	α-硫丹和β-硫丹与硫丹硫酸酯之和，以硫丹表示	0.05
30	氟虫腈	氟虫腈、氟甲腈、氟虫腈砜、氟虫腈亚砜之和，以氟虫腈表示	0.02
31	三氯杀螨醇	O,P'-异构体与P,P'-异构体之和，以三氯杀螨醇表示	0.2
32	硫环磷	硫环磷	0.03
33	甲基硫环磷	甲基硫环磷	0.03

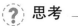 思考

近些年我国在加强农药残留检测方面的变化与未来发展趋势是什么？

（八）有毒物质检查

中药有效成分、有效部位等在提取分离、纯化分离过程中有可能引入有害的有机溶剂时，应进行

有机溶剂残留量检查。有毒物质检查还包括二氧化硫残留量检查、黄曲霉毒素监测等项目。具体可参考《中国药典》（2020年版）四部的方法进行。

（九）中药毒性成分的限量检查

中药的毒性评价对药物的合理利用及人体的安全、健康具有重要意义。针对不同情况制定合理的限度要求，是中药质量控制中的重要内容。中药中的内源性有害物质，如乌头药材中的乌头碱、麻黄中的麻黄碱、马钱子中的士的宁等，多采用高效液相色谱法进行限量检查。对于某些痕量毒性成分，如千里光药材中的阿多尼弗林碱，则采用灵敏度更高的高效液相色谱－质谱联用法进行质量控制。

（十）其他检查

系指除药典通则规定的各项检查以外，其他还可视情况规定具有针对性地检查，如伪品、混淆品、色素、色度、吸水性、发芽率等限量检查。某些品种还需进行二氧化硫残留量检查。

二、中药制剂的检查

中药制剂中常见的检查项目及其排列顺序参照如下：①某种成分的限量检查；②物理常数；③相对密度；④pH；⑤乙醇量；⑥总固体；⑦水分；⑧炽灼残渣；⑨装量差异/重量差异；⑩溶散时限/崩解时限；⑪重金属；⑫砷盐；⑬重金属及有害元素（铅、镉、砷、汞、铜）；⑭残留树脂有机物；⑮残留溶剂；⑯含量均匀度；⑰注射剂有关物质检查项（蛋白质、鞣质、树脂、草酸盐、钾离子）；⑱注射剂安全性检查项（无菌、异常毒性、降压物质、过敏反应、溶血与凝聚、热原、细菌内毒素）。

在制订中药制剂检查项标准时需注意的问题如下。

1. 按照制剂通则明确各品种需规定的检查项目并制定限度值。如相对密度、pH、乙醇量、总固体、软化点、黏附力、折光率、喷射速率、喷射试验、注射剂安全性检查等。

2. 根据各品种的情况制定相应的检查项，如炽灼残渣、重金属及有害元素、农药残留量、有毒有害物质、有机溶剂残留量、树脂降解产物检查等。

3. 当药典通则中检查方法有多种并列时，应明确使用第几法，并说明理由。

4. 药典未收载的剂型应根据其剂型特点和用药需要制定相应的检查项目。

5. 单一成分的制剂或中西合方制剂中的化学药必要时应检查含量均匀度和溶出度。

6. 含有毒性药材的制剂，原则上应制订有关毒性成分的检查项目，以确保用药安全。

7. 使用含有矿物药、可能被重金属和有害元素污染的中药饮片（如地龙）生产的中药制剂，或生产过程可能造成相应污染的中药制剂，原则上应采用铅、镉、砷、汞、铜检查法检查并制定相应的限度。

8. 中药注射剂应制定铅、镉、砷、汞、铜检查项，含雄黄、朱砂的制剂应采用专属性的方法对可溶性砷、汞进行检查并制定限度。

9. 使用乙酸乙酯、甲醇、三氯甲烷等有机溶媒萃取、分离、重结晶等工艺的中药制剂应进行残留溶剂检查并规定限量。

10. 工艺中使用吸附树脂进行分离纯化的制剂，应控制树脂中残留致孔剂和降解产物。必要时应根据吸附树脂的种类、型号，规定相关检查项目，主要有苯、二甲苯、甲苯、苯乙烯、二乙基苯等。

第四节 含量测定

PPT

含量测定系指用化学、物理或生物的方法，对药材和饮片含有的有效成分、指标成分或类别成分的含量进行测定。含量测定必须在鉴别无误，杂质检查合格的基础上进行。首选有效或活性成分，如药材、饮片含有多种活性成分，应尽可能选择与中医用药功能与主治相关成分；对于主要有效成分或指标性成分明确的中药材和饮片，尽可能建立多成分含量测定。可分别制定含量限度或以总量计制订含量限度；对于尚无法建立有效成分含量测定，或虽已建立含量测定，但所测定成分与功效相关性差或含量低的药材和饮片，而其有效成分类别又清楚的，可进行有效类别成分的测定，如总黄酮、总生物碱、总皂苷、总鞣质等的测定；含挥发油成分的，可测定挥发油含量；某些品种，除检测单一专属性成分外，还可测定其他类别成分，如五倍子测定没食子酸及鞣质、姜黄测定姜黄素及挥发油含量等；应优先选择测定药材、饮片所含的原形成分，不宜选择测定水解成分；不宜采用无专属性的指标成分和微量成分（一般指含量低于万分之二的成分）定量。

一、含量测定方法

常用的含量测定方法有化学分析法、紫外-可见分光光度法、高效液相色谱法、薄层色谱扫描法、气相色谱法、其他理化检测方法以及生物测定法等，2010年起《中国药典》引入质谱技术并随着仪器的普及不断发展。

1. 化学分析法 是指经典的重量分析法和滴定分析法。主要用于测定药材中含量较高的一些成分及矿物药中的无机成分，如总生物碱类、总酸类、总皂苷及矿物药制剂等。其缺点是灵敏度低，操作繁琐，耗时长，专属性不高，有一定的局限性，不适用于微量成分的测定。

2. 分光光度法 常用的技术包括紫外-可见分光光度法、红外分光光度法、荧光分光光度法和原子吸收分光光度法等。《中国药典》（2020年版）收载的紫外-可见分光光度法测定的品种以测定总成分居多，如总生物碱、总黄酮、总蒽醌、多糖等。由于中药成分复杂，不同组分的紫外吸收光谱彼此重叠，干扰测定，因此在测定前必须经过适当的提取、净化，或采用专属的显色反应等步骤来消除干扰。测定时通常选用被测成分最大吸光度的波长作为测定波长，而共存成分在此波长处基本无吸收。供试品溶液的吸光度在0.2~0.8为宜。使用该法时应对仪器的波长、吸光度的准确度进行检定，对杂散光进行检查，溶剂要符合要求，对空白吸收进行校正。此法用于含量测定时一般有以下3种方法。

（1）吸收系数法 按各品种项下的方法配制供试品溶液，在规定的波长处测定其吸光度，再以该品种在规定条件下的吸收系数计算含量。用本法测定时，吸收系数通常应大于100，并注意仪器的校正和检定。如《中国药典》（2020年版）紫草中羟基萘醌总色素的含量测定用的此方法。

（2）对照品比较法 按各品种项下规定的方法，分别配制供试品溶液和对照品溶液，对照品溶液中所含被测成分的量应为供试品溶液中被测成分标示量的100%±10%，所用溶剂也应完全一致，在规定的波长处测定供试品溶液和对照品溶液的吸光度后，按下式计算供试品中被测溶液的浓度。

$$c_X = (A_X/A_R) c_R$$

式中，c_X为供试品溶液的浓度；A_X为供试品溶液的吸光度；c_R为对照品溶液的浓度；A_R为对照品溶液的吸光度。

（3）比色法 供试品本身在紫外-可见光区没有强吸收，或在紫外光区虽有吸收但为了避免干扰或提高灵敏度，可加入适当的显色剂，使反应产物的最大吸收移至可见光区，这种测定方法称为比色法。

用比色法测定时，由于显色时影响显色深浅的因素较多，应取供试品与对照品或标准品同时操作。除另有规定外，比色法所用的空白系指用同体积的溶剂代替对照品或供试品溶液，然后依次加入等量的相应试剂，并用同样方法处理。在规定的波长处测定对照品和供试品溶液的吸光度后，按对照品比较法计算供试品浓度。

当吸光度和浓度关系不成良好线性时，应取数份梯度量的对照品溶液，用溶剂补充至同一体积，显色后测定各份溶液的吸光度，然后以吸光度与相应的浓度绘制标准曲线，再根据供试品的吸光度在标准曲线上查得其相应的浓度，并求出其含量。

3. 薄层扫描法（TLCS） 系指用一束一定波长、一定强度的紫外或可见光对薄层板进行扫描，测定薄层板上的样品斑点对光的吸收强度或斑点经激发后所产生的荧光强度，所得到图谱及积分数据可用于药品的鉴别、检查及含量测定。

薄层扫描法可分为吸收法与荧光法。扫描时测定薄层板上的样品斑点对光的吸收情况的方法称为吸收法；测定样品斑点经激发后所产生的荧光强度称为荧光法。吸收法测定可采用反射法以及透射法两种方式进行扫描。反射法是指测定样品斑点对照射光的反射情况进行测定的方法；透射法则是测定照射光穿透样品斑点后光的吸收情况。荧光法测定均采用反射法。透射法大多用于凝胶色谱的扫描，非透明介质薄层板的扫描主要为反射式吸收法或荧光扫描法。

薄层扫描可使用单波长和双波长进行测定。单波长薄层扫描适合于分离度好，背景干扰小的薄层。双波长薄层扫描时用测定波长和参比波长分别扫描薄层板，测定样品斑点在两波长下的吸收度之差，可减少分离度欠佳的两组分间的相互干扰，并减少薄层板的背景干扰，操作时应选择待测斑点最小吸收或无吸收的波长作为参比波长，供试品色谱图中待测斑点的 R_f 值、光谱扫描得到的吸收光谱图或测得的光谱最大吸收和最小吸收应与对照品溶液相符，以保证测定结果的准确性。薄层色谱扫描定量测定应保证供试品斑点的量在线性范围内，通常采用线性回归二点法计算，如线性范围很窄时，可用多点法校正多项式回归计算。供试品溶液和对照品溶液应交叉点于同一薄层板上，供试品点样不得少于2个，对照品每一浓度不得少于2个，展开、扫描（沿展开方向扫描，不可横向扫描）、测定和计算。

根据扫描时光束的轨迹不同，薄层扫描又可分为线性扫描和锯齿扫描。线性扫描时一般采用一束比待测斑点略宽的狭窄光带沿展开方向做单向等速扫描，它适于形状较规则斑点的扫描。锯齿扫描使用的微小正方形光束在沿展开方向运动的同时，在垂直于展开方向也进行往复扫描，扫描过程中光束的运动轨迹呈锯齿形或矩形，它对于形状不规则或浓度分布不均匀的斑点扫描重复性较好，但扫描速度较慢。

在采用反射式吸收法测定时，入射光照射到薄层板上，一部分光透射过薄层板，一部分光发生反射，此外还产生大量的散射光。因此，薄层扫描定量一般不符合Lambert-Beer定律，其样品量与反射光强度符合Kubelka-Munk方程。

$$(1-R)^2/R=2.303\varepsilon C/S$$

式中，R 为反射光强；ε 为样品吸收系数；C 为样品浓度；S 为薄层板散射系数。

由此方程可知，样品吸收系数和薄层板散射系数均可影响薄层扫描反射法定量的工作曲线方程。

4. 气相色谱法 是利用气体作流动相的色层分离分析方法。汽化的试样被载气（流动相）带入色谱柱中，柱中的固定相与试样中各组分分子作用力不同，各组分从色谱柱中流出时间不同，组分彼此分离。采用适当的鉴别和记录系统，制作标出各组分流出色谱柱的时间和浓度的色谱图。根据图中标明的出峰时间和顺序，可对化合物进行定性分析；根据峰的高低和面积大小，可对化合物进行定量分析。具有效能高、灵敏度高、选择性强、分析速度快、应用广泛、操作简便等特点。适用于易挥发有机化合物的定性、定量分析。对非挥发性的液体和固体物质，可通过高温裂解，汽化后进行分析。可与红外吸收光谱法或质谱法配合使用，以色谱法作为分离复杂样品的手段，达到较高的准确度。

气相色谱法主要用于中药的鉴别及测定含挥发油及其他挥发性组分的含量。还可用于中药及其制剂的检查，如含水量、含醇量的测定。该法也是药物中农药残留量测定的主要手段。《中国药典》（2020年版）中有159个品种使用了气相色谱法作为定性定量的检测方法。

气相色谱试验条件的选择主要如下。

（1）系统适用性试验　用规定的对照品溶液对仪器进行试验和调整，以达到规定的要求；或规定在分析状态下的最小理论塔板数、分离度、重复性和拖尾因子等指标。其中，分离度和重复性尤为重要。

（2）载气的选择　应根据供试品的性质和检测器种类选择载气。N_2是最常用的载气，载气的流速直接影响各组分分离效果和峰形的对称性。

（3）进样方式的选择　一般可采用溶液直接进样、自动进样或顶空进样。

（4）固定相的选择　按照极性相似、化学官能团相似的相似性原则和主要差别选择。对复杂样品的分析可使用混合固定液。并根据样品的性质选择合适的固定液配比，对高沸点化合物宜采用低配比，对低沸点化合物宜采用高配比。中药分析中气-固色谱的固定相大多采用高分子多孔微球（GDX），用于分离水及含羟基（醇）化合物。

（5）柱温的选择　一般根据样品的沸点来选择柱温。高沸点样品（300~400℃），柱温200~250℃；沸点为200~300℃的样品，柱温150~180℃；沸点为100~200℃的样品，柱温选各组分的平均沸点三分之二左右；气体等低沸点样品，柱温选沸点左右，在室温或50℃下进行分析；对宽沸程样品，需采用程序升温方法进行分析。

（6）检测器的选择　FID检测器对碳氢化合物响应良好，是中药分析中应用最广泛的质量型检测器；NPD检测器对含氮、磷元素的化合物灵敏度高；FPD检测器对含磷、硫元素的化合物灵敏度高；ECD检测器适于含卤素的化合物；MS检测器还能给出供试品某个成分相应的结构信息，可用于结构确证。

（7）其他条件的选择　汽化室（进样口）的温度：一般采用样品的沸点或稍高于沸点，以保证瞬间汽化，但不要超过沸点50℃以上，以防止分解。检测室的温度：FID检测器需进行温度控制，检测器温度一般需高于柱温，以免色谱柱的流出物在检测器中冷凝而污染检测器，同时防止检测器产生的水蒸气凝结熄灭火焰。进样量：对于填充柱，气体样品为0.1~1ml，液体样品为0.2~1μl，最大不超过4μl为宜。毛细管柱需用分流器分流进样，分流后进样量为填充柱的1/10~1/100。

（8）定量方法　包括内标法、外标法、面积归一化法、标准溶液加入法等。

由于气相色谱法的进样量一般仅数微升，为减小进样误差，尤其当采用手工进样时，由于留针时间和室温等对进样量也有影响，故以采用内标法定量为宜；当采用自动进样器时，由于进样重复性的提高，在保证分析误差的前提下，也可采用外标法定量。当采用顶空进样时，由于供试品和对照品处于不完全相同的基质中，故可采用标准溶液加入法，以消除基质效应的影响；当标准溶液加入法与其他定量方法结果不一致时，应以标准加入法结果为准。

5. 高效液相色谱法　具有分离效率高、分析速度快、灵敏度高、易于实现自动化等特点，因此广泛应用于中药及其制剂的定性及含量测定。在进行中药研究时试验条件的选择主要如下。

（1）系统适用性试验　通常包括理论板数、分离度、灵敏度、拖尾因子和重复性等五个参数。按各品种正文项下要求对色谱系统进行适用性试验，即用规定的对照品溶液或系统适用性试验溶液在规定的色谱系统进行试验，必要时，可对色谱系统进行适当调整，以符合要求。

（2）色谱柱的选择　现代高效液相色谱分析中，色谱柱的选择会直接影响分离效果的好坏，选择合适的色谱柱可缩短方法开发所需的时间，并且使方法更具稳定性。目前市场上色谱柱种类繁多，不同类型的色谱柱分离对象不同，因此，要做合适的选择，必须对此有一定的认识和了解。色谱柱最重要的就是填料类型和键合方式。不同厂家有不同的专利技术和表达方式，但本质上大都差不多。目前比较常见的色谱柱供应商有Waters、Agilent和Thermo-Fisher等公司。

Waters现在主流的色谱柱系列有传统硅胶的XBrige、XSelect、Symmetry和实心核壳颗粒的Cortecs色谱柱。其中XBridge系列的色谱柱是具有宽pH范围的通用型色谱柱，它是在硅胶基体中嵌入了桥式乙基，使得色谱柱的耐受性和稳定性大大提高。XSelect色谱柱分为HSS（high strength silica）和CSH（charged surface hybrid）两个系列，HSS系列采用的是高强度硅胶技术，它有最高的压力耐受性。其中，T3柱也是一个拥有特殊标签的色谱柱，主要用于强极性化合物分离。CSH系列采用的是表面带电杂化颗粒技术，CSH色谱柱对碱性化合物的峰型控制更好。Symmetry系列色谱柱的特点是使用高纯度硅胶基质，批间重现性效果优异。Cortecs系列色谱柱使用的都是实心核颗粒硅胶，这些填料具有不同颗粒特性以及创新的表面带电修饰，可在低操作柱压下将分离速度提高20%，分离度提高25%。

Agilent的液相色谱柱，主要有传统的全多孔ZORBAX和表面多孔的Poroshell两个种类。ZORBAX色谱柱又分为Eclipse plus、XDB、StableBond（SB）、StableBond Aq、Extend、Bonus RP、Hilic等不同系列，其中Eclipse plus系列为通用的色谱柱，其中C_{18}柱的碳载量9%，pH范围2~8，最高使用温度60℃。XDB系列的特点是高碳载量，C_{18}柱的碳载量在10%左右。SB系列的特点是耐低pH（1~8）和高温（90℃）。StableBond Aq系列的特点是可在100%水相中稳定，利于极性化合物的分离。Extend系列的特点则是在高pH下保持稳定，如C_{18}的pH范围是2~11。Bonus RP的特点则是镶嵌了极性基团，较传统的C_{18}柱相比提供了一种额外的作用力，同时也能耐100%的水相。Hilic系列为亲水作用色谱柱。Poroshell 120系列色谱柱基于上述ZORBAX的键合相，是现在比较流行的核壳柱，具有柱效高，柱压低的特点，某种程度上能将超高效液相色谱的色谱柱性能转移到普通液相仪器上。

Thermo-Fisher目前主流推荐的色谱柱类型有Accucore、Hypersil、Acclaim和Syncronis，另外还有Hypercarb系列。Accucore系列也是核壳型的硅胶色谱柱，特点与前面两家是类似的，具有更快速和高效的分析特点。Hypersil系列则是通用型色谱柱，具有非常好的批间一致性和结果重复性，适用于QA/QC的日常分析使用。其中Gold的特点是具有更对称的峰型；BDS和Classic则是经典系列。Acclaim系列的特点是通过创新化学实现最佳选择性，创新的键合相，优异的选择性。因此诸如各种新技术和混合作用色谱都是在这个系列中。Syncronis系列的特点在于优异的重复性，具有更低的金属杂质含量，带来更高的柱效。Hypercarb系列，它的基质是100%多孔石墨碳，因此拓宽了它的分离能力，能够耐受很宽的pH（0~14）和温度（100℃以上），对强极性化合物有很好的保留和分离。

除填料类型外，柱长、柱内径、粒径也是色谱柱选择时比较重要的参数。对于柱长的选择，100mm以下的主要用于快速分离，150~250mm主要用于提高分离度。实验室最常用的规格是150mm和250mm。选择柱内径时，HPLC通常使用4.6mm规格，UPLC/质谱则通常选择2.1mm或更低的规格。对于粒径的选择，1.8μm及以下，通常都是要求仪器耐压1000bar以上，3.5μm左右的，则要求耐压600bar，5μm即为最常用的普通HPLC，耐压400bar。

（3）流动相的选择　反相色谱系统的流动相常用甲醇–水系统和乙腈–水系统，还有四氢呋喃–水系统，用紫外末端波长检测时，宜选用乙腈–水系统。流动相中应尽可能不用缓冲盐，如需用时，应尽可能使用低浓度缓冲盐。正相色谱系统的流动相常用两种或两种以上的有机溶剂。反向离子对色谱的流动相最常用的是甲醇–水系统和乙腈–水系统中加入0.003~0.01mol/L的离子对试剂。

（4）检测器的选择　最常用的检测器为紫外–可见分光检测器（UVD或DAD），其他常见的检测器有荧光检测器、蒸发光散射检测器、示差折光检测器、电化学检测器、化学发光检测器和质谱检测器等。不同的检测器，对流动相的要求不同。紫外–可见分光检测器所用流动相应符合紫外–可见分光光度法（通则0401）项下对溶剂的要求；采用低波长检测时，还应考虑有机溶剂的截至使用波长，并选用色谱级有机溶剂。蒸发光散射检测器和质谱检测器不得使用含不挥发性盐的流动相。

（5）柱温　温度会影响分离效果；如果常温效果差，才考虑升高柱温。但一般不宜超过60℃。

（6）供试品溶液　尽可能用流动相配置供试品溶液，以避免出现溶剂峰。

（7）定量方法　主要有内标法、外标法、加校正因子的主成分自身对照法、不加校正因子的主成分自身对照法和面积归一化法5种。其中外标法为较常用的定量方法。采用内标法,可避免因样品前处理及进样体积误差对测定结果的影响。测定杂质含量时,可采用加校正因子的主成分自身对照法。若无法获得待测杂质的校正因子,或校正因子可以忽略,也可采用不加校正因子的主成分自身对照法。用于杂质检查时,由于仪器响应的线性限制,峰面积归一化法一般不宜用于微量杂质的检查。

此外,《中国药典》(2010年版)首次将一测多评法引入药品标准。一测多评法借鉴内标法、校正因子法、主成分自身对照法等研究方法,依据在一定范围内检测成分的量与检测器响应成正比的原理,引入相对校正因子(relative correction factor, RCF)的概念。在多指标质量评价时,以药材中相对易得的公认的有效成分为内标物,建立内标物与其他待测成分的RCF,通过RCF计算其他成分的含量。计算公式如下。

假设某样品中含有i个组分

$$\frac{W_i}{A_i} = f_i \quad (f = 1, 2, \cdots, k, m)$$

式中,A_i为组分峰面积;W_i为组分浓度;f_i为组分i($i = 1, 2, \cdots, k, m$)的相对校正因子。

$$f_{km} = \frac{f_k}{f_m} \times \frac{W_k \times A_m}{W_m \times A_k}$$

选取其中一组分k为内标,建立组分k与其他组分m之间的相对校正因子f_{km}。转换得到定量计算公式为

$$W_m = \frac{W_k \times A_m}{W_m \times A_k}$$

式中,A_k为内标物峰面积;W_k为内标物浓度。A_m为其他组分m峰面积,W_m为其他组分m浓度。然后进行方法学验证、方法耐用性、系统适用性研究,并且运用合理的方法评价实测值与计算值之间有没有统计学差异。

一测多评法虽然具有节省对照品实现多指标成分质量控制的优点,但多用于母核结构相似的化合物。目前发表的文章中,运用该法进行不同类别化学成分的研究仍然只占中药品种的极少部分,大部分结构差异悬殊、色谱保留性质相差巨大的成分以及在单味药中含量太少的有效成分,都达不到一测多评法的应用条件。除了应用条件的限定外,待测组分色谱峰的定位、对照品纯度、检测波长的选择、色谱系统不同带来的误差都是目前一测多评法研究过程中的难点,需要进一步思考。

(8)多维液相色谱 多维色谱又称为色谱/色谱联用技术,是采用匹配的接口将不同分离性能或特点的色谱连接起来,第一级色谱中未分离开或需要分离富集的组分由接口转移到第二级色谱中,第二级色谱仍需进一步分离或分离富集的组分,也可继续通过接口转移到第三级色谱中。理论上,可以通过接口将任意级色谱串联或并联起来,直至将混合物样品中所有的难分离、需富集的组分都分离或富集之。但实际上,一般只要选用两个合适的色谱联用就可满足对绝大多数难分离混合物样品的分离或富集要求。因此,一般的色谱/色谱联用都是二级,即二维色谱。

在二维色谱的术语中,1D和2D分别指一维和二维;而1D和2D则分别代表第一维和第二维。

二维液相色谱可分为差异显著的两种主要类型:中心切割式二维色谱(heart-cutting mode two-dimensional chromatography)和全二维色谱(comprehensive two-dimensional chromatography)。中心切割式二维色谱是通过接口将前一级色谱中某一(些)组分传递到后一级色谱中继续分离,一般用LC-LC(也可用LC+LC)表示;全二维色谱是通过接口将前一级色谱中的全部组分连续地传递到后一级色谱中进行分离,一般用LC×LC表示。此外,这两种类型下还有若干子类,包括选择性全二维色谱(sLC×LC)和多中心切割2D-LC(mLC-LC)。

LC-LC 或 LC×LC 两种二维色谱可以是相同的分离模式和类型，也可以是不同的分离模式和类型。接口技术是实现二维色谱分离的关键之一，原则上，只要有匹配的接口，任何模式和类型的色谱都可联用。

（9）质谱法　是使待测化合物产生气态离子，再按质荷比（m/z）将离子分离、检测的分析方法，检测限可达 $10^{-15} \sim 10^{-12}$ mol 数量级。质谱法可提供分子质量和结构的信息，定量测定可采用内标法或外标法。

近年来，液相色谱与各类型质谱的联用技术（liquid chromatograph-mass spectrometer，LC-MS）凭借在分离复杂样品、测定化合物结构以及定性和定量分析等方面的独特优势，成为中药质量研究的有力工具。目前已有多种类型质谱被用来分析气态离子质荷比，常见的有基于离子飞行速度和飞行距离进行分离的飞行时间质谱（time of flight mass spectrometer，TOF），通过电势场进行传输的四极杆质谱（quadrupole mass spectrometer，QMS）和磁场或电场周期性运动的离子阱质谱（ion trap mass spectrometer，ITMS）。

四极杆质谱常用电喷雾离子化（electrospray ionization，ESI）和大气压化学离子化（atmospheric chemical ionization，APCI）作为液质联用接口技术，具有成本低、操作简单、体积相对较小等优点，被广泛应用于色谱与质谱联用。基于一级质谱的单离子检测（single ion monitor，SIM）通常用作已知化合物的定量分析，通过只扫描一个离子以提高目标离子的灵敏度，排除其他离子干扰。《中国药典》（2020年版）即采用此法，ESI离子源对苦楝皮中川楝素进行含量测定。在选择反应检测（selected-reaction monitoring，SRM）模式下，需要二级质谱（MS/MS）进行结构鉴定或提高目标成分选择性和灵敏度时，则应使用三重四极杆质谱（triple quadrupole mass spectrometer，TQMS）与色谱联用。《中国药典》（2020年版）中阿胶药材中特征多肽的含量测定，即采用高效液相色谱-质谱联用仪，三重四极杆质谱检测器，电喷雾离子化（ESI）正离子模式下多反应监测（multiplereaction monitoring，MRM）模式进行检测。

气相色谱-质谱联用技术（gas chromatography-mass spectrometer，GC-MS）因具有GC的高分离度和MS的高分辨率、高灵敏度，被广泛应用于复杂组分的分离与鉴定，尤其适合于易挥发性成分的分析。目前采用此技术针对中药所含挥发性化学成分的科学研究报道较多，但尚未被《中国药典》收载。

此外，超临界流体色谱、二维色谱、离子淌度质谱等先进的色谱与质谱技术也被快速应用于液质联用技术，为中药质量研究提供了更多的可能。

二、含量测定方法验证

含量测定应进行分析方法验证，确证其可行性，验证方法按《中国药典》（2020年版）四部"分析方法验证指导原则"进行。验证内容有准确度（回收率试验）、精密度、线性、范围、耐用性等。

三、含量限度的制定

含量限度的制定，应根据药材、饮片的实际情况来制定。一般应根据不低于10批样品的测定数据，按其平均值的 ±20% 作为限度的制定幅度，以干燥品来计算含量；毒性药材、饮片要制定限度范围，根据毒理学研究结果及中医临床常用剂量，确定合理的上下限数值。

四、含量测定项目的选择原则

1. 在设计测定指标时应与药理作用和功效主治一致，选择处方中的君药、臣药、起主要药效作用的活性成分、类别成分或组分、贵细药及毒性药材中的有效成分、有毒成分进行含量测定。若主药（君药和臣药）有效成分不清楚的，应进行研究，寻找有效成分，建立定量方法。若有效成分含量测定研究难度较大，可考虑采用指标成分测试，作为间接的控制指标来进行对药品质量和稳定性的控制。

2. 若同一类别的成分可互相转化，可分别测定其单一成分的含量合并计算总量的方式进行质量控制，如苦参碱和氧化苦参碱。

3. 尽量与药材测定成分相对应，以便更有效地控制质量。

4. 为更全面控制中药制剂质量，可分别测定两个以上单一有效成分的含量，若主药（君药和臣药）大类成分清楚的，也可测定单一有效成分后再测定其类别成分总量，如总生物碱、总黄酮、总皂苷、总蒽醌等。

5. 测定成分应注意避免测定分解产物、不稳定成分、非专属性成分或微量成分。

6. 对于出口中成药，多要求建立两项以上的含量测定。对于注射剂，要求大部分成分或组分均要说清楚，更要建立多项含量测定，以保证药品安全有效。

7. 对中药中提取的有效部位制成的制剂，其有效部位的含量应当占总提取物的50%以上。由数类成分组成的有效部位，应当测定每一类成分的含量，并对每类成分中的代表成分进行含量测定且规定下限，并对有毒成分增加上限控制。

8. 由于药材品种来源、原料产地和等级不同，含量差异较大的成分，需要注意检测指标的选定和产地的限定。

第五节　中药配方颗粒与经典名方质量评价

PPT

一、中药配方颗粒质量评价

中药配方颗粒是由单味中药饮片经水加热提取、分离、浓缩、干燥、制粒而成的颗粒，在中医药理论指导下，按照中医临床处方调配后，供患者冲服使用。中药配方颗粒是传统中药与时俱进的产物，是中药饮片的继承、发展和创新。它保证了原中药饮片的全部特征，能够满足医师进行辨证论治，随证加减，同时相较传统饮片有服用量少、携带、存储方便等众多优点。2021年2月，国家药监局、国家中医药局、国家卫生健康委、国家医保局四部门联合发布《关于结束中药配方颗粒试点工作的公告》，意味着我国长达30年的中药配方颗粒试点工作已经结束。

2021年4月，国家药典委员会发布了《关于执行中药配方颗粒国家药品标准有关事项的通知》，经国家药品监督管理局批准，第一批共160个中药配方颗粒国家药品标准已正式颁布，于2021年11月1日正式实施。国家、各省级标准还在不断更新、补充过程中并陆续发布。中药配方颗粒国家、地方标准，被称为"最严谨的标准"。它的出台有助于全面实现对中药配方颗粒安全性、有效性的整体质量控制，是一个具有历史意义的工作，也是中医药产业传承和创新发展的一个重大里程碑。

与传统的中药饮片不同，中药配方颗粒经历了水加热提取、分离、浓缩、干燥、制粒等生产过程。在建立其质量评价标准时，需要通过中药材质量考察、中药饮片炮制、标准汤剂、制备工艺等项研究，明确其关键质量属性。以出膏率、含量及含量转移率、特征图谱或指纹图谱、浸出物等的值为表征，详细说明生产全过程的量质传递情况，设定可接受的变异范围及理由，从原料到中间体到成品生产全过程的量质传递应具相关性、可行性和合理性。为了有效控制中药配方颗粒生产各环节的质量，需分别建立中药材、中药饮片、中间体和成品的标准，实现全过程质量控制。标准的制定应严格按照《中药配方颗粒质量控制与标准制定技术要求》执行。标准研究应符合"《中国药典》中药质量标准研究制定技术要求"中的有关规定。与中药新药开发不同，中药配方颗粒的质量监管纳入中药饮片管理范畴，不实施批准文号管理，实施标准管理、备案管理，产品向省级药品监督管理部门备案后方可上市。

? 思考

我国中药配方颗粒质量评价标准为什么被称为"最严谨的标准"？与以往的中药质量评价标准比较有哪些异同？

（一）中药配方颗粒的标准内容

中药配方颗粒的标准内容主要包括：名称、来源、制法、性状、鉴别、检查、浸出物、特征图谱或指纹图谱、含量测定、规格、贮藏等。应提供相应的中药配方颗粒标准与起草说明。标准正文应按"《中国药典》中药质量标准正文各论编写细则"的要求编写；标准起草说明应按"《中国药典》中药质量标准起草说明编写细则"的要求编写。

1.名称　包括中文名和汉语拼音。命名以中药饮片名加"配方颗粒"构成，中药饮片名称按照《中国药典》命名。对于不同基原品种，或临床习用需区分特定产地的品种，在×××配方颗粒名称中加括号标注其植物的中文名，如"黄芪（蒙古黄芪）配方颗粒"或"黄芪（膜荚黄芪）配方颗粒"；"党参（潞党参）配方颗粒"。

2.来源　本品为×××经炮制并按标准汤剂的主要质量指标加工制成的配方颗粒。例如，"本品为唇形科植物黄芩 *Scutellaria baicalensis* Georgi 的干燥根经炮制并按标准汤剂的主要质量指标加工制成的配方颗粒"。来源如为多基原中药材，应固定一个基原，不同基原的中药材不可相互混用。

3.制法　根据"生产工艺要求"项下记载的制备工艺进行简要描述，包括投料量、制备过程、主要参数、出膏率范围、辅料及其用量范围、制成量等。如白芍配方颗粒的制法表述如下："取白芍饮片4500g，加水煎煮，滤过，滤液浓缩成清膏（干浸膏出膏率为14%~22%），加入辅料适量，干燥（或干燥，粉碎），再加入辅料适量，混匀，制粒，制成1000g，即得。"

4.性状　包括颜色、形态、气味等特征。如北柴胡配方颗粒的性状描述如下："本品为黄色至黄棕色的颗粒；气微，味微苦。"

5.鉴别　根据中药配方颗粒各品种及其原料的性质可采用理化鉴别、色谱鉴别等方法，建立的方法应符合重现性、专属性和耐用性的验证要求。理化鉴别应根据所含成分的化学性质选择适宜的专属性方法。色谱鉴别，包括薄层色谱法、高效液相色谱法、气相色谱法，具有直观、承载信息量大、专属性强等特点，可作为中药配方颗粒鉴别的主要方法。目前公布的中药配方颗粒鉴别方法中多采用薄层色谱法，以对照药材、对照品作为指标进行鉴别。如丹参配方颗粒鉴别项中同时选择了丹参对照药材和丹酚酸B对照品为参照，进行薄层色谱鉴别。

6.检查　中药配方颗粒应符合《中国药典》（2020年版）制剂通则颗粒剂项下的有关规定，对粒度、水分、溶化性、装量差异、微生物限度等进行检查。另应根据原料中可能存在的有毒有害物质、生产过程中可能造成的污染、剂型要求、贮藏条件等建立检查项目。检查项目应能真实反映中药配方颗粒质量，并保证安全与有效。所有中药配方颗粒都应进行有毒有害物质的检查研究。以栽培中药材为原料生产的中药配方颗粒，农药残留检查可根据可能使用农药的种类进行研究；以易于霉变的中药材（如种子类、果实类中药材等）为原料生产的中药配方颗粒，应进行真菌毒素的检查研究。根据研究结果制定合理限度，列入标准正文。如甘草（甘草）配方颗粒检查项中，规定了采用《中国药典》（2020年版）通则2321电感耦合等离子体质谱法，对重金属及有害元素包括铅、镉、砷、汞、铜的限量测定；采用《中国药典》（2020年版）通则2341有机氯类农药残留量测定法第一法，对其他有机氯类农药残留量–五氯硝基苯的限量测定；以及应符合《中国药典》（2020年版）通则0104颗粒剂项下有关的各项规定。莱菔子配方颗粒检查项中规定了照真菌毒素测定法［《中国药典》（2020年版）通则2351］对黄曲霉毒素的限量检查和应符合通则中颗粒剂的各项规定。

7.浸出物 应根据该品种所含主要成分类别，选择适宜的溶剂进行测定，根据测定结果制定合理限度。由于中药配方颗粒均以水为溶剂进行提取，同时其辅料多为水溶性辅料，因此，浸出物检查所用的溶剂一般选择乙醇或适宜的溶剂，并考察辅料的影响。

8.特征图谱或指纹图谱 由于中药配方颗粒已经不具备中药饮片性状鉴别的特征，应建立以对照药材为随行对照的特征图谱或指纹图谱。特征图谱可采用色谱峰保留时间、峰面积比值等进行结果评价。指纹图谱可采用中药指纹图谱相似度评价软件对供试品图谱的整体信息（包括其色谱峰的峰数、峰位及峰高或峰面积的比值等）进行分析，得到相似度值进行结果评价。主要成分在特征或指纹图谱中应尽可能得到指认。

应重点考察主要工艺过程中图谱的变化。在对中药材产地、采收期、基原调查基础上建立作为初始原料的中药材特征图谱或指纹图谱。中药材、中药饮片、中间体、中药配方颗粒特征图谱或指纹图谱应具相关性，并具有明确的量质传递规律。

中药配方颗粒特征图谱或指纹图谱的测定一般采用色谱法，如采用高效液相色谱法，根据中药配方颗粒品种多批次、检验量大的特点，亦可考虑采用超高效液相色谱法。

9.含量测定 应选择与功能主治及活性相关的专属性成分作为含量测定的指标，并尽可能建立多成分含量测定方法。应选择样品中原型成分作为测定指标，避免选择水解、降解等产物或无专属性的指标成分及微量成分作为指标。对于被测成分含量低于0.01%者，可增加有效组分的含量测定，如总黄酮、总生物碱、总皂苷等。

中药配方颗粒含量测定应选择具有专属性的方法，否则应采用其他方法进行补充，以达到整体的专属性。选用的分析方法必须按照《中国药典》（2020年版）"分析方法验证指导原则"的要求进行验证。应根据试验数据制定限度范围，一般规定上下限，以"本品每1g含×××应为×××～×××mg"表示。

由于中药配方颗粒的品种多、批次多、检验数据量大，在选择测定方法时，可考虑采用超高效液相色谱方法。高效液相色谱方法与超高效液相色谱方法转换应进行必要的方法学验证，包括分离度、峰纯度和重现性。如果转换前后待测成分色谱峰顺序及个数不一致、检测结果明显不一致，或涉及不合格情况，应放弃方法转换。选择超高效液相色谱方法时，标准正文项下可规定色谱柱规格，但色谱柱品牌和生产厂家一般不作规定。

? 思考

建立某一中药材或中药复方含量测定时，含量测定指标和检测方法选择依据是什么？结合所掌握的现代医药学知识，分析中药剂型的作用与质量设计要求。

10.规格 根据制法项下投料量和制成量计算规格，以"每1g配方颗粒相当于饮片××g"来表示。如规格不是整数，一般保留不多于两位的小数。

（二）中药配方颗粒标准制定过程中需注意的问题

中药配方颗粒标准的制定应严格按照《中药配方颗粒质量控制与标准制定技术要求》执行。中药配方颗粒标准制定应重点关注以下几点。

1. **多基原药材的差异性**　在中药配方颗粒标准研究制定过程中，需注重对多基原药材品种的深入研究，分析不同基原内在质量的差异。标准原则上区分不同基原，并建立专属的质量标准。如甘草，研究发现目前资源主要为乌拉尔甘草，因此甘草配方颗粒暂以乌拉尔甘草为基原建立了其配方颗粒的质量标准。随着研究的深入，将不断研究建立其他基原的甘草配方颗粒标准，这更好地厘清了不同基原的中药差异，便于更精准地使用中药。

2. **研究用样品的代表性**　在选择研究用样品时，应在充分产地调研基础上收集含道地产地、主产地等不同产地的15批以上符合药品标准规定的同一基原药材样品，并依据药品标准或中药饮片炮制规范炮制成供研究用中药饮片样品，以保证充分考虑大量样品的研究情况，制定相对合理的有关限度及评判指标。这样既考虑了中药材种植具有一定不确定性的特点，又科学防止了随意使用不合格原料投料等问题。

3. **标准汤剂研究的标准性**　单味中药配方颗粒是单味中药饮片的水提物，为使中药配方颗粒能够承载中药饮片的安全性、有效性，需要以标准汤剂为桥接，该标准汤剂为衡量单味中药配方颗粒是否与其相对应的单味中药饮片临床汤剂基本一致的物质基准。标准汤剂的标准性涵盖了投料饮片（药材）的道地性、煎煮工艺的一致性、质量控制的严谨性。

因此，标准汤剂的制备应参照《医疗机构中药煎药室管理规范》采用传统汤剂的获得模式。标准汤剂是中药饮片经水煎煮提取、过滤固液分离、低温浓缩、冷冻干燥制得。通过15批标准汤剂的出膏率、有效成分（或指标成分）含量及含量转移率、特征图谱等数据，分析得出标准汤剂的三个基本质量指标，为中药配方颗粒的工艺研究和质量标准制定提供依据。

4. **工艺研究的合理性**　中药配方颗粒制备工艺合理性的主要评价标准是上述标准汤剂的三个质量指标。因此，工艺研究中提取时间、提取次数、浓缩、干燥、制粒等工艺参数的确定均应以标准汤剂的质量指标为依据。处方量、制成总量及规格等也应与标准汤剂的质量指标相对应。中药材、中药饮片、标准汤剂、中间体、成品之间关键质量属性的量质传递应具有相关性。

5. **质量标准研究的科学性、严谨性**　中药配方颗粒质量标准的制定应针对中药配方颗粒的特点，由于中药饮片经水煎煮制成颗粒后已失去了中药饮片的鉴别特征，因此应采用特征图谱或指纹图谱等专属性、整体性控制方法进行鉴别；含量测定应选择水溶性有效成分或专属指标成分作为测定指标并根据标准汤剂的含量及含量转移率范围制定合理含量上下限度。这样既可很好地反映中药配方颗粒的真伪，又可体现其优劣，同时充分反映了中药复杂体系质量控制的特点，更好地保证了中药配方颗粒产品的质量。

6. **配方颗粒的安全性**　为有效控制中药配方颗粒的安全性，除了全面实施《中国药典》（2020年版）对外源性有害残留物的要求外，应参照中药材、中药饮片质量标准中规定的重金属、农药残留、真菌毒素限量制定相应的检查项目，对于中药材、中药饮片标准中未规定上述安全性检查项目的品种应进行相应考察，根据考察结果确定是否有必要进行控制，使中药配方颗粒更具安全保障。

我国中药配方颗粒处于"试生产"阶段，产品优势明显且市场不断扩容。而随着中药配方颗粒质量评价体系的建立与推广实施，也促进企业加强了对中药饮片炮制工艺的研究、中药材种植基地的建设及源头管控等多方面的工作，使中药全产业链质量控制走上正轨，更有利于推进中医药的标准化、客观化、现代化、国际化发展。

二、中药经典名方质量评价

"经典名方"是在古代医家长期临床实践过程中形成，并经过临床验证与试验研究，目前仍广泛应用、疗效确切、具有明显特色与优势的清代及清代以前医籍所记载的方剂。近年来，我国出台一系列法律法规，积极鼓励开发中药经典名方。2017年7月1日实施的《中医药法》规定："生产符合国家规定条件的来源于古代经典名方的中药复方制剂，在申请药品批准文号时，可以仅提供非临床安全性研究资料。"2019年10月出台的《中共中央国务院关于促进中医药传承创新发展的意见》提出："加快构建中医药理论、人用经验和临床试验相结合的中药注册审评证据体系，优化基于古代经典名方、名老中医方、医疗机构制剂等具有人用经验的中药新药审评技术要求，加快中药新药审批。"2018年国家中医药管理局发布的《古代经典名方目录（第一批）》中，囊括了从103种医籍记载的10万余首方剂中遴选出的100首古代经典名方。2020年10月，国家中医药管理局和国家药监局发布了《古代经典名方关键信息考证原则》，苓桂术甘汤等7首方剂关键信息研究形成专家共识，为经典名方中药新药注册审批奠定了基础。

（一）中药经典名方质量评价的影响因素

近年来，经典名方研究开发为中医药研究的重点方向之一，国家中医药管理局颁布了一系列指导原则。中药经典名方质量评价是经典名方研究开发中的重要环节，但由于对古代经典名方中药复方制剂"遵古"的特殊要求，其质量标准的建立受到诸多因素的影响。

1. 方剂原文关键信息的转换　与现代中药复方制剂不同，经典名方历史久远，药材基原、药用部位、炮制方法、处方剂量、用法用量、功能主治等中药方剂的重要组成信息不明确，产地变迁、炮制工艺等关键信息模糊，表述的剂量单位也与现代度量衡有所不同。研究的第一步需要通过文献考证等研究将各方剂的原文转换为研究所需的关键信息。但文献考证需要开展专业、系统的研究，存在如道地产区变迁、不同朝代更迭度量衡的变化、不同地区和中医流派用药差异性等诸多因素，导致不同地区、不同研究者对同一古代经典名方的关键信息考证结果很可能有所不同，较难形成共识。为此，2019年10月《中共中央国务院关于促进中医药传承创新发展的意见》中明确指出："国务院中医药主管部门、药品监督管理部门要牵头组织制定古代经典名方目录中收载方剂的关键信息考证意见。"在向社会公开征集，收到了企业、高等院校、科研院所等有关单位提交的，涵盖了第一批目录中全部100首方剂关键信息考证研究资料后，2021年12月，国家中医药管理局、国家药品监督管理局共同召开了古代经典名方工作推进会，制定了《经典名方关键信息专家共识形成方案》，将对共识度高的方剂优先开展专家共识评议。

2. 原方安全性、有效性的传递　古代经典名方的关键信息只是文字，如何将这些方剂信息转化为临床使用的中成药制剂，在仅提供非临床安全性研究资料的前提下，如何确保将原方的安全性、有效性传递给制剂，是古代经典名方传承和转化研究中的关键问题。为此，2018年6月，《古代经典名方中药复方制剂简化注册审批管理规定》提出先研究"经典名方物质基准"，再研究制备中药复方制剂的制备工艺。此过程的内涵是根据关键信息研究制备"经典名方物质基准"对应实物（或称基准样品），以再现古代经典名方的真实原貌，研究影响安全性、有效性的物理、化学、生物活性等质量属性，明确对药品质量产生较大影响的关键质量属性，采用性状、含量测定、指纹图谱等多项指标综合表征基准样品的质量；再以商业规模生产样品的质量与基准样品一致作为目标，开展制剂的生产工艺研究，从而将古代经典名方有效研发为中成药。该文件所附起草说明强调：为保证经典名方制剂质量与疗效的相对一致，需要建立从药材源头到饮片、中间体、制剂全链条的质量控制措施。

3. 制剂与基准样品质量一致的评价标准　中药复方具有成分复杂、基础研究薄弱、有效成分不明确、多靶点作用等特点，而现有解析研究技术存在局限性，如何客观、全面评价中药的质量是中药药学研究和质量控制的难点。随着中药研究的深入和技术进步，以往的单一成分检测对中药复方的质控来说，往往缺少专属性，与药品安全性、有效性的关联不明确，难以反映其整体质量情况，无法体现中医药理论的整体观念，无法有效保障药品的质量。因此，符合中药特点的、反映中药复方整体质量的评价指标亟待明确，评价基准样品与制剂质量是否一致的标准亟待形成共识。

对于此问题，《按古代经典名方目录管理的中药复方制剂药学研究技术指导原则（试行）》建议从反映水煎煮提取所得药用物质的总量、提取工艺是否稳定的角度，在《古代经典名方中药复方制剂物质基准的申报资料要求（征求意见稿）》提出的检测项目（浸出物、含量测定、指纹图谱等）基础上增加"干膏率"这一指标，体现了中药特点和整体质量评价理念；另外，根据征求反馈的意见，对于干膏率、浸出物、指标成分的含量、指纹/特征图谱等不同评价指标，提出应具体情况具体分析，研究确定各指标的合理范围，并评价样品之间质量的离散程度，说明商业规模生产药品的质量与基准样品质量是否一致。

（二）中药经典名方质量评价指导原则

围绕按古代经典名方目录管理的中药复方制剂（中药注册分类3.1类）的特点，2021年8月31日国家药品监督管理局药品审评中心颁布了《按古代经典名方目录管理的中药复方制剂药学研究技术指导原则（试行）》，基本原则如下。

1. 明确关键信息　古代经典名方的处方组成、药材基原、药用部位、炮制规格、折算剂量、用法用量、功能主治等内容作为中药3.1类研发的依据，应与国家发布的古代经典名方关键信息一致。

2. 重视基准样品研究　应按照国家发布的古代经典名方关键信息及古籍记载，研究、制备基准样品，以承载古代经典名方的有效性、安全性。制剂研究中，应以制剂的质量与基准样品的质量基本一致为目标，研究确定商业规模的制剂生产工艺。

3. 加强源头质量控制，保障制剂质量　鼓励使用优质药材为原料，进行饮片炮制和制剂生产。在中药3.1类的研发和生产中，应从药材基原、产地、种植养殖、生长年限、采收加工、饮片炮制及包装贮藏等多个方面加强药材和饮片的质量控制，从源头保障制剂的质量。

4. 关注相关性研究，建立全过程质量控制体系　以国家发布的古代经典名方关键信息为依据，对药材、饮片的质量进行研究，研究、制备基准样品，并对药材、饮片、中间体、制剂开展相关性研究，明确关键质量属性和关键工艺参数，建立和完善符合中药特点的全过程质量控制体系，保证药品质量均一、稳定。

主要内容包括药材研究、饮片研究、基准样品研究、制剂生产研究、制剂质量和质量标准研究、相关性研究等。

（1）药材研究

1）药材基原与药用部位应与国家发布的古代经典名方关键信息内容一致，若为多基原的药材一般应固定一种基原。

2）鼓励使用优质药材为原料进行研究和生产。应进行资源评估，保证药材资源的可持续利用。应加强药材生产全过程质量控制，并采取有效措施保证药材质量相对稳定和质量可追溯。鼓励使用符合中药材生产质量管理规范（GAP）要求的药材。

3）药材的产地应在道地产区和（或）主产区中选择，一般应针对不少于3个产地总计不少于15批次药材的质量进行研究分析，确定药材产地、生长年限、采收期、产地加工及质量要求等信息。应使用研究确定的药材开展饮片研究。应根据药材质量分析和相关性研究结果，制定完善药材质量标准。

（2）饮片研究

1）饮片的炮制规格应与国家发布的古代经典名方关键信息一致。

2）国家发布的古代经典名方关键信息明确的炮制规格收载于《中国药典》或省、自治区、直辖市炮制规范等的，应按照相关规定进行炮制，明确工艺参数；尚无相关标准或规范收载的，一般应根据其古籍文献记载并参照《中国药典》炮制通则相关内容进行炮制工艺的研究，明确工艺参数。应明确炮制用辅料的种类、用量和标准。

3）应根据饮片的质量分析和相关性研究结果，建立完善饮片质量标准。

（3）基准样品研究

1）应根据国家发布的古代经典名方关键信息及古籍记载内容研究制备基准样品。若国家发布的古代经典名方关键信息或古籍记载内容中仅为"水煎服"等无详细工艺制法的表述，应参照《医疗机构中药煎药室管理规范》并结合具体情况，合理确定制备工艺。基准样品一般为煎液、浓缩浸膏或干燥品，原则上不加辅料，可考虑采用低温浓缩、冷冻干燥或其他适宜的方法，并选择适宜的贮存容器、贮存条件，保证基准样品在研究期间质量稳定。

2）应固定炮制、前处理、煎煮、滤过、浓缩、干燥等制备方法和工艺参数（范围），重点关注滤过、浓缩、干燥等工艺对质量的影响。应制备不少于15批样品，并根据研究结果确定煎液的量和干膏率范围。研究制备基准样品时，应关注饮片取样的代表性。

3）应开展基准样品的质量研究，采用专属性鉴别、干膏率、浸出物/总固体、多指标成分的含量、指纹/特征图谱等进行整体质量评价，表征其质量。对研究结果进行分析，确定各指标的合理范围，如干膏率的波动范围一般不超过均值的±10%，指标成分的含量波动范围一般不超过均值的±30%。针对离散程度较大的，分析原因并采取针对性措施，控制其波动范围，研究确定基准样品的质量标准。

（4）制剂生产研究

1）工艺路线、给药途径和剂型应当与国家发布的古代经典名方关键信息及古代医籍记载一致，其中以汤剂形式服用的古代经典名方可制成颗粒剂。

2）应根据生产实际并通过比较研究，以制剂和基准样品的质量基本一致为目标，研究前处理、提取、固液分离、浓缩、干燥和制剂成型等工艺和参数（范围），并完成商业规模生产工艺验证，确定生产工艺。应至少从干膏率、浸出物/总固体、指标成分的含量、指纹/特征图谱等方面，说明商业规模生产制剂的质量与基准样品质量的一致性。

（5）制剂质量和质量标准研究

1）应加强专属性鉴别、浸出物/总固体、多成分含量测定、指纹/特征图谱等质量控制研究。原则上处方中各药味应在制剂质量控制项目中体现。指纹/特征图谱一般以相似度或特征峰相对保留时间、相对峰面积等为检测指标，主要成分在指纹/特征图谱中应尽可能得到指认，必要时应研究建立多张指纹/特征图谱。应研究建立多个药味的含量测定方法。应研究与安全性相关（包括内源性毒性成分和外源性污染物）的质量控制方法。

2）应根据研究结果合理制定制剂的质量标准。其中，指纹/特征图谱应明确相似度、相对保留时间等要求，浸出物/总固体、含量测定等项目应确定上下限。定量检测项目的限度波动范围应与基准样品的要求一致。

（6）相关性研究　应采用指标成分的含量、指纹/特征图谱等指标，对中试规模以上生产的中间体、制剂及所用的药材、饮片进行相关性研究，并与基准样品进行质量对比，说明生产全过程的量质传递情况。根据研究结果确定药材、饮片、中间体、制剂的关键质量属性和质量标准的质控指标，合理确定其波动范围。

目前，我国古代经典名方研究开发正处于发展时期，受到社会各界的广泛关注，相关的政策法规也在不断地完善、发展与出台。在建立经典名方质量评价标准时，除对其全过程质量控制影响因素进行关注外，还应参照国家药品监督管理局药品审评中心等相关部门发布的《中药新药用药材质量控制研究技术指导原则（试行）》《中药新药质量标准研究技术指导原则（试行）》等法规文件。

目标检测

一、选择题

（一）A型题（最佳选择题）

1.中药质量标准制定时，含量测定成分首选

    A.活性成分   B.含量低的成分   C.含量高的成分

    D.专属性成分   E.次级代谢产物

2.中药鉴别的首选方法为

    A.显微鉴别   B.理化鉴别   C.薄层色谱鉴别

    D.液相色谱鉴别   E.DNA分子鉴别

3.中药材中的重金属检查可采用

    A.薄层色谱法   B.原子吸收分光光度法   C.红外光谱法

    D.高效液相色谱法   E.紫外光谱法

（二）X型题（多项选择题）

4.中药材中水分的检查方法包括

    A.烘干法   B.甲苯法   C.减压干燥法

    D.气相色谱法   E.费休氏法

5.中药及其制剂含量测定方法包括

    A.化学分析法   B.紫外–可见分光光度法   C.高效液相色谱法

    D.薄层色谱扫描法   E.气相色谱法

二、问答题

1.简述中药质量标准制定的原则。

2.简述中药配方颗粒标准制定过程中需注意的问题。

3.比较DNA分子鉴别与指纹图谱鉴别方法的优缺点。

第七章　中药的体内分析

第一节　中药体内分析概论

PPT

一、意义

中药药效物质基础和作用机制研究是中医药现代化的核心科学问题，也是中医药发展和走向世界的主要瓶颈问题之一。中药的药效物质基础可分为直接效应物质基础和间接效应物质基础。中药直接效应物质基础指中药中能直接抑制或对抗病灶靶点的活性成分及其代谢产物，而中药间接效应物质基础则是指中药发挥对疾病的治疗作用的中间媒介物质，比如肠道菌、内源性代谢物、细胞因子、外泌体等。此外，中药还存在"转化生效"这一特殊的功效机制和规律。

传统中药多采用口服给药。中药口服后，药物成分或经过消化道直接吸收入血液；或经消化液、消化酶及肠内菌群的作用分解成次生代谢产物被吸收入血液；或经肝微粒体酶代谢成有活性的代谢产物。无论经过上述何种途径，其有效物质必须以血液为介质输送到靶器官，从而产生作用。对中药的体内分析，有助于了解中药成分在体内的处置和代谢转化规律，揭示中药成分的药代动力学行为，阐释其直接或间接作用模式和机制。

二、任务

中药体内分析的研究任务主要是在建立"符合中医药特点"分析方法学体系基础上，开展中药体内药效物质基础和作用机制研究。

（一）中药体内药效物质基础研究

中药不同于西药和天然药，单味中药中含有多种活性成分。中药体内药效物质基础研究指采用血清药物化学、中药多组分药代动力学、生物活性筛选、网络药理学以及系统生物学等技术和方法，明确中药产生某种药理作用的物质基础。体现中医药治病整体观的中药体内多组分分析方法的建立，为中药体内药效物质基础研究提供方法学支撑。

（二）中药作用机制研究

中药作用机制研究是指应用现代药理学、分子生物学等多学科研究技术和方法，阐释其发挥某种药理作用的靶点、作用过程或作用原理。由于中药药效物质基础往往不是单一成分，因此中药作用机制多表现出多靶点、多途径、多环节，具有"微效整合，系统涌现"的特点。蛋白质组学、基因组学、转录组学、代谢组学等系统生物学分析技术为中药作用靶标和机制研究提供方法学支撑。以物质组成为基础，从网络药理−多组学双重维度进行功能机制的注释和研究，可以实现中药复杂成分与药效机制的系统解析。

三、特点

中药体内分析因为分析目标和分析对象的特殊性，在分析方法和分析策略设计与选择上更具创新性和挑战性。

（一）分析方法要以中医药理论为指导

中药是在中医基础理论（中药药性理论、配伍理论、归经理论、炮制理论等）的指导下用于预防、诊断、治疗或调节人体功能的药物。中医的整体观是中医学的一种思想方法，也是中医理论体系的主要特点之一。中药作用的整体性、组成成分的多样性、作用靶点的复杂性，以及成分间相互作用的难以预测性，使得检测单一活性成分的化学药物体内分析方法在中药体内分析中行不通。中药体内分析要突破单纯的"唯成分论"，要能体现中医药的"整体观"思想。

（二）分析对象具有非单一性及不明确性

单味中药含有几种类型的成分，而每类成分又可包含几十甚至上百种化学成分。我国中成药多以复方制剂为主，其化学成分则更为复杂。中药有效成分、单方及复方体内过程是动态变化的，如加工炮制和煎煮过程的产物、肠内菌代谢产物以及吸收入血进入肝脏首过效应的代谢产物等不确定因素，都使得中药体内分析的对象具有非单一性和不明确性的特点。

（三）分析目标要体现组−效关联性

"组效关系"是中药现代研究的关键科学问题之一。中药体内分析的目的是揭示机体和中药间的互作影响，既要揭示中药活性成分体内 ADME 过程，又要评价机体对中药的反应，进而阐释药效物质组合与药效活性的关联性。因而中药体内分析要涵盖中药自身的活性成分和体现药效作用的指标成分。

（四）分析策略的设计具有组合多样性

由于中药及生物样品基质的复杂性、分析对象的非单一性、分析目标的组−效关联性，因而中药体内分析涉及多组分分析、多组学分析、多样本分析、网络药理学分析、肠道菌群分析以及生信分析等，学科跨度大、组合多样灵活。

第二节 生物样品的制备

PPT

中药体内分析涉及的生物样本多样，主要包括血样（血浆、血清、全血）、组织器官（心、肝、脾、肺、肾、胃、肠、生殖器官、脑、体脂、胸腺肾上腺和骨骼肌等）、分泌物与排泄物（唾液、泪液、汗液、乳汁、尿液、粪便、肠内容物等）。

生物样本类型的选择主要根据研究目的和仪器设备匹配性进行选取。生物样本的采集、储存、前处理方法是否得当对体内分析结果影响巨大。除了极少数情况下只需将样品进行简单处理就可以直接检测外，大部分生物样本都需要采取分离、纯化、浓缩、衍生等前处理（制备）步骤，才能实现稳定、准确检测目标物的目的。

一、血液样品

中药活性成分在体内主要靠血液输送到靶器官和作用部位，血液样品包括血浆、血清和全血，其中最常用的是血浆和血清。

（一）血液样品的采集

血液样本的采集目前多采用侵入式、损伤性取样方式。根据实验对象和实验目的不同，可选用不同的采血方法。

对于小鼠和大鼠，当采血量很少时可采用尾静脉采血，采血量中等一般选择眼眶静脉丛采血，当采血量较大时要采用心脏穿刺或断头采血。兔子经常采用耳缘静脉取血，且可反复多次取血，采血量较大时采用心脏穿刺或股动脉采血；狗一般从后肢外侧小隐静脉和前肢皮下头静脉采血，若需反复多次静脉采血时，应自远心端开始。

实验动物采集血样需严格遵守动物福利。由于实验动物体重限制，一次取血后需要一定的恢复期以保证下次血液样本的质量。如小鼠的总血量一般是占体重的6%～7%，一次性取血10%不会引起造血系统过度活化及血液成分的重建。有研究表明失血超过15%以上，实验动物会发生血量减少性休克、生理应激甚至死亡。此外，啮齿类动物眼底静脉丛采血必须在麻醉（常用异氟烷，isoflurane）状态下进行，如果需要多次采血，为保证伤口愈合，同一只眼两次采血之间应有一定的间隔。如果操作不当或多次采血，可能引起眼出血、炎症和失明等并发症。

对于人体采样，当单次采血量较大（1～5ml）时，通常采用静脉取血（成年人从肘正中静脉取血，儿童从颈外静脉取血），配合静脉留置针可实现连续取样。当血样量需求较少（0.1～0.3ml）时，可用指尖采血，具有方便、快捷等特点。常规认为，相对于静脉血来说，指尖采血的影响因素较多，样本容易被污染，从而干扰检验结果，且指尖采血不适用于连续反复多次取样。但随着科技的进步，真空辅助采血装置能够在2分钟内从指尖采集150～500ml的血液，侵入性小，避免长针头刺入手臂采血的痛苦。

正常的血清或者血浆样本为黄色清液，而若为偏红即为有红细胞破裂而产生溶血现象。为避免溶血，在采血过程中需要注意以下操作细节：①采血时要避免小鼠毛发、油脂沾染血液导致溶血，所用的容器、注射器必须清洁干燥，不能有水或者有机溶剂。②抽血时速度不要太快，速度太快会有气泡产生。如果使用止血带，止血带不要扎得太久。③抽出的血放入试管时，要先拔掉针头再放血，同时速度不要太快。④收集分离血清的全血时应尽量使血液直接进入小管底部，避免管壁或管盖上的血液在离心过程中导致溶血。

（二）血液样品的制备

血液主要由血浆和血细胞两部分组成，血细胞包括具有固定形态的红细胞、白细胞和血小板。全血中水占比约81%，而血浆中水占比高达93%。除水分外，血浆中还包含血浆蛋白、营养物质、生化代谢产物、激素、酶类、电解质、微量元素等成分。根据处理制备方法不同，血液样本包括全血、血浆和血清三种（图7-1）。它们的区别可概括为：全血＝血细胞＋血浆，血浆＝全血加抗凝剂后离心分离出来的淡黄色液体，血清＝全血不加抗凝剂而自然凝固后分离出来的，不含纤维蛋白原的淡黄色液体。

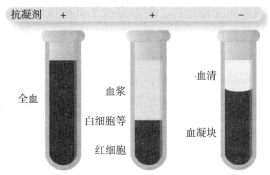

图7-1　全血、血浆、血清制备示意图

1.血清的制备　全血不经过抗凝处理时，血液中的凝血酶原可转化为凝血酶，在凝血酶的作用下，纤维蛋白原转化为纤维蛋白，进一步将红细胞凝固起来，形成血凝块，放置一段时间后血块慢慢缩小并释放出上层清晰透明的淡黄色液体就是血清。其具体制备步骤为：将采集的血液样品置未加抗凝剂的试管，室温下静置30～60分钟，血液可自发凝集并不断释放出血清，在2500～3000r/min离心5～10分钟，上层澄清的淡黄色液体即为血清。血清制取量为全血的20%～40%。

2.血浆的制备　将采集的血液样品置含抗凝剂的试管中，采血后轻轻翻转采血管5～10次，以保证血液样品与抗凝剂充分混合，然后在2500～3000r/min离心5～10分钟，所得上层淡黄色液体即为血浆。制备的血浆样本含有纤维蛋白原、凝血因子等。血浆制取量为全血的50%～60%。常用的抗凝剂有肝素、乙二胺四乙酸（EDTA）盐、枸橼酸盐、草酸盐等，其中肝素是最常用的抗凝剂。根据不同研究需要进行抗凝剂选择，有时需要比较评级不同抗凝剂对中药活性成分或效应成分（蛋白、基因、细胞因子等）的影响。

3.全血的制备　将采集的血液样品置含抗凝剂的试管中，采血后轻轻翻转采血管5～10次，与抗凝剂充分混合后的血液样品即为全血样品。全血由血浆和血细胞组成，为非均质溶液，分析前一般需将血细胞破裂，使药物释放出来后再进行分离纯化等预处理。

（三）血液样品选择

血清与血浆的化学成分与组织液相近，平衡状态下，药物在血浆与血清中的浓度能反映药物在作用部位浓度，与药物的临床作用有较好的对应关系；而血细胞作为药物的"贮库"，其药物浓度的变化与作用部位的关系不大。因此血浆和血清中的药物浓度较全血中的药物浓度更符合作为作用部位药物浓度的可靠指标，在实际中应用广泛。

血清中的纤维蛋白原经过凝血因子的作用已转化成纤维蛋白，通过离心除去，故血清只比血浆少了纤维蛋白原和抗凝剂，其他成分基本相同。由于药物与纤维蛋白几乎不结合，所以血浆与血清中药物的浓度通常相同。与血清相比，血浆具有分离快、制取量多等优点，因而较血清常用。如果抗凝剂与药物之间会发生作用，并对药物浓度测定产生干扰，则应选用血清。

全血与血浆的区别在于多了血细胞，对于大多数药物来说，其全血浓度/血浆浓度比值小于0.6，且两种样本间浓度比例固定，对于测定全血药物浓度意义不大，且全血为非均质样本、纯化制备相对比较麻烦。但对于与血细胞结合率高、全血浓度/血浆浓度比值大于0.6、药物在血浆中浓度波动太大、血浆中药物浓度很低的药物则需使用全血样品进行检测。

（四）血液样品的储存

血样采集后应及时分离血浆或血清（尽量在采集后的2小时内分离制备），以防止血细胞破裂影响血浆和血清的制备。血样采集后，样品中的各种酶仍具有一定的活性，加上空气氧化、光照等环境因素，使样品处在变化之中，一般应取样后立即分析。但如果由于试验设计的要求，如药代动力学研究在一定时间内需采集大量的样品，受样品处理和分析速度的限制，往往不能做到边采样边分析，则需将样品适当储存。储存过程中应采取各种措施使药物处在稳定状态，以保证测定结果的准确性。冷冻、冷藏保存是最常用的方法，冷冻既可终止样品中酶的活动，又可以储存样品。血液样品一般置硅化塑料试管中密塞保存，短期保存时可在4℃冷藏，长期保存时则需在-20℃或-80℃下冷冻储存。血液样品一定要分装保存，避免反复冻融引起改变。

如果待测药物在样本中易受酶、酸碱影响，或易被空气氧化，见光易分解，则须根据其自身性质选择合适的方法进一步处理。如含酯结构的药物（如可卡因）会在血浆酯酶作用下发生降解，贮存前需在样品中加入酶抑制剂（如氟化钠）；易被氧化的药物可通过加入抗氧剂（如维生素C）来达到稳定药物的目的；对于可见光易分解的药物在采集生物样品时需注意避光，样品应储存在棕色瓶中。

二、尿液样品

肾脏排泄是体内药物清除的主要途径之一，药物通常以原型（母体药物）或代谢物及其缀合物等形式通过尿液排出体外。尿液采集方便、采集量大，且药物浓度较大并含有大量的代谢物和缀合物，因此在药物尿液累积排泄量、尿清除率或生物利用度的研究，以及药物代谢物及其代谢途径、类型和速率等的研究中应用广泛。

（一）尿液的采集

尿液浓度受生理状态、食物种类、饮水多少等多种因素影响，通常变化较大。一般测定一段时间内排入尿中的药物总量。受试者的尿液样品主要通过自然排尿采集；实验动物的尿样采集可分为两种：固定时间点采集可采用逼尿法、导尿法和输尿管插管法，连续采集常用配有粪尿分离器的代谢笼来收集尿液。尿液样本最好留取新鲜标本及时检查，否则尿液生长细菌，使其中的化学成分发生变化。

1.随机尿 这种标本不受时间限制。但此类尿液样本仅反映某一时段的现象，且易受多种因素（如运动、饮食、用药、情绪、体位等）的影响，可致尿检成分浓度减低或增高。

2.晨尿 即清晨起床后第一次排尿时收集的尿标本，即为首次晨尿。此类尿液样本较为浓缩，可用于肾脏浓缩能力评价。首次晨尿常偏酸性，其中的血细胞、上皮细胞、病理细胞、管型等有形成分，以及如人绒毛膜促性腺激素（hCG）等的浓度较高。但夜尿在膀胱内停留时间过长，硝酸盐及葡萄糖易被分解，不利于检出在酸性环境中易变的物质，因而推荐采集第2次晨尿代替首次晨尿。

3.计时尿 按特定时间采集尿液样本，不同的计时尿用途不同。3小时尿（一般是收集上午6~9点时段内的尿）多用于检查尿有形成分，如1小时尿排泄率检查等。餐后尿（通常收集午餐后至下午2时的尿）多用于病理性糖尿、蛋白尿或尿胆原等的检查。24小时尿（患者上午8时排尿一次，将膀胱排空，弃去尿，此后收集各次排出的尿，直至次日上午8时最后一次排尿的全部尿）适用于肌酐、总蛋白质、电解质等不同时间内的排泄浓度不同成分的定量分析。体内药物分析中主要采用时间尿，如测定药物尿液排泄总量时，分别于用药后的不同时间段（直至药物完全排泄）采集排泄的全部尿液，记录体积后，量取一部分用于药物浓度的测定，再乘以尿液体积，即可求得尿药排泄总量。

4.无菌尿 多采集中段尿，留尿前先清洗外阴，在不间断排尿过程中，弃去前、后时段的尿，用无菌容器接留中间时段的尿。

（二）尿液的储存

尿液的主要成分是水、含氮化合物（其中大部分是尿素）及盐类，其pH为4.8~8.0，为细菌的良好培养液，放置一段时间后可因细菌繁殖而变浑浊。因此，尿液采集后应立即测定。若不能立即测定，需采取一些处置方法，如低温储存或加入防腐剂。常用的防腐剂有叠氮化钠、二甲苯、三氯甲烷、醋酸或盐酸等。二甲苯等有机溶剂可以在尿液的表面形成薄膜，醋酸等可以改变尿液的酸碱性，以抑制细菌的繁殖。保存时间在36小时以内，可置冰箱4℃冷藏；若需长时间保存，则应在-20℃下冰冻贮藏。

尿液药物浓度与血药浓度相关性差，不能直接反映血药浓度，在药代动力学研究、药效学研究方面应用较少。受试者的肾功能正常与否直接影响药物的排泄，婴儿的排尿时间难于掌握，尿液不易采集完全等问题也限制了尿液样品的应用。

三、组织与脏器

中药通过一定给药途径，可吸收成分进入血液循环后，随血液分散扩布到机体各组织中。中药首先分布于血流速率快的组织，然后分布到肌肉、皮肤或脂肪等血流速率慢的组织。中药的分布类型取决于中药的理化性质和生理因素，包括中药可吸收成分与血浆蛋白结合、与组织的亲和力、脂溶性及组织血流速率、生理屏障等情况。临床前药代动力学研究中采集肝、肺、脑、胃、肾等器官及其他组织进行药物检测以了解药物在各脏器及组织中的分布状况。

（一）采集方法

动物处死后取仰卧位，固定四肢，先剪开胸骨，暴露胸、腹腔。先在胸腔入口处切断食道和气管，取出心和肺，然后再依次摘除腹部脏器脾、肝、肾上腺、肾、胃、肠和盆腔器官。在解剖和取材时，应尽量减少由于器械或手术粗暴引起的机械损伤。摘取的脏器用生理氯化钠溶液稍加漂洗后吸干脏器表面的水分，立即在感量为1%的天平上称重，称得的重量除以体重即得各脏器系数。

（二）制备匀浆液

各脏器及组织均为固体检材，药物的分布不是均匀的，需将其制成匀浆液后再取样测定。匀浆液的制备：动物处死后，立即取出所需组织，置冰块上，轻轻除去表面的凝血并剥离结缔组织等附属物，用生理氯化钠溶液洗涤几次后置匀浆机中，加入一定比例的去离子水（一般每0.5g加1ml水，小组织如卵巢等就直接加0.5ml水即可）研磨成匀浆，即得。

（三）组织样品处理

可直接取匀浆液过滤或离心后的上清液进行药物的提取，但该法回收率低、干扰物多；在匀浆液中加入蛋白沉淀剂后分取的上清液通常清澈透明，干扰物较少，较常用；也可在匀浆液中加入一定量的酸或碱，水浴加热使组织水解液化，然后再分取上清液进行药物的提取；也有用酶的水解作用使组织液化，取过滤后或离心后的上清液供萃取用。

四、粪便样品

粪便具有无创、易于获得的特点，常被选择用于药物排泄、肠道菌转化、肠道菌群和宿主互作等研究。粪便反映的是整个肠道和宿主互作的最终结果，无法真实反映各个肠段的菌群活动。因此，肠道内容物与粪便样本相结合，能更全面地反映菌群和宿主之间互作的代谢关系。

（一）粪便样品的采集

1.人粪便样品　根据试验的目的，确定选择受试者的条件，如年龄、体重、糖尿病、身体健康状况、有无特殊疾病等因素。根据考虑的因素，选择符合条件的受试者。让受试者将粪便排泄到干净的容器中，尽量避免尿液、马桶壁等对粪便样本的污染。粪便要采集新鲜的，建议采集排泄中后部的粪便，并尽量挖取中部内侧的粪便作为样本。用无菌勺对新鲜的粪便进行挖取，将粪便样本放入无菌保存管中，样本需1g左右。采集好的样本立刻放入−80℃冰箱进行低温保存。

2.小鼠与大鼠粪便样品 对于小鼠粪便样本的采集，采用拎尾法进行采集。小鼠排便后用灭菌的镊子夹取小鼠粪便。对于大鼠，在取样当天换无菌垫料单独喂养大鼠，用灭菌的镊子夹取大鼠的粪便，当收集完一只大鼠的粪便后，用乙醇擦拭镊子进行灭菌，继续收集另外一只大鼠的粪便。收集好的粪便放入无菌的EP管。

（二）粪便样品的存储

新鲜粪便或肠道内容物样本，置于冻存管中收集好后，立即用液氮速冻处理30秒以上，之后放入−80℃冰箱保存。由于粪便/肠道内容物中有非常多的微生物，且微生物代谢速度非常快，故应分装保存、避免反复冻融。除了直接冻存收集的新鲜粪便，另一种方式是按1∶2（粪便∶水）或其他比例加入水或PBS，振荡后，超速离心获得粪水，以粪水的形式存储。

五、细胞样品

建立在血浆药物浓度基础上的传统宏观的药代动力学有时不能很好地解释药物（中药成分）对肿瘤、脑和胎盘等特定组织的药理作用，难以真实有效地预测体内药物的药效，出现药动学/药效学不相关的问题。药物在不同细胞系如肠细胞、肝细胞、肿瘤细胞等的代谢途径是有差异的。细胞内药物的处置过程及药物与靶点的结合是药物治疗效果的决定因素，所以基于细胞/亚细胞水平的中药细胞药代动力学研究更有意义。

（一）分类

按照来源不同，可分为原代细胞和传代细胞；按照是否能够连续传代，分为有限细胞系和连续细胞系；按照基本形态差异，分为成纤维样细胞和上皮样细胞；按照培养方式不同，则可分为贴壁培养与悬浮培养。

原代细胞（primary cell）是指从机体的组织（如人组织、小鼠组织、大鼠组织和兔组织等）经蛋白酶或其他的方法获得单个细胞并在体外进行模拟机体培养的细胞，称为原代细胞。一般认为，培养的原代的第1代细胞和传代到第10代以内的细胞统称为原代细胞培养。

细胞系（cell line）是原代细胞经首次传代成功后即为细胞系。能够连续传代的细胞叫作连续细胞系或无限细胞系，不能连续培养的称为有限细胞系。大多数二倍体细胞为有限细胞系。由原先存在于原代培养物中的细胞世系所组成。如果不能继续传代，或传代次数有限，可称为有限细胞系（finite cell line），如可以连续培养，则称为连续细胞系（continuous cell line），培养50代以上并无限培养下去。人类肿瘤细胞，在体外培养半年以上，生长稳定，并连续传代的即可称为连续性株或系。

细胞株（cell strain）是通过选择法或克隆形成法从原代培养细胞中获得具有特殊性质或标志物的细胞称为细胞株。一般认为，细胞株是用单细胞分离培养或通过筛选的方法，由单细胞增殖形成的细胞群。细胞株的特殊性质或标志必须在整个培养期间始终存在。

（二）原代细胞培养

1.组织块培养法 组织块接种后的前3天，在观察和移动的过程中，注意不要引起液体的振荡。要避免经常翻动和振动，否则组织块不易附着于瓶壁上或附着后也会脱落飘起。加入的培养液不宜过多，避免浸泡的组织块受轻微的波动而脱落下来。当细胞向外迁徙出来后要注意记录并去除漂浮的组织块和残留的细胞，它们产生的有毒物质会影响原代细胞的生长。为促进组织块尽快粘贴在培养瓶皿上，可以在种植前先将胶原薄层涂在培养瓶底壁上。

2. **贴壁型原代细胞**　原代培养的分离细胞在初次接触体外环境时，它们之间会互相影响，在这些细胞之间能产生一些促生长的活性物质，使细胞彼此互相促进存活和生长。如果接种的细胞密度过低，细胞之间的促生长作用很小，也很难使细胞适应从体内的组织环境到被分散后进入独立生存环境的变化过程。如果接种的细胞密度过大，会导致营养物质供应不足，代谢废物积累较快需要经常换液和传代。适当增大原代培养接种的细胞密度，给培养的细胞提供更多的类似于在体内时细胞之间的相互作用，会极大提高原代培养的细胞在体外存活率。待细胞适应体外环境后进行传代培养时再以较低的密度接种和培养。尽快使接种的细胞贴壁，是决定培养能否成功的关键。可以在接种后先将培养瓶置培养箱内培养3～5小时，待细胞贴壁后，再补足培养液继续培养。

3. **悬浮型原代细胞**　必须保持细胞的悬浮状态。可以通过增加培养液的黏度来帮助细胞呈悬浮状态，如给培养液中加入低浓度的透明质酸复合物。在有搅拌装置的培养器皿内加入培养液，以5ml为最低限度，否则搅拌时会产生气泡对细胞造成伤害。使用这种方式需注意勿使搅拌速度过快，否则既可使培养液溢出又容易造成污染。如果培养液的量在5ml以下，可以采用旋转瓶培养。给悬浮培养的细胞换液时要注意不要吸出细胞。能够进行悬浮培养的细胞，其生命力一般都比较旺盛，体外分裂增殖的速度较快，营养成分消耗大，换液间隔一般较短。

第三节　生物样品的预处理

PPT

常见的生物样品包括血浆、组织、尿液等，其成分复杂且干扰物质较多，除少数生物样品不经处理或仅经简单处理后便可直接测定外，大部分样品都需要经过适当的预处理从而为中药活性成分的测定创造良好条件，因此生物样品的前处理是中药体内药物分析中至关重要的步骤，影响试验结果的准确性和灵敏度。根据不同类型生物样品的特点以及药物存在形式的差异，需选择适宜的样品前处理方法将待测物转化为易于分离纯化及适合后续仪器分析的形式。常见生物样品的前处理方法主要包括有机破坏法、去除蛋白质法、缀合物的水解法、分离纯化与浓缩富集法和化学衍生化法等。

一、去除蛋白质法

血样和组织中存在大量蛋白质，中药活性成分可能以蛋白结合的形式存在，因此在处理生物样品时首先要进行除蛋白操作。去除蛋白质一方面有助于使结合的药物释放出来，另一方面还可以减少仪器污染，延长使用寿命。常用去除蛋白质的方法有蛋白沉淀法、酶水解法和超滤法。

（一）蛋白沉淀法

蛋白质在某些理化因素的作用下，空间结构被破坏，导致理化性质改变，生物学活性丧失，称为蛋白质的变性。变性蛋白溶解度降低，易形成沉淀析出。盐析、有机溶剂、重金属盐、生物碱试剂都可沉淀蛋白质。

1. **有机溶剂沉淀法**　与水混溶的亲水性有机溶剂能使溶液的介电常数下降，蛋白质分子间的静电引力增大从而发生凝聚；同时亲水性有机溶剂的水合作用能使蛋白质脱水而发生沉降，从而使与蛋白质结合的药物释放出来。常用的水溶性有机溶剂包括乙腈、甲醇、乙醇、丙酮等，其使用体积通常为生物样品体积的1~3倍。有机溶剂沉淀蛋白的能力大小顺序为：乙腈＞丙酮＞乙醇＞甲醇，其中在生物样本中加入1.5倍体积的乙腈可去除＞99%的蛋白质。由于乙腈、甲醇对液相和质谱有较好的兼容性，所以在沉淀蛋白质中两者最为常用。甲醇一般形成的是絮状且较为松散的白色沉淀，乙腈形成的是多是紧实凝聚状沉淀，因此采用乙腈作为蛋白沉淀剂时还要考察是否存在药物包埋问题。有机溶剂沉淀剂的选取需要综合药物溶解度、蛋白结合率、色谱流动相组成、易挥发性等多因素。使用亲水性有机溶剂沉淀蛋白质操作简单，但会稀释样品，降低检测的灵敏度。

2. 盐析法 生物样本中加入中性盐可使溶液体系的离子强度发生变化，造成部分蛋白质的电性被中和，蛋白质分子间由于电排斥作用减弱而发生凝聚。与此同时，中性盐的亲水性也可使蛋白质水化膜被破坏而析出沉淀。常用的中性盐有饱和硫酸铵、硫酸钠、硫酸镁、氯化钠及磷酸盐等。操作时将血清或组织匀浆液与饱和硫酸铵按照1：2的比例混合后再进行离心，即可除去＞90%的蛋白质。使用盐析法去除蛋白所得上清液的pH为7.0~7.7，盐析沉淀蛋白质不变性，需要特别注意残留中性盐对样本稳定性和后续分析仪器的影响。

3. 强酸沉淀法 由于蛋白质末端存在游离羧基和游离氨基，它可以与酸和碱反应。当溶液的pH低于蛋白质的等电点时，蛋白质以阳离子的形式存在，可与带负电荷的酸根离子结合形成不溶性盐而沉淀。常用的强酸有10%三氯醋酸与6%高氯酸等，其中三氯醋酸沉淀效果较好，将血样与三氯醋酸按照1：0.2的比例混合后进行高速离心，即可除去99%以上的蛋白质。由于体系中加入了强酸，所得的上清液呈强酸性，因此在酸性条件下不稳定的药物不宜采用本法。此外还要注意酸性溶液对色谱柱和仪器的影响。过量的三氯醋酸可通过煮沸或者采用乙醚提取的方式去除，过量的高氯酸可与碳酸钾、醋酸钾中和后加入乙醇使产生的高氯酸钾沉淀被除去。

（二）酶水解法

在测定一些酸不稳定及蛋白结合牢的药物时，常需用酶解法去除蛋白质。在生物样品中加入一定量的酶缓冲溶液，在适宜的条件下孵育一段时间使蛋白质肽键被酶充分水解，结合的药物释放出来，之后再经过滤或离心即可达到除去蛋白质的目的。最常用的酶是蛋白水解酶中的枯草菌溶素，该酶在pH 7.0~11.0的条件下可使蛋白质肽键降解，在50~60℃酶的活性最大。酶水解法可用于组织匀浆、头发等样品的处理，此外在试验操作中还可加入一些蛋白酶增活剂来提高酶解效率，例如咖啡因与胃蛋白酶，$CaCl_2$与胰蛋白酶合用。酶解法的优点是：可避免某些药物在酸及高温下降解；对与蛋白质结合牢的药物，酶解法可显著改善回收率；酶解液可用有机溶剂直接提取而无乳化现象生成。酶解法的主要问题是不适用于在碱性下易水解的药物。

（三）超滤法

超滤法是利用加压膜分离技术，在一定的压力下，使小分子溶质和溶剂穿过一定孔径的特制薄膜，蛋白质大分子溶质滞留。通过选用不同孔径的不对称性微孔膜，按照截留相对分子量的大小可将300~1000kD的可溶性生物大分子分离。测定血液中的游离药物可选用分子质量截留值在50000左右的超滤膜，采用加压过滤法或高速离心法将游离型药物与分子量大的血浆蛋白及药物结合的血浆蛋白分离，从超滤液或离心液中得到的游离型药物经适当的浓缩或可直接测定其浓度。与一般的分离方法相比，超滤法所需的血样量极少且无需加热也无需加入化学试剂，其操作条件温和，对待测成分破坏的可能性小，耗时较短已成为游离药物浓度测定的首选方法。

二、缀合物的水解法

药物及其Ⅰ相代谢物与体内的内源性物质如葡萄糖醛酸、硫酸、甘氨酸、谷胱甘肽和醋酸等结合生成Ⅱ相代谢缀合物。其中，最常见的小分子药物Ⅱ相代谢反应是与葡萄糖醛酸结合或与硫酸结合，生成葡萄糖醛酸苷缀合物或硫酸酯缀合物。其中含羟基、羧基、氨基和巯基的药物可与葡萄糖醛酸结合形成葡萄糖醛酸苷缀合物，而含酚羟基、芳胺及醇类药物可与硫酸结合形成硫酸酯缀合物。尿液中的药物多数为缀合物。

由于缀合物的极性较大，不易被有机溶剂提取，故在测定药物总含量时需要将样品进行水解，将药物从缀合物中释放出来，从而进行后续的萃取分离及测定。小分子药物Ⅱ相代谢缀合物常见的水解方法包括酸水解、碱水解和酶水解。其中碱水解仅适用在热碱条件下稳定的少数药物的测定。

（一）酸水解

加入适量的无机酸可使缀合物发生水解。常用的无机酸为盐酸，该方法操作简单、迅速，但某些在酸性条件下不稳定的药物可能会在水解过程中发生分解，此外与酶水解法相比，酸水解的专一性较差。缀合物的酸水解通常使用高氯酸、盐酸或三氯乙酸等，酸的用量、浓度、反应温度与时间等条件都需要根据不同的药物通过预试验加以确认。酸水解的优点是简便、快速、成本低廉，并能减少酶水解过程中酶制剂和其样品水解后产生的蛋白类物质对目标化合物的干扰；缺点是水解反应较剧烈，可能会造成某些目标物的分解。

（二）酶水解

对于在酸性条件下或遇热不稳定的药物可以采用酶水解法。常用的水解酶包括葡萄糖醛酸苷酶（glucuronidase）和硫酸酯酶（sulfatase），其中前者可特异性水解葡萄糖醛酸苷缀合物，后者可特异性水解硫酸酯缀合物。实际操作中最常用的是葡萄糖醛酸苷酶与硫酸酯酶的混合酶，控制pH为4.5~5.5，37℃孵育数小时后即可使样品水解完全。要注意的是当样品为尿液时应事先处理尿液中能抑制酶活性的阳离子。酶水解的条件温和、专属性强、不易造成待测物的降解，但酶试剂较贵且水解的时间较长，同时还有可能带入黏液蛋白导致乳化或色谱柱阻塞影响后续分析。尽管存在一些缺点，酶水解仍为首选方法。

三、分离纯化与浓缩富集法

在体内中药分析中，生物样品前处理是不可或缺的步骤，其主要目的是将待测组分从复杂生物基质中分离出来，并进一步纯化、富集，甚至将待测组分进行化学改性使之成为可测形式，从而提高分析的特异性、灵敏度与准确性。常用的分离、纯化、浓缩、富集方法主要包括液-液萃取法、固相萃取法、柱切换技术、微波消解法、微透析技术、分子印迹技术、超临界流体萃取等。

（一）液-液萃取法

液-液萃取法（liquid-liquid extraction，LLE）是最常用的液体生物样品萃取纯化技术之一。向待分离的液体生物样本（多为水相）中加入一种与其微溶或不溶的有机提取剂，利用待测药物在两种互不相溶的两相溶剂中的溶解度或者分配系数的差异，经过充分混合并萃取后达到分离提取目标化合物的目的。影响液-液萃取的因素包括有机溶剂的种类、有机相与水相的容积比、萃取次数、水相的pH以及离子强度等。

理想的有机溶剂应满足下列条件，对待测成分有较强的亲和力，对目标化合物有较高的回收率；与水不互溶（在水中溶解度低，<10%）；沸点低易挥发，萃取后易于除去与浓缩；不易产生乳化；化学性质稳定具有一定的惰性；无毒，不易燃烧；不影响后续的检测。实际情况中一般根据被测组分的极性来选择有机溶剂，被测组分极性较小时，应选择极性相对较弱的溶剂，如正己烷等；被测组分极性较强一般选用二氯甲烷、丙酮、乙酸乙酯、石油醚等溶剂。其中乙醚、二氯甲烷和三氯甲烷等溶剂的萃取能力强、又易于挥发，为常用的提取溶剂，值得注意的是乙醚萃取后将混入约1.2%的水分，故选用乙醚作为萃取溶剂时，应在提取前于水相中加入适量的中性盐（如固体氯化钠）以减少乙醚中的含水量，或在乙醚萃取液中加入无水碳酸钠进行脱水以减少水溶性杂质的干扰。

萃取所用的有机溶剂的量要适当，一般来说有机相与水相的容积比为1∶1或者2∶1时即可达到较好的萃取效果。实际操作过程中可根据待测药物的性质进行预试验来确定有机溶剂的最佳用量。采用液-液萃取法萃取一次后即可将大部分药物提取出来。若干扰物质不易除去则需将第一次萃取所得的含药有机相再用一定pH的水溶液进行反提取（back extraction），然后再从水相将药物提取到有机相，如此反复萃取就可以将药物与干扰物分离。

大多数药物都属于弱酸或弱碱，因此在提取过程中可通过调节样品的pH使离子型药物定量转化为非电离型而溶于非极性溶剂中。采用液-液萃取法时水相pH的选择主要由待测药物的pK_a确定。当pH与pK_a相等时，50%的药物以非电离形式存在。对于碱性药物最佳的pH为高于pK_a 1~2个单位；对于酸性药物而言其pH则要低于pK_a 1~2个单位，这样就可以使得90%的药物以非电离形式存在从而易于溶解于有机溶剂而被萃取。

在液-液萃取过程中经常会碰到生物样品发生乳化问题，如果不破乳，水相与有机相之间会出现清晰的界面，被测物回收率会受到很大影响。此时，可以采取在水相中加盐、加热或冷却萃取容器、用玻璃棉塞滤过、用相分离滤纸滤过、加少量不同的有机溶剂或者离心的方法来解决。

（二）液相微萃取法

液相微萃取（liquid phase microextraction，LPME）技术是自1996年以来，发展起来的一种快速、精确、灵敏度高、环境友好的样品前处理技术。其原理与LLE相似，是利用分析物和微量萃取溶剂（μl级甚至是nl级）之间的分配系数不同而进行萃取富集的过程。LPME集萃取、净化、浓缩于一体，富集倍速大，萃取效率高，有机溶剂用量小，是一项低污染、低成本、高效率的样品前处理技术。包括直接液相微萃取、液相微萃取/后萃取、多孔中空纤维膜液相微萃取、顶空液相微萃取、分散液相微萃取、悬浮固化液相微萃取等。

直接液相微萃取（direct-LPME，D-LPME）是最简单的液相微萃取操作方式。在特氟龙棒端悬挂一滴有机溶剂，浸入亲水性样品溶液中，利用待测组分在两相间的分配系数差异进行萃取富集。溶液中可加入磁力搅拌棒加速分配平衡。待分配平衡后（一般只需数分钟时间）取出特氟龙棒，回收有机溶剂准备上样分析。还可采用另一种操作方式，用气相色谱微量进样器代替特氟龙棒，直接在针头上悬挂有机溶剂，这种方法叫作悬滴液相微萃取（single-drop microetraction，SDME）。和直接液相微萃取相比，悬滴液相微萃取的好处在于，分配平衡后只需将有机液滴吸回微量进样器便可方便地完成样品转移。另外还有一种名为"动态液相微萃取（dynamic liquid-phase microextraction）"的操作方式，是利用微量进样器将微升级的有机萃取剂反复吸入和推出到亲水性样品基质中，达到动态萃取的目的。这种方法相对来说萃取效率较高，但仍需人工手动操作。影响直接液相微萃取方法萃取效率的主要因素包括萃取溶剂的种类和特点，液滴尺寸，悬挂液滴的针头或棒头的形状，操作温度和平衡时间等。一般来说液滴尺寸以1~2μl为宜，因为这样大小的液滴相对比较稳定，操作温度不宜过高，通常在室温下操作，以免在较高温度下液滴本身挥发造成损失，如需利用搅拌棒促进分配平衡，必需控制低速搅拌。液相微萃取法有机萃取溶剂的用量极小，操作也极为简单，但因为完全依赖样品的两相分配平衡，且液滴容易滴落，相对来说方法重现性可能较差，而且样品适用范围较窄，一般只用于较为纯净的亲水性样品中高挥发性样品组分的提取。

（三）固相萃取法

固相萃取技术（solid-phase extraction，SPE）是一种基于色谱理论的样品前处理方法，它采用选择性吸附、选择性洗脱的方式对样品进行富集、分离及纯化。与传统的LLE相比，SPE具有选择性强、分离时间短、回收率高、不易乳化、有机溶剂用量少及易于自动化等优点。

SPE的基本原理就是利用固体吸附剂吸附液体样品中的目标物，使目标物与样品的基体和干扰化合物分离，然后再用洗脱液洗脱或加热解吸附，达到分离和富集目标物的目的。SPE填料种类繁多，可分为亲脂型（大孔吸附树脂、亲脂性键合硅胶）、亲水型（硅胶、硅藻土、棉纤维）和离子交换型三类，其中亲脂型应用最广泛。固相萃取不需要大量互不相溶的溶剂，处理过程中不会产生乳化现象；因采用高压输液系统、高选择性的吸附剂（固定相），固相萃取能显著减少溶剂的用量；固相萃取的预处理过程简单，费用低。

固相萃取操作可分为柱预处理、上样、柱洗涤、分析物洗脱四个步骤，如图7-2所示。每个步骤设计合理与否都会对试验的回收率产生影响，导致溶质过早穿透、干扰物不完全洗涤、目标物流失、洗脱不完全等，而分析物被回收一般亦较难实现。

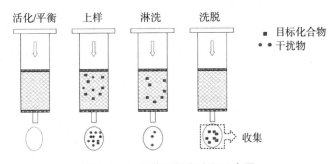

图7-2　固相萃取操作流程示意图

预处理又称为活化，即使用适宜的溶剂通过色谱柱，再用水或缓冲液冲洗、替代滞留在柱中的溶剂，活化过程中应使固定相始终浸于溶液中。活化的目的在于去除填料中可能存在的杂质，并使填料溶剂化，以提高萃取的重现性，若未充分活化，可能导致溶质过早穿透而影响回收率。

预处理过后，即可添加试样（上样）通过固相萃取柱，在此过程中，目标分析物被吸附在固定相中。分析物是否被充分吸附是影响试验回收率的关键。因此，为防止分析物的流失，试样溶液中溶剂的强度不可太大，同时可采取以下几个方法尽量减少分析物的流失：①用强度较弱的溶剂稀释溶液；②减少加样体积；③增加固定相填料的量；④选择最适宜的固定相。上样体积主要取决于固相萃取柱固定相填料的量和类型、试样中各组分物质的浓度和极性等因素，可通过试验获得穿透体积来确定。穿透体积是指在固相提取时化合物随样品溶液的加入而不被自行洗脱下来所能流过的最大液样体积，最终的加样体积要小于穿透体积，以防止在柱洗涤过程中目标分析物流失。

柱洗涤则是在上样后采用强度适宜的溶剂将干扰物淋洗下来，同时使目标分析物能保留在固定相上，通过不断调整洗涤剂的种类、比例和体积，可获得最佳洗涤溶剂配比，以达到最佳洗涤效果。

目标物洗脱与收集是通过加入对目标分子亲和力更强的溶剂，将其洗脱下来，同时将与固定相作用力更强的干扰物保留在柱上，收集洗脱液。洗脱溶剂的强度影响洗脱效果，当使用溶剂的强度较强时，较少量的溶剂即可完全洗脱，但当样品成分较为复杂时，与固定相作用力强于目标物的杂质也可能被洗脱下来，造成干扰。当使用强度稍弱的溶剂时，为了充分洗脱，所用的溶剂量较大，收集到的溶液需再经氮吹浓缩。因此，应根据实际情况调整溶剂强度与用量，以得到最佳的富集纯化效果。

近年来SPE发展迅速，已逐渐取代LLE，其主要优点包括：①分析物回收率高；②无需相分离，分析物各组分易收集；③溶剂用量少，减少了对环境的污染；④样品消耗少；⑤更有效地分离富集目标分析物；⑥操作简单、省时省力，易于实现自动化。当然SPE也存在一定的缺点，如浑浊样品易堵塞柱子，因此在上样前需要对样品进行预处理，此外商品化的固相萃取小柱载样量有限且价格较贵。

（四）固相微萃取技术

固相微萃取技术（solid phase microextraction，SPME）是在SPE基础上发展起来的一项新兴的样品前处理与富集技术。SPME是一种通用的、无溶剂样品制备技术，其利用吸附/吸收和解吸作用，通过萃取相包覆的纤维头浓缩样品中的分析物。包括直接萃取（direct extraction SPME）、顶空萃取（headspace SPME）和膜保护萃取（membrane-protected SPME）三种基本萃取模式。

固相微萃取装置非常小巧，状似一只色谱注射器，由手柄和萃取头或纤维头两部分组成。萃取头是一根外套不锈钢细管的1cm长、涂有不同固定相的熔融石英纤维头，纤维头在不锈钢管内可自由伸缩，用于萃取、吸附样品；手柄用于安装或固定萃取头，可永久使用。

萃取头是SPME装置的核心，其涂层的性质已经成为SPME方法成功与否的关键。涂层的选择应该由待测物质的性质决定，一般根据相似相溶原理进行选择，极性大的待测物质选择强极性的涂层，极性小的选择弱极性的涂层材料。小分子或挥发性物质常用厚膜100μm萃取头，较大分子或半挥发性物质采用7μm萃取头，综合考虑分析物的极性和挥发性时，还可以有85μm、65μm、75μm、30μm的极性或非极性萃取头选择。固定相层可以以非键合、键合或部分交联的形式涂敷在石英纤维上，涂层在有机溶剂中的稳定性为键合相>部分交联>非键合相，非键合相在有机溶剂中还有较大的溶胀性。最常用的固相涂层物质是聚甲基硅氧烷（PDMS）和聚丙烯酸酯（PA），前者用于非极性化合物、多环芳烃、芳香烃等，100μm的PDMS适用于分析低沸点的极性物质，7μm的PDMS适用于分析中沸点和高沸点的物质。后者多用于极性化合物如苯酚类化合物。

固相微萃取主要分为萃取过程和解吸附过程。①萃取过程：利用高分子固定相薄层对样品基质中的目标组分进行提取分离。将萃取头插入样品瓶后，压下活塞，使吸附涂层暴露于样品中。经过一段时间的萃取后，将石英纤维拉回起保护作用的不锈钢针管中拔出，即完成目标组分的提取、浓缩过程。②解吸附过程：在气相色谱中，常用热解析法对完成萃取过程的萃取器针头进行解吸附。将针头暴露在气相色谱进样系统的汽化室中，使萃取纤维暴露在高温载气中进行解吸附，然后进入气相色谱进行分析。

第四节 生物样品分析方法的建立与验证

PPT

一、体内药物分析方法建立的一般步骤

（一）选择合适的分析方法

体内药物分析需要借助现代仪器技术来分析药物在体内数量与质量的变化，以获得药物在体内的各种药代动力学参数、代谢方式、代谢途径等信息。目前，用于体内药物分析的方法主要包括色谱分析法、色谱联用分析法、免疫分析法等。

体内分析方法的选择依据一般由药物本身的理化性质以及检测要求决定，生物样品中的药物浓度是决定分析方法的首要因素。由于生物样品中所含药物浓度或其代谢产物的浓度都很低（$10^{-9} \sim 10^{-6} \text{g/ml}$），并且样品量通常都比较少，难以通过增加取样量的方法提高灵敏度，因此，在选择分析方法时应考虑选择灵敏度高、特异性强的方法。LC/MS将液相色谱的高效分离特性和质谱的强大定性与定量优势有机结合，是目前体内药物分析中最有潜力且应用最多的分析手段。

（二）选择合适的样品预处理方法

生物样品中含有大量内源性物质，不仅能与药物及其代谢产物结合，而且会干扰测定，因此，生物样品中的药物必须经过分离、纯化与富集，必要时还需要对待测药物进行化学改性如衍生化处理。如果生物样品的前处理不当，往往会使测定方法的回收率降低，会发生定性定量错误、色谱柱寿命缩短或损害分析仪器等问题。

一般来说，样品前处理要达到的目标为：①去除生物基质中干扰性成分，提高分析精度和分离效果；②提高待测药物的检测灵敏度；③提高样品与流动相的兼容性，从而改善定性定量分析的重复性。实际操作过程中可以根据样品的种类、待测药物的理化性质及所选的分析方法对样品进行分离、纯化、提取与富集。

（三）选择合适的内标物

在生物样品前处理和仪器分析过程中，经常会发生待测物的损失和信号波动，尤其是在质谱检测的过程中，由于基质效应会引起待测物检测信号的变化。为提高分析结果的准确度和精密度以及方法的可靠性，通过向同一分析批中的所有样品中加入等量的内标，用分析物和内标的响应值比进行定量计算，实现对信号波动和量上损失的校正。

内标一般来说分为两种类型，即结构类似物内标和同位素标记内标（SIL-IS）。结构类似物内标选择主要考虑：①结构类似物内标最好与分析物具有相同的关键化学结构和官能团（如—COOH、—SO₂、—NH₂等）差别仅限于C—H部分，如果关键化学结构和官能团不同，会导致离子化效率和回收率的差异；②类似物内标不应该和待测物在体内的任何代谢产物相同，避免对检测结果产生影响。同位素标记内标（SIL-IS）选择主要考虑：①¹³C和¹⁵N标记的内标优于氘（2H/D）标记的内标；②选择氘代内标时，要注意氘原子取代的位置，应当选择取代稳定官能团结构的位置（例如—CH₂—CD₃），而不是具有较活泼化学性质的位置〔例如—CD₂—（COOH）₂〕，以确保样品在制备过程中不发生氘–氢交换；③为了降低同位素干扰的影响，同位素内标最好至少要比未标记的分析物高出4~5个质量单位。在试验对于方法的精密度，准确度和稳定性有要求的前提下，应尽可能使用同位素标记内标，而且相比结构类似物内标，SIL-IS能拓宽方法的线性范围。

无论是结构类似物内标还是同位素标记内标，均需满足以下共性要求：①内标物应是待测样品中不存在的纯物质；②必须完全溶于待测样品中，并与样品中各组分的色谱峰能完全分离；③加入内标物的量应接近于待测组分；④色谱峰的位置应与待测组分色谱峰的位置相近，或在几个待测组分色谱峰中间。

（四）方法建立的一般步骤

1.分析条件的选择　取待测药物标准物质按设定的分析方法进行检测，评估待测物浓度与测定响应值之间（如吸光度、色谱峰高或面积等）的关系，确定线性范围、最适测定浓度、检测限和测定的最适条件（pH、温度、反应时间）等。

2.内源性干扰的考察　取空白生物基质，如空白血浆或组织匀浆液，采用设定的方法进行分析，考察在待测物出峰位置是否有内源性物质或内标的干扰。如有干扰，需进一步优化色谱分离条件或样品前处理条件。

3.分析方法验证 取空白生物基质，加入待测药物标准溶液制备模拟生物样品，采用设定的生物样本前处理及分析方法进行测定，考察方法的线性范围、精密度与准确度、检测限以及提取回收率等指标，并进一步检验生物基质中内源性物质对待测药物的干扰程度，判断方法对检测目的的适用性。

4.体内实际样品测定 有时用体外建立的方法去测定体内取得的实际生物样品时，会得出错误的结论。因为药物在体内可能与内源性物质结合（如与血浆蛋白结合），或者经过各相药物代谢酶的作用后生成多个代谢产物，使得药物在体内的存在形式变得更为复杂，因此要强调对药物体内过程有一定程度的了解。在分析方法初步建立后，需要进行实际生物样品的测定，考察代谢产物对药物、内标的干扰情况，以及方法灵敏度，进一步验证方法的可行性。有时也采用专属性强、已证明适用于体内实样测定的步骤和方法作为对照测定，并以此来检验所建立的方法的可行性。

 思考

中药体内药物分析与化学药物、生物药物在样品处理、方法建立上有何异同？

二、体内药物分析方法验证的内容与要求

体内药物分析的一些数据可被用于支持中药的安全性和有效性，或根据毒动学、药动学和生物等效性试验的结果作出关键性决定。由于生物样品一般来自血液、尿液或其他生物样品，具有取样量少、药物浓度低、干扰物质多（如内源性物质、代谢物、结合物和同服的其他药物等）以及个体差异大等特点，因此必须根据待测物的结构、生物介质和预期的浓度范围，建立灵敏、专一、精确、可靠的生物样品定量分析方法，并对方法进行验证。分析方法验证通常采用模拟生物样品和用药后的实际生物样品进行，内容包括选择性、残留、定量下限、标准曲线、准确度、精密度、稀释可靠性、基质效应和分析物在生物基质以及溶液中储存和处理全过程中的稳定性。

（一）分析方法的完整验证

1.选择性 特异性是指在生物样品中存在干扰成分的情况下，分析方法能够准确、专一地测定分析物的能力。对于中药的体内分析，主要干扰成分包括内源性物质、代谢物、目标物质之外的其他共存成分及其代谢物。如果有几个分析物，应保证每一个分析物都不被干扰。

所建分析方法应该能够区分目标分析物和内标与基质的内源性组分或样品中其他组分。应该使用至少6个不同个体的适宜的空白基质来证明选择性（动物空白基质可以不同批次混合），它们被分别分析并评价干扰。当干扰组分的响应低于分析物定量下限响应的20%，并低于内标响应的5%时，通常即可以接受。应该考察药物代谢物、经样品预处理生成的分解产物以及可能的同服药物引起干扰的程度。在适当情况下，也应该评价代谢物在分析过程中回复转化为母体分析物的可能性。

2.残留 应该在方法建立中考察残留并使之最小。残留可能不影响准确度和精密度。应通过在注射高浓度样品或校正标样后，注射空白样品来估计残留。高浓度样品之后在空白样品中的残留应不超过定量下限的20%，并且不超过内标的5%。如果残留不可避免，应考虑特殊措施，在方法验证时检验并在试验样品分析时应用这些措施，以确保不影响准确度和精密度。这可能包括在高浓度样品后注射空白样品，然后分析下一个试验样品。

3.定量下限 是能够被可靠定量的样品中分析物的最低浓度，具有可接受的准确度和精密度。定量

下限是标准曲线的最低点，应适用于预期的浓度和试验目的。

4.标准曲线　反映了待测药物浓度与仪器响应值之间的关系，一般用回归分析法（如最小二乘法、加权最小二乘法等）所得的回归方程来评价。应提供标准曲线的线性方程和相关系数，说明其线性相关程度。标准曲线高、低浓度范围为定量范围，在此范围内浓度测定结果应达到试验要求的精密度和准确度。

在进行分析方法验证之前，最好应该了解预期的浓度范围。标准曲线范围应该尽量覆盖预期浓度范围，由定量下限和定量上限（校正标样的最高浓度）来决定。该范围应该是够描述分析物的药动学。

应该使用至少6个校正浓度水平，不包括空白样品（不含分析物和内标的处理过的基质样品）和零浓度样品（含内标的处理过的基质）。每个校正标样可以被多次处理和分析。应该使用简单且足够描述仪器对分析物浓度响应的关系式。空白和零浓度样品结果不应参与计算标准曲线参数。在方法验证中，至少应该评价3条标准曲线。

校正标样回算的浓度一般应该在标示值的 ±15% 以内，定量下限处应该在 ±20% 内。至少75%校正标样，含最少6个有效浓度，应满足上述标准。如果某个校正标样结果不符合这些标准，应该拒绝这一标样，不含这一标样的标准曲线应被重新评价，包括回归分析。

定量下限（LLOQ）是能够被可靠定量的样品中分析物的最低浓度，具有可接受的准确度和精密度。定量下限是标准曲线的最低点，应适用于预期的浓度和试验目的。

5.准确度　分析方法的准确度描述该方法测得值与分析物标示浓度的接近程度，表示为：（测得值/真实值）×100%。应采用加入已知量分析物的样品来评估准确度，即质控样品。质控样品的配制应该与校正标样分开进行，使用另行配制的储备液。

应该根据标准曲线分析质控样品，将获得的浓度与标示浓度对比。准确度应报告为标示值的百分比。应通过单一分析批（批内准确度）和不同分析批（批间准确度）获得质控样品值来评价准确度。为评价一个分析批中不同时间的任何趋势，推荐以质控样品分析批来证明准确度，其样品数不少于一个分析批预期的样品数。

（1）批内准确度　为了验证批内准确度，应取一个分析批的定量下限及低、中、高浓度质控样品，每个浓度至少用5个样品。浓度水平覆盖标准曲线范围：定量下限，在不高于定量下限浓度3倍的低浓度质控样品，标准曲线范围中部附近的中浓度质控样品，以及标准曲线范围上限约75%处的高浓度质控样品。准确度均值一般应在质控样品标示值的 ±15% 之内，定量下限准确度应在标示值的 ±20% 范围内。

（2）批间准确度　通过至少3个分析批，且至少两天进行，每批用定量下限以及低、中、高浓度质控样品，每个浓度至少5个测定值来评价。准确度均值一般应在质控样品标示值的 ±15% 范围内，对于定量下限，应在标示值的 ±20% 范围内。

6.精密度　分析方法的精密度描述分析物重复测定的接近程度，定义为测量值的相对标准差（变异系数）。应使用与证明准确度相同分析批样品的结果，获得在同一批内和不同批间定量下限以及低、中、高浓度质控样品的精密度。

对于验证批内精密度，至少需要一个分析批的4个浓度，即定量下限以及低、中、高浓度，每个浓度至少5个样品。对于质控样品，批内变异系数一般不得超过15%，定量下限的变异系数不得超过20%。对于验证批间精密度，至少需要3个分析批（至少2天）的定量下限以及低、中、高浓度，每个浓度至少5个样品。对于质控样品，批间变异系数一般不得超过15%，定量下限的变异系数不得超过20%。

7.稀释可靠性　样品稀释不应影响准确度和精密度。应该通过向基质中加入分析物至高于定量上限浓度，并用空白基质稀释该样品（每个稀释因子至少5个测定值），来证明稀释的可靠性。准确度和精密度应在±15%之内，稀释的可靠性应该覆盖试验样品所用的稀释倍数。

8.基质效应 当采用质谱方法时，应该考察基质效应。使用至少6批来自不同供体的空白基质，不应使用合并的基质。如果基质难以获得，则使用少于6批基质，但应该说明理由。

对于每批基质，应该通过计算基质存在下的峰面积（由空白基质提取后加入分析物和内标测得），与不含基质的相应峰面积（分析物和内标的纯溶液）比值，计算每一分析物和内标的基质因子。进一步通过分析物的基质因子除以内标的基质因子，计算经内标归一化的基质因子。从6批基质计算的内标归一化的基质因子的变异系数不得大于15%。该测定应分别在低浓度和高浓度下进行。

如果不能适用上述方式，例如采用在线样品预处理的情况，则应该通过分析至少6批基质，分别加入高浓度和低浓度（定量下限浓度3倍以内以及接近定量上限），来获得批间响应的变异。其验证报告应包括分析物和内标的峰面积，以及每一样品的计算浓度。这些浓度计算值的总体变异系数不得大于15%。

除正常基质外，还应关注其他样品的基质效应，例如溶血的或高血脂的血浆样品等。

9.稳定性 必须在分析方法的每一步骤确保稳定性，用于检查稳定性的条件，例如样品基质、抗凝剂、容器材料、储存和分析条件，都应该与实际试验样品的条件相似。用文献报道的数据证明稳定性是不够的。

采用低和高浓度质控样品（空白基质加入分析物至定量下限浓度3倍以内以及接近定量上限），在预处理后以及在所评价的条件储存后立即分析。由新鲜制备的校正标样获得标准曲线，根据标准曲线分析质控样品，将测得浓度与标示浓度相比较，每一浓度的均值与标示浓度的偏差应在±15%范围内。

应通过适当稀释，考虑到检测器的线性和测定范围，检验储备液和工作溶液的稳定性。稳定性检查应考察不同储存条件，时间尺度应不小于试验样品储存的时间。

通常应该进行下列稳定性考察：①分析物和内标的储备液和工作溶液的稳定性；②从冰箱储存条件到室温或样品处理温度，基质中分析物的冷冻和融化稳定性；③基质中分析物在冰箱储存的长期稳定性；此外，如果适用，也应该进行下列考察；④处理过的样品在室温下或在试验过程储存条件下的稳定性；⑤处理过的样品在自动进样器温度下的稳定性。

在多个分析物试验中，应该关注每个分析物在含所有分析物基质中的稳定性。应特别关注受试者采血时，以及在储存前预处理的基质中分析物的稳定性，以确保由分析方法获得的浓度反映采样时刻的分析物浓度。

（二）部分验证

在对已被验证的分析方法进行小幅改变情况下，根据改变的实质内容，可能需要部分方法验证。可能的改变包括生物分析方法转移到另一个实验室，改变仪器、校正浓度范围、样品体积，其他基质或物种，改变抗凝剂、样品处理步骤、储存条件等。应报告所有的改变，并对重新验证或部分验证的范围说明理由。

（三）交叉验证

应用不同方法从一项或多项试验获得数据，或者应用同一方法从不同试验地点获得数据时，需要互相比较这些数据时，需要进行分析方法的交叉验证。如果可能，应在试验样品被分析之前进行交叉验证，同一系列质控样品或试验样品应被两种分析方法测定。对于质控样品，不同方法获得的平均准确度应在±15%范围内，如果放宽，应该说明理由。对于试验样品，至少67%样品测得的两组数值差异应在两者均值的±20%范围内。

三、试验样品分析

在分析方法验证后，可以进行试验样品或受试者样品分析。需要在试验样品分析开始前证实生物分析方法的效能。应根据已验证的分析方法处理试验样品以及质控样品和校正标样，以保证分析批被接受。

（一）分析批

一个分析批包括空白样品和零浓度样品，包括至少6个浓度水平的校正标样，至少3个浓度水平质控样品（低、中、高浓度双重样品，或至少试验样品总数的5%，两者中取数目更多者），以及被分析的试验样品。所有样品（校正标样、质控和试验样品）应按照它们将被分析的顺序，在同一样品批中被处理和提取。一个分析批包括的样品在同一时间处理，即没有时间间隔，由同一分析者相继处理，使用相同的试剂，保持一致的条件。质控样品应该分散到整个批中，以此保证整个分析批的准确度和精密度。建议同一试验设计中的全部样品在同一分析批中分析，以减少结果的变异。

（二）分析批的接受标准

应在分析试验计划或标准操作规程中，规定接受或拒绝一个分析批的标准。在整个分析批包含多个部分批次的情况，应该针对整个分析批，也应该针对分析批中每一部分批次样品定义接受标准。应该使用下列接受标准：①校正标样测定回算浓度一般应在标示值的 ±15% 范围内，定量下限应在 ±20% 范围内。不少于6个校正标样，至少75%标样应符合这些标准。如果校正标样中有一个不符合标准，则应该拒绝这个标样，重新计算不含该标样的标准曲线，并进行回归分析。②质控样品的准确度值应该在标示值的 ±5% 范围内。至少67%质控样品，且每一浓度水平至少50%样品应符合这一标准。在不满足这些标准的情况下，应该拒绝该分析批，相应的试验样品应该重新提取和分析。③在同时测定几个分析物的情况下，对每个分析物都要有一条标准曲线。如果一个分析批对于一个分析物可以接受，而对于另一个分析物不能接受，则接受的分析物数据可以被使用，但应该重新提取和分析样品，测定被拒绝的分析物。④如果使用多重校正标样，其中仅一个定量下限或定量上限标样不合格，则校正范围不变。⑤如果质控样品的总平均准确度和精密度超过15%，则需要进行额外的考察该偏差的理由。

（三）校正范围

如果在试验样品分析开始前，已知或预期试验样品中的分析物浓度范围窄，则推荐缩窄标准曲线范围，调整质控样品浓度，或者适当加入质控样品新的浓度，以充分反映试验样品的浓度。如果看起来很多试验样品的分析物浓度高于定量上限在可能的情况下，应该延伸标准曲线的范围，加入额外浓度的质控样品或改变其浓度。至少2个质控样品浓度应该落在试验样品的浓度范围内。如果标准曲线范围被改变，则生物分析方法应被重新验证（部分验证），以确认响应函数并保证准确度和精密度。

（四）试验样品的重新分析和报告值选择

应该在试验计划或标准操作规程中预先确定重新分析试验样品的理由以及选择报告值的标准。在试验报告中应该提供重新分析的样品数目以及占样品总数的比例。

重新分析试验样品可能基于下列理由：①由于校正标样或质控样品的准确度或精密度不符合接受标准，导致一个分析批被拒绝；②内标的响应与校正标样和质控样品的内标响应差异显著；③进样不当或仪器功能异常；④测得的浓度高于定量上限，或低于该分析批的定量下限，且该批的最低浓度标样从标准曲线中被拒绝，导致比其他分析批的定量下限高；⑥在给药前样品或安慰剂样品中测得可定量的分析物；⑦色谱不佳。

在仪器故障的情况下，如果已经在方法验证时证明了重新进样的重现性和进样器内稳定性，则可以将已经处理的样品重新进样。但对于拒绝的分析批，则需要重新处理样品。

（五）色谱积分

应在标准操作规程中描述色谱的积分以及重新积分。任何对该标准操作规程的偏离都应在分析报告中讨论。实验室应该记录色谱积分参数，在重新积分的情况下，记录原始和最终的积分数据。

（六）用于评价方法重现性的试验样品再分析

在方法验证中使用校正标样和质控样品可能无法模拟实际试验样品。例如，蛋白结合、已知和未知代谢物的回复转化、样品均一性或同服药物引起的差异，可能影响这些样品在处理和储存过程中分析物的准确度和精密度。因此，推荐通过在不同天后，在另外一个分析批中重新分析试验样品，来评价实际样品测定的准确度。检验的范围由分析物和试验样品决定，并应该基于对分析方法和分析物的深入理解。建议获得 c_{max} 附近和消除相样品的结果，一般应该重新分析10%样品，如果样品总数超过1000，则超出部分重新分析5%样品。

对于至少67%的重复测试，原始分析测得的浓度和重新分析测得的浓度之间的差异应在两者均值的 ±20% 范围内。试验样品再分析显示偏差结果的情况下，应该进行考察，采取足够的步骤优化分析方法。

🔬 药知道

美国、欧盟、中国、日本、韩国、加拿大、巴西等均发布了适合本区域或本组织的生物分析指导原则。这些原则主体内容虽然基本相似，但具体细节并非完全相同，个别验证参数上也存在一定差异。生物分析常用指导原则包括FDA 2018年发布的 *Bioanalytical Method Validation Guidance for Industry*、ICH 2019年发布的 M10 *Bioanalytical Method Validation*、EMA2012年发布的 *EMA/BMV/2012 Guideline on bioanalytical method validation*，以及《中国药典》（2020年版）中"生物样品定量分析方法验证指导原则（指导原则9012）"。

目标检测

一、A型题（最佳选择题）

1.体内药物分析最常采用的生物样品是

    A. 血液   B. 尿液   C. 唾液

    D. 粪便   E. 组织

2.检测限与定量限的区别在于

    A. 定量限的最低测得浓度应符合精密度要求

    B. 定量限的最低测得浓度应符合一定的精密度和准确度要求

    C. 检测限以ppm、ppb表示，定量限以%表示

D. 定量限的最低测得量应符合准确度要求

E. 检测限的测得量应符合准确度要求

3. 体内药物分析中样本前处理步骤对待测物分离与浓集方法为

A. 液相萃取法　　　　B. 蛋白沉淀法　　　　C. 酸水解

D. 化学衍生化　　　　E. 酶水解

4. 下列关于体内药物分析描述错误的是

A. 体内药物分析方法对灵敏度、选择性和可靠性的要求均较高

B. 血清样本制备时，需将采集的静脉血置于含有抗凝剂的试管中

C. 进行血浆样品前处理时，可加入与水相混溶的有机溶剂，进行蛋白沉淀

D. 在生物样本测定中，标准曲线的范围不能外延

E. 尿液药物浓度与血药浓度相关性差，不能直接反映血药浓度

5. 准确度表示测量值与真值的差异，常用表示方法为

A. RSD　　　　　　　B. 回收率　　　　　　C. 标准对照液

D. 空白试验　　　　　E. 偏差

二、问答题

1. 中药体内药物分析方法建立过程中指标性成分选取的依据有哪些？

2. 体内药物分析方法学验证内容有哪些？

3. 如何根据试验目的不同选择合适的生物样本？

第八章　中药质量表征成分确定

学习目标

1.掌握中药体内外成分分析的基本原理和方法；基于药效学、血清药物化学、组学技术和网络药理学等策略筛选中药质量表征成分的方法。

2.熟悉基于药效学、血清药物化学、组学分析等中药质量表征成分的确定在中药质量评价中的应用场景；运用网络药理学方法开展中药药效物质基础和作用机制的预测。

3.了解中药质量表征成分的确定方法在实际应用中的局限性；用于筛选中药质量表征成分方法的应用、研究现状及进展；不同方法之间的适用范围、优缺点及相互关联。

4.学会根据具体试验需求，选择合适的中药质量表征成分确定方法；能够将学习到的理论知识应用于实际中药质量分析与评价工作中，能够分析和解释中药质量表征成分试验数据。

5.培养设计试验辨识中药质量表征成分的能力；培养独立思考和解决问题的能力，针对不同中药质量评价问题能提出合理的解决方案。

中药质量标准是衡量、控制及保证中药质量的依据和技术手段。中药材多基原、多产地，加工炮制方法各异，制剂组方及工艺各具特色，使得中药质量标准的建立成为国际性难题。同时中药药效物质基础研究薄弱，致使中药质量控制指标与其有效性关联性不强，质量控制指标专属性差，以同一指标成分评价不同中药材的质量，难以反映不同中药材的质量，并且采用单一指标成分难以完整表征中药复杂体系质量属性。

基于中医药理论的独特性和中药质量的复杂性，有必要针对中药材和中药产品（如中药饮片、中药煎剂、中药提取物和中成药制剂等）中固有的或加工制备过程中形成的、与中药功能属性密切相关的、能够反映中药安全性和有效性的标志性成分进行质量控制，即针对中药质量表征成分进行质量控制。而从生源途径、化学物质基础、炮制加工过程、药效研究和中医理论等多个层面，将中药的物质基础、有效性和质量控制密切关联，既能反映指标成分与有效性和安全性的关联关系，又能体现其专属性和差异性。因此，聚焦传递与溯源、特有性、可测性、有效性和处方配伍，能够有效筛选中药质量表征成分。

中药质量表征成分需具备以下条件：①存在于中药材或中药产品中固有的次生代谢物，或加工制备过程中形成的化学物质；②来源于某药材（饮片）特有的而不是来源于其他药材的化学物质；③有明确的化学结构和生物活性的化学物质；④能够进行定性鉴别和定量测定的化学物质；⑤按中医配伍组成的方剂"君"药首选原则，兼顾"臣、佐、使"药的代表性物质。其中，中药质量表征成分最重要的条件是其与临床有效性及安全性相关联，并体现方剂配伍。中药质量表征成分的确定进一步密切了中药有效性-物质基础-质量控制标志性成分的关联度，是中药质量控制体系的重要组成部分。

第一节　中药成分体内外分析

PPT

中药作为一个巨大的天然化合物库，所含成分几乎涉及所有结构类型，主要包括酚类、萜类、乙炔衍生物及含氮化合物。其中，酚类成分依据结构骨架不同，分为黄酮类、二苯乙烯类、苯丙素类衍生物、香豆素及简单酚性成分等。这些不同结构类型的化合物，或骨架相同，但取代模式不同，往往具有不同的生物活性。另外，中药的化学成分很多作为前药（pro-drug）存在，需经体内代谢活化后才能发挥药效。因此，基于中医药理论和植物学相关理论，以现代化学、生物学技术为研究方法，辨识和阐明中药形成全过程中各环节的化学物质组成及其传递与变化规律，提炼质量表征成分，从而实现建立中药全程质量控制体系的目的。

一、中药成分体外分析

（一）中药成分体外结构鉴定的技术与方法

中药所含化学成分种类多样、结构复杂、性质各异，因此不同化合物进行结构分析时所采用的方法不一定相同。对于已知化合物，在有对照品的情况下，一般通过测定物理常数并用色谱法进行色谱行为对照，从而判定待测化合物与对照品是否为同一物质。同时，也可将待测化合物与对照品进行专属性更强的红外光谱叠谱试验。在无对照品的情况下，则应与文献中提供的物理常数和波谱数据（主要包括红外光谱图和核磁共振谱图）进行比较后判断。对于结构暂时未知的化合物，通常按以下流程进行结构分析。

1.初步判断结构类型　一般采用以下方法初步判断中药所含化学成分的结构类型。

（1）文献调研　分类学上亲缘关系相近的中药材，如同属、同种或属种相近的中药材常含有结构相似甚至相同的化合物。因此，一般通过系统查阅该化学成分来源的原中药材及其近缘中药材化学成分的文献报道，寻找发现已知化合物的线索，同时也能一定程度推测新化合物的结构骨架。不仅要了解该种或该类化学成分所涉及的中药材药用部位、提取部位、溶剂及方法，还要明确其性质、分子式、色谱行为及各种谱学数据和生物合成途径等，并与分离得到的化合物的相关性质和数据进行比较。

（2）理化性质　通过测试分离所得化学成分的理化性质可粗略判断待测化合物的类型与基本骨架，比对文献调研结果甚至可初步推断其结构。例如，三氯化铁反应可鉴别酚羟基，碘化铋钾可鉴别生物碱类，Molish反应可鉴定糖苷类等。

（3）提取分离方法　中药化学成分提取分离方法的选择通常与其结构性质有关。例如，碱水提取所得成分大多具有酚羟基或羧基官能团，而酸水提取所得成分多为生物碱类；正丁醇部位分离所得成分则极性较大，常含糖苷类化合物等。另外，中药成分过于复杂，在粗分阶段受其他成分的影响（如助溶、增溶等作用）某些成分的性质会有所改变。

2.分子式的确定和不饱和度的计算

（1）分子式的确定

1）元素分析配合质谱　自动元素分析仪可测定化合物所含元素种类，确定各元素所占百分含量，从而求出化合物的实验式。随后，利用质谱仪测定化合物的相对分子质量，通过换算相对分子质量与实验式质量数之间的倍数关系求得化合物的分子式。

2）同位素丰度法　由于存在元素同位素，中药化学成分的质谱中除质量为 M 的分子离子峰外，还可能存在质量为 $M+1$、$M+2$ 等同位素峰，且 M、$M+1$、$M+2$ 峰的相对强度一般为确定值。因此，通过测定化合物的 M 与 $M+1$、$M+2$ 的强度比，并查贝农（Beynon）表即可确定其分子式。

3）高分辨质谱法　目前的高分辨质谱可精确测定待测化合物的质量到小数点后第6位，不同元素组成的化合物精确到小数点后若干位的质量并不相同。因此，通过小数点后若干位的精确质量数，即可算出待测化合物所含各元素的原子个数，从而确定化合物的分子式。

（2）不饱和度的计算　待测化合物的分子式确定之后即可计算不饱和度，即化合物中环和双键的数目，从而有助于判断化合物的结构。不饱和度（U）计算方法如下。

$$U=IV-I/2+III/2+I \tag{8-1}$$

式中，I表示1价原子数，如H元素；III表示3价原子数，如N元素；IV表示4价原子数，如C元素。

3.确定化合物结构　通常利用各种波谱法（如UV、IR、NMR和MS等）进一步明确待测化合物所含官能团、结构片段及二者的关系，从而表征其结构。其中NMR应用最多，也最为重要。

（1）紫外光谱法（UV）　常用于分析中药化学成分的共轭情况，其对共轭链较长的化合物如黄酮类、香豆素类、苯丙素类等有一定应用价值。例如，将UV光谱与加入诊断试剂后的UV光谱进行对照（必要时辅以化学呈色反应）是黄酮类化合物结构解析的经典方法。

（2）红外光谱法（IR）　解析主要依据吸收峰的位置、强度和形状，利用基团振动频率与分子结构的关系，确定吸收峰的归属及分子中所含的基团或化学键，其中吸收峰波数的大小是最主要的依据。解析时一般采用四先四后相关法，即按先特征区，后指纹区；先最强峰，后次强峰；先粗查红外光谱的9个重要区段，后细找主要基团的红外特征吸收频率；先否定，后肯定的次序及由一组相关峰确认一个官能团的存在。IR主要用于羟基、羧基、苯环及双键等官能团的鉴定，对于确认蒽醌类α-羟基数目及位置、区别强心苷元的甲型与乙型具有一定应用价值。由于UV和IR提供的分子结构信息较少，因此通常作为化合物结构鉴定的辅助手段，必须与NMR、MS及其他理化方法结合才能进一步确定待测化合物的具体结构。

（3）核磁共振谱法（NMR）　具备选择性强、灵敏度高、样品用量少和简便快速的优点，是测定化合物结构最有力的手段。目前，毫克级相对分子质量在1000Da以下的化合物单用NMR即可确定结构。NMR对待测化合物的纯度要求较高，化合物需用溶剂溶解成溶液后才能进行测定。溶剂本身不能含氢，且需具备沸点低、化学惰性、对样品溶解性好等性质，常用CCl_4、CS_2、DMSO和氘代试剂等。同时，通常采用四甲基硅烷（TMS）作为内标与待测样品同时放入溶剂中。测定氢谱所需的样品用量一般为2~5mg，碳谱用量相对较大，通常在10mg以上。

（4）质谱法（MS）　是用一定方式把化合物裂解后生成的各种离子碎片，按其质荷比大小排列而成的图谱，是确定相对分子质量和分子式不可缺少的工具。对于已知化合物，通常将测定所得质谱用八峰值索引以确定结构；如果质谱仪自带数据谱库，则可自动检索库存的已知化合物图谱与样品质谱图进行比较，从而筛选出与待测化合物最为接近的结构。对于未知化合物，则需根据质谱图对分子离子峰、碎片离子峰进行解析后再推断分子式与结构。综合分析以上波谱、质谱所得的数据，同时结合模型化合物与文献比对，通常能确定待测化合物的平面结构。

（5）其他方法　一些中药有效成分存在手性中心，具有立体选择性，需与受体结合后才可发挥生物活性，因此需要确定有效成分的立体结构。化合物立体结构的确定方法主要有NMR法、旋光谱法、X线衍射法及圆二色谱法等。目前NMR应用较多，主要通过化学位移、耦合常数和奥弗豪塞尔核效应等推测化合物立体结构。同时，也可通过应用手性试剂将待测化合物转化成适当的非对映体衍生物，获得待测分子与衍生物的化学位移差值，从而推测样品分子手性中心的绝对构型，其中Mosher法是最常用的方法之一。

二、中药成分体内分析

（一）中药成分体内分析方法

生物样品中中药成分分析方法的设计受到多种因素的影响，通常生物样品中待测成分或其代谢物的浓度较低、采样量少、干扰成分多，因而分析方法的选择是提高分析效率的关键。分析方法的选择一般根据待测成分结构、理化性质、仪器条件及文献等多方面进行综合考虑。

1.选择分析方法

（1）待测成分的理化性质　体内样品基质复杂，因此从复杂基质中提取待测成分时，需考虑其理化性质及在生物体内的状况、生物转化途径等。中药成分的理化性质包括溶解度、酸碱性、亲脂性、极性、挥发性、光谱特性及稳定性等，这些都与体内样品的制备及分析方法的选择密切相关。强极性或亲水性成分常常难以采用溶剂萃取，则可采用蛋白沉淀、固相萃取（极性载体）、离子对萃取或衍生化后萃取等手段。此外，对酸碱不稳定的成分，前处理时应注意避免使用强酸或强碱性溶剂。热不稳定成分的萃取液浓缩可采用减压低温回收或冷冻干燥等方法，以避免高温降解或挥发。

（2）生物样品的类型　生物样品的类型及其制备方法直接影响分析方法的选择。例如，选择蛋白沉淀法或溶剂萃取法分析血浆中的中药化学成分时，若待测成分与体内大分子蛋白结合牢固不易分离，可采用酶解法使蛋白质分解而释放出成分。测定尿中的中药成分时，待测物多以结合物形式存在则需进行酸水解或酶水解使之游离。

（3）待测成分的浓度　当待测成分浓度较低，尤其是需要考虑代谢产物的干扰或原型成分与代谢产物同时测定时，宜采用萃取－浓缩的样品制备方法和高灵敏度、高特异性的分析检测技术。

2.常用的分析方法

（1）光谱法　包括紫外分光光度法、红外分光光度法、荧光分光光度法及原子吸收分光光度法，是生物样品的中药成分分析中应用较早的分析方法。光谱法操作简便、快速，但灵敏度低、选择性差、不具有分离功能，因此对样品的预处理要求较高。由于代谢物及某些内源性成分的干扰，使本法的应用受到限制。随着色谱法的高速发展，光谱法逐渐退出了生物样品中中药成分分析。

（2）免疫分析法　是指以特异性抗原－抗体反应为基础的分析方法，包括放射免疫、酶免疫、化学发光免疫、荧光免疫分析等。该法灵敏度高、专属性强、操作简便快速，是目前临床治疗药物浓度检测和生化检验的常用方法。

（3）色谱法　是利用物质在流动相和固定相中分配系数或吸附能力的差异而达到分离的分析方法，主要包括高效液相色谱、气相色谱、薄层色谱及凝胶色谱等。色谱法不仅具有分离分析能力，同时具有较高的专属性和灵敏度，能够分离结构相似的化合物，使其在中药研究中被广泛用于解决各种复杂困难的分离分析课题，尤其在体内药物分析领域占据主导地位。随着手性色谱技术、毛细管电泳技术、色谱与光谱联用技术、色谱与质谱联用技术以及色谱与免疫联用技术的建立和快速发展，为色谱法在体内中药分析中的应用提供了更广阔的前景。

（二）中药成分体内代谢与转化分析

中药成分的体内代谢是指中药成分经过吸收、分布后，在血液和组织内发生的生物转化过程。中药多以口服形式使用，口服后其主要代谢部位为胃肠道和肝脏。

1.中药成分的胃肠代谢和生物转化研究

（1）胃肠代谢和生物转化涉及的代谢酶　胃液为强酸性环境，其pH在0.9～1.5，且主要包括胃蛋白酶、组织蛋白酶、凝乳酶及脂肪分解酶等代谢酶。因此，中药中的苷类成分可在胃液中水解成糖、苷元或次生苷。肠道是大多数中药成分吸收入血前的主要代谢部位，随胃液进入肠内的胃蛋白酶因肠道的非酸性环境失去了活性，同时不同肠道部位的肠上皮细胞内含有不同种类和活性的代谢酶。其中，十二指肠、空肠中的代谢酶活性最强，而从回肠开始至结肠中的代谢酶活性逐渐减弱。此外，肠道菌群可以产生多种酶系使得进入肠道中的化学成分发生代谢或生物转化。

（2）中药成分肠内主要代谢与生物转化方式　肠道代谢过程决定了中药成分以原型还是以代谢物发挥生物作用。中药成分在肠道中的动态变化过程主要包括：①成分未经代谢，原型不被吸收、不产生疗效，并随粪便排出体外；②成分未经代谢，以原型直接作用于消化道并产生疗效；③成分未经代谢，以原型作用于消化道内的菌群微生态系统，并通过菌群微生态系统对机体产生疗效；④成分未经过肠道代谢，并以原型被吸收进入血液，但其疗效以及能否被肝脏等代谢器官转化需做进一步分类；⑤成分经肠道代谢转化所产生的新成分不被吸收、不产生疗效，随粪便排出体外；⑥成分经肠道代谢转化所产生的新成分直接作用于消化道并产生疗效；⑦成分经肠代谢转化所产生的新成分作用于消化道的菌群微生态系统，并通过菌群微生态系统对机体产生疗效；⑧成分经肠道代谢转化所产生的新成分被吸收入血，但其疗效以及能否被肝脏等代谢器官转化需做进一步分类。

中药成分进入肠道后可能会被肠道菌群所产生的酶代谢转化，在吸收过程中又再被肠上皮细胞内的酶代谢转化。因肠上皮细胞内的代谢酶在肝内也多有分布，其代谢与生物转化特征可参考肝内代谢转化。以下主要为肠道菌群代谢转化中药的主要方式，以分解反应为主，从而使中药成分极性降低，分子量下降，最终使其有利于被肠道吸收。

1）水解反应　包括含苷键、酯键和葡萄糖醛酸结构的中药成分的水解。

肠菌产生的β-鼠李糖苷酶、β-葡萄糖苷酶等可使中药苷类成分中的苷键和糖间连接键发生断裂，水解生成糖和苷元。尤其是水溶性的葡糖苷类成分，其在肠道不易吸收，使得生物利用率低、在肠道内滞留时间长，从而可与菌群相互作用并被水解为有生理活性的苷元而吸收。例如，罗汉果皂苷Ⅲ与人的肠菌液共孵育后，可依次脱去C-3位的葡萄糖基和C-24位的龙胆二糖基，生成罗汉果皂苷Ⅱ_{A1}和罗汉果醇（图8-1）。

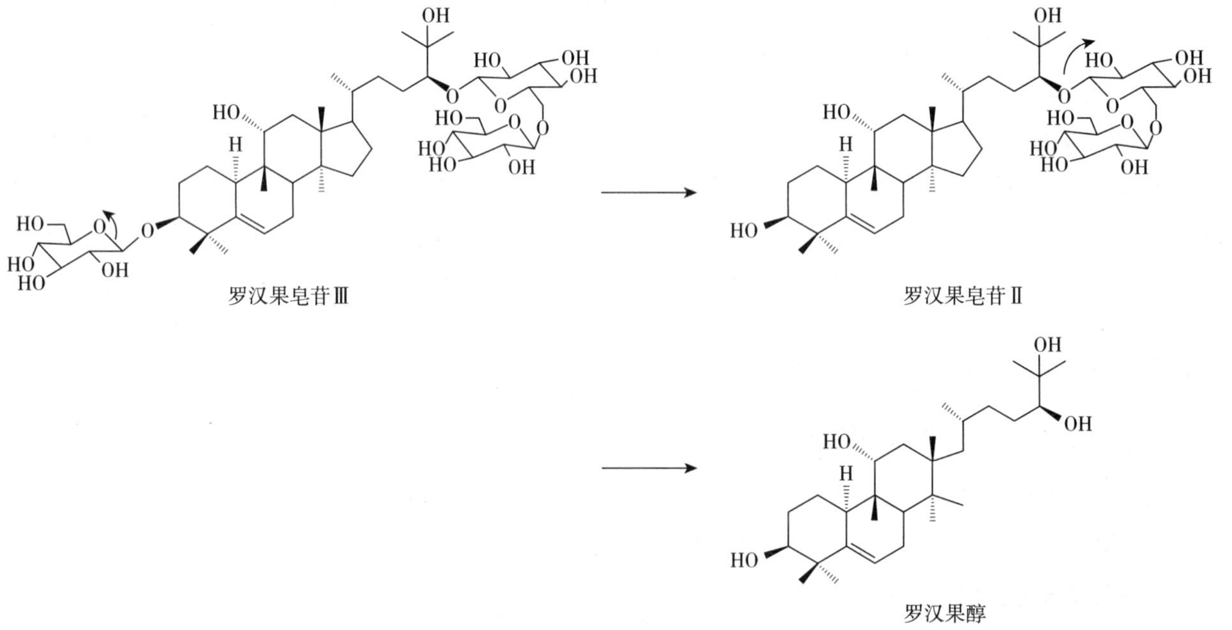

图8-1　人肠内细菌转化罗汉果皂苷Ⅲ的途径

肠菌所产生的酯酶对中药成分中的酯键具有水解作用。例如，绿原酸作为一种有机弱酸，其口服后不易吸收，但可在肠菌作用下发生酯键水解生成小分子物质被吸收入血。因此，绿原酸的生物利用率很大程度上依赖于微生物代谢转化后的产物，占绿原酸摄入量的57.4%（图8-2）。

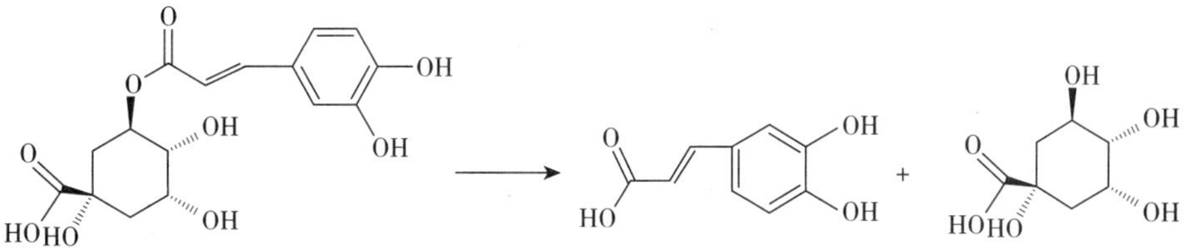

绿原酸　　咖啡酸　　奎宁酸

图8-2　绿原酸可被水解为咖啡酸和奎宁酸

肠菌所产生的葡萄糖醛酸苷酶可水解苷类中的葡萄糖醛酸结构，并对由肝肠循环进入肠道内的葡萄糖醛酸结合物产生水解作用。以甘草酸为例，尽管甘草酸可被直接吸收入血，但其生物利用度非常低，仅为4.0%。甘草酸在肠道中可通过以下两种途径进行代谢：一种为甘草酸水解后脱去整个糖链直接生成甘草次酸；另一种为甘草酸先水解去掉糖链末端的一个葡萄糖醛酸基生成中间体，再进一步水解生成甘草次酸。甘草次酸的生物利用度高达90%，是甘草酸在体内吸收入血并发挥药效的主要形式。

2）还原反应　包括含双键、硝基结构的中药成分的还原。

肠菌产生的酶可对中药中的不饱和脂肪酸类化合物和桂皮酸类衍生物的双键进行加氢还原，其中不饱和脂肪酸类的亚麻油酸等成分可被肠菌还原成相应的饱和脂肪酸，而阿魏酸、咖啡酸可被还原成相应的丙酸类衍生物（图8-3）。

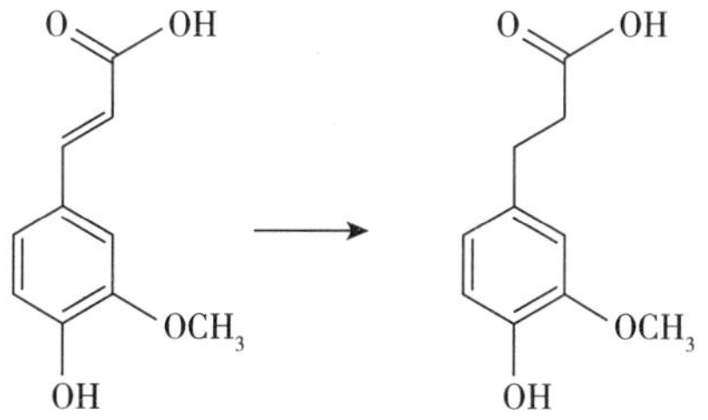

阿魏酸

图8-3　阿魏酸肠内还原反应

含有氮、亚硝基或硝基的生物碱类成分进入肠道后往往在肠菌产生的亚硝基、硝基还原酶作用下发生各类还原反应，如马兜铃科植物中普遍存在的生物碱马兜铃酸和马兜铃酸Ⅰ，可分别被肠菌还原为马兜铃内酰胺和马兜铃内酰胺Ⅰ等内酰胺化合物（图8-4）。

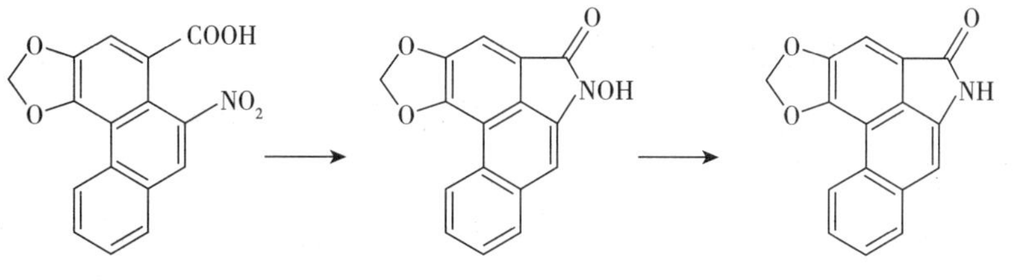

马兜铃酸　　马兜铃内酰胺

图8-4　马兜铃酸转化为马兜铃内酰胺

3）氧氮替换反应　肠菌所产生的酶可利用其代谢产生的氨将某些中药成分中的氧原子替换为氮原子，即转化成含氮有机化合物。例如，在厌氧条件下，桃叶珊瑚苷与肠菌温孵培养后可得到桃叶珊瑚苷元和含氮化合物桃叶珊瑚素A与桃叶珊瑚素B（图8-5）。

4）立体转化反应　肠菌可产生异构化酶，改变中药成分的光学活性和立体结构。例如，厚朴酚的结构异构化代谢转化（图8-6）。

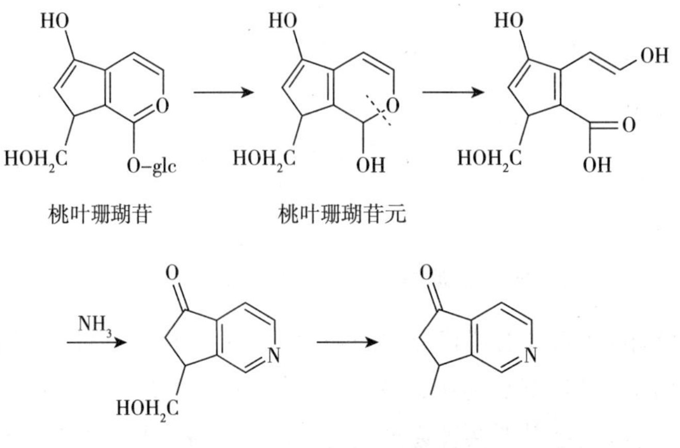

图 8-5 桃叶珊瑚苷转化为桃叶珊瑚素 A 与桃叶珊瑚素 B

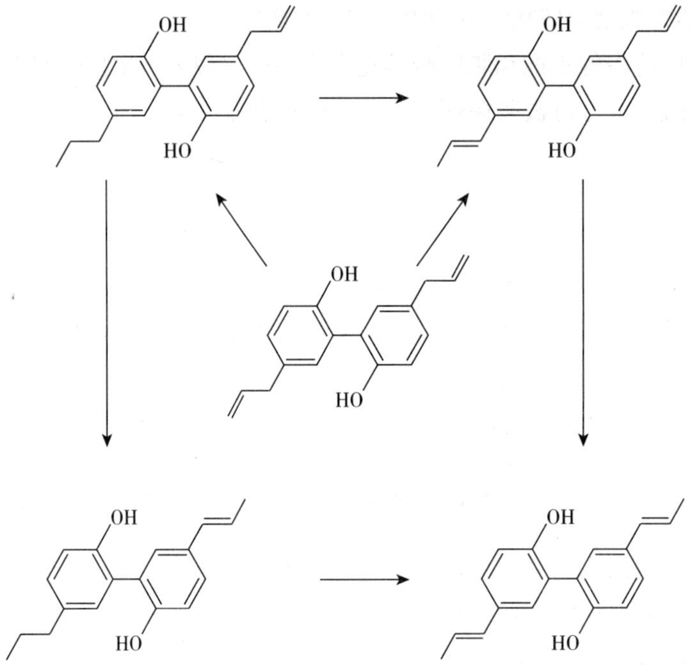

图 8-6 厚朴酚的结构异构化代谢转化

2. 中药成分肝代谢和生物转化研究 中药口服进入消化道的化学成分（原型或代谢产物）主要包括两种情况：一种情况是不被吸收进入血液，另一种情况是被吸收进入血液。其中，被吸收进入血液的中药成分会汇集至肝门静脉后进入肝脏发生进一步的代谢转化。

（1）肝代谢和生物转化涉及的代谢酶 肝脏内的药物代谢酶大多分布于肝细胞滑面内质网上，少部分分布于微粒体、线粒体和细胞液。主要包括细胞色素 P450、单胺氧化酶、黄素单氧化酶、FAD-单加氧酶、黄嘌呤氧化酶、酮还原酶、硝基还原酶、偶氮还原酶、醇脱氢酶、环氧化水合酶、UDP-葡萄糖醛酸转移酶、谷胱甘肽转移酶、醛脱氢酶和 N-乙酰基转移酶等。

（2）中药成分肝代谢与生物转化方式 未能代谢的原型中药成分与经肠代谢后产生的新化合物中可被吸收的化合物都需要透过肠壁上皮细胞进入血液，并随血液汇集到肝门静脉而进入肝脏，发生肝代谢转化过程。肝代谢主要包括第 I 相和第 II 相代谢反应，其中第 I 相代谢以细胞色素 P450 为核心酶催化发生氧化、还原及水解等反应；第 II 相代谢则是在各种转移酶的催化下与葡萄糖醛酸等发生结合反应，从而使中药成分极性增加，便于排泄出体外。

1）氧化反应　中药成分烷基中的末端甲基或其邻位亚甲基在细胞色素P450单加氧酶的催化下可分别被氧化生成相应的醇。中药成分中的碳碳双键可被氧化生成环氧化合物，而环氧化合物又可进一步被环氧化合物水解酶水解。例如，藏茴香酮在体内可发生烯烃氧化反应（图8-7）。中药成分中具有芳香烃结构的化合物占很大比重，且芳环上的氢可被氧化生成羟基。同时，芳环上双键可被氧化生成环氧化物，并进一步转化为羟基化合物（图8-8）。

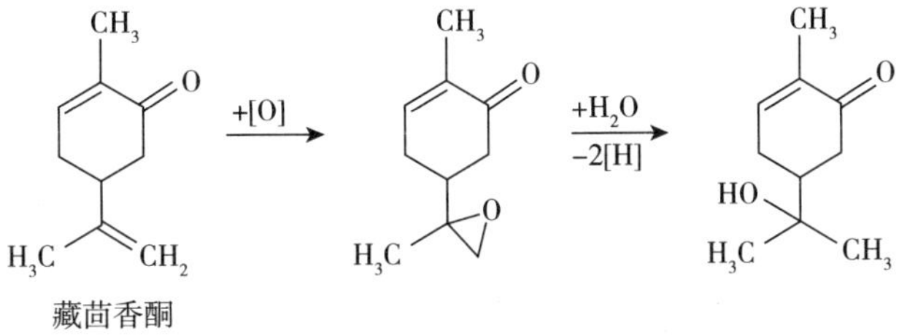

图8-7　藏茴香酮的烯烃氧化反应

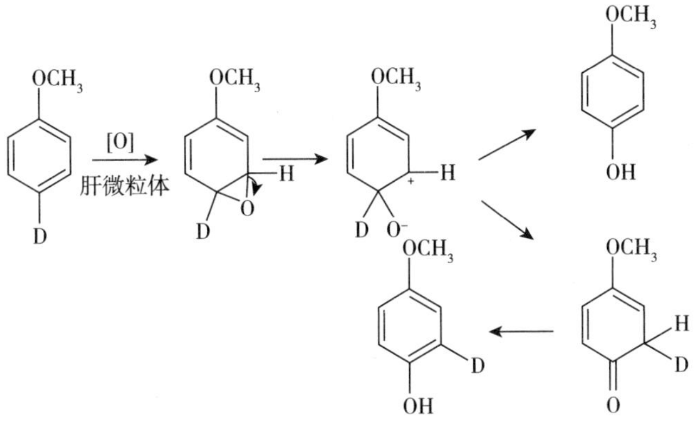

图8-8　芳香环氧化物反应机制

2）N-脱烃反应　大多生物碱类可发生N-脱烃反应，即C—N键断裂，产生—NH而脱下烃基。例如，二氢吗啡的N-脱甲基反应（图8-9）。

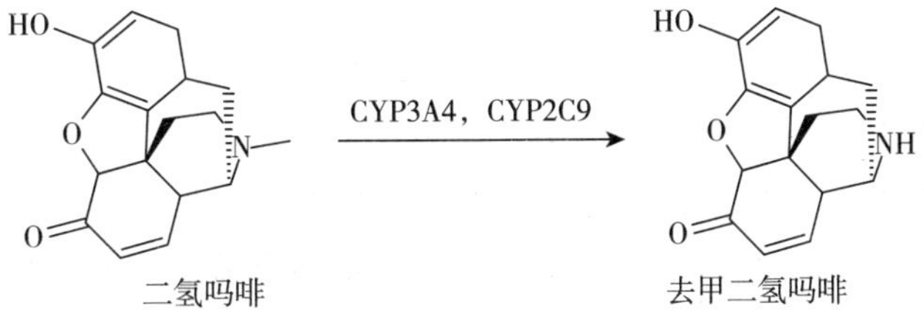

图8-9　二氢吗啡的N-脱烃反应

3）还原反应　相比氧化代谢反应，中药成分在肝脏内进行的还原反应相对较少。酮还原酶可以将不能被醛脱氢酶氧化的醛基转化为酮基，同时可以将酮类化合物催化还原成醇。例如，单吡啶类生物碱洛贝林在肝微粒体中温孵后得到加氢还原物或是在A环或C环的羟基化还原物（图8-10）。碳碳双键可被还原成单键。例如，射干苷在肝微粒体中孵育产生其苷元，苷元中的双键被还原后可生成二氢异黄酮类化合物。

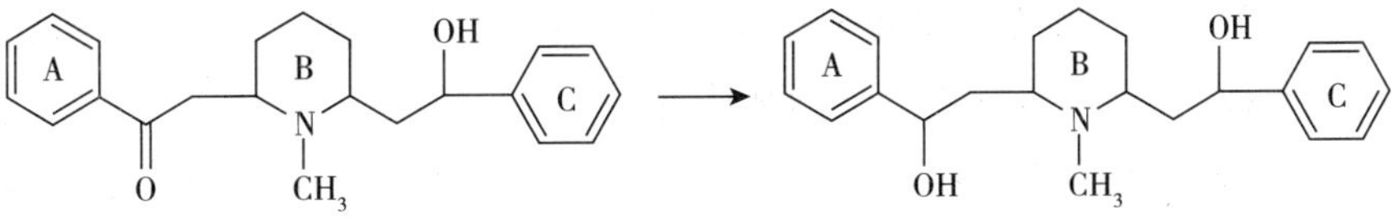

图8-10　洛贝林在肝微粒体中的羰基还原反应

4）水解反应 酰胺酶负责催化具有酰胺结构的化合物水解，其催化水解速度较酯酶慢。将酰胺基导入羧酸分子中，既保留了分子的亲脂性，又可延长其代谢和排泄的时间。另外，苷类成分可被肝药酶水解，使其苷键及糖间连接键发生断裂从而生成糖、次生苷或苷元。例如，灌胃给予大鼠淫羊藿苷后，可在其尿液中检出淫羊藿次苷Ⅱ和淫羊藿素，在胆汁中检出7-O-β-D-吡喃葡萄糖苷醛酸基淫羊藿次苷Ⅱ和淫羊藿次苷Ⅱ（图8-11）。环氧化物酶可使部分具有致癌作用的反应中间体进一步水解，发挥解毒作用。例如，环氧化物酶可将环氧化物催化水解生成相应的邻二醇。

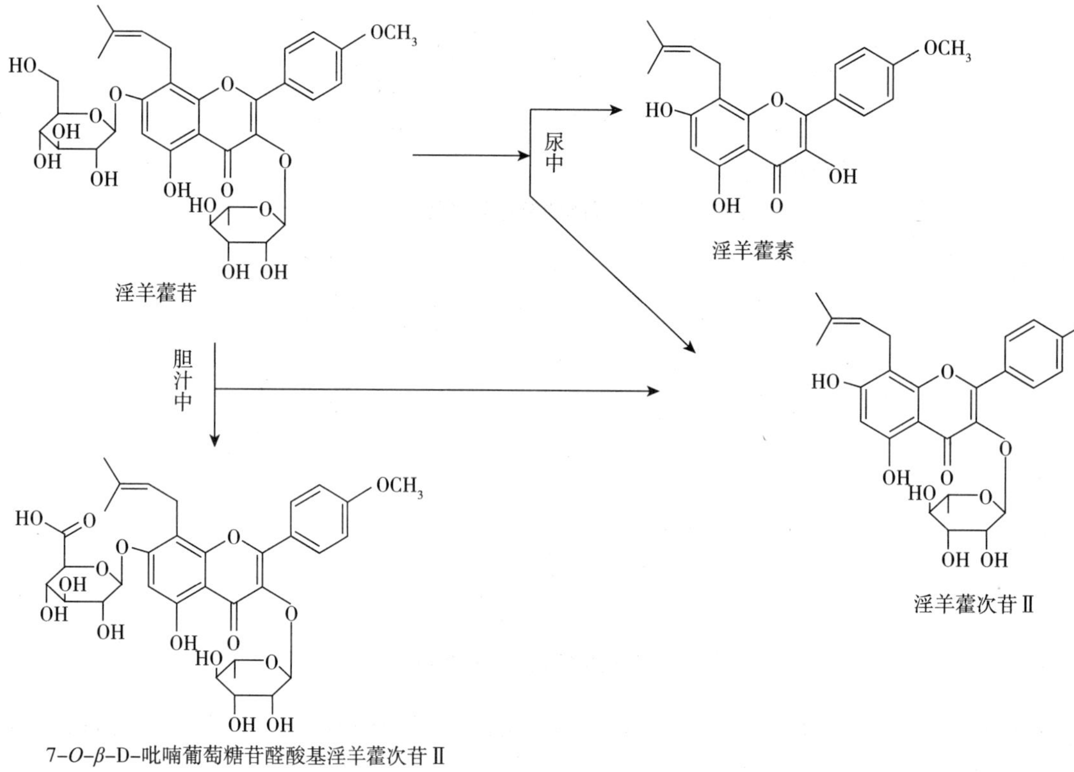

淫羊藿苷

淫羊藿素

淫羊藿次苷Ⅱ

7-O-β-D-吡喃葡萄糖苷醛酸基淫羊藿次苷Ⅱ

图8-11 淫羊藿苷的代谢转化

5）结合反应 中药成分及其第Ⅰ相代谢反应生成的羟基、羧基、氨基等基团在UDP-葡萄糖醛酸转移酶、硫酸转移酶等酶的催化下可与葡萄糖醛酸、硫酸发生结合反应生成强极性化合物，从而有利于化合物随胆汁或尿液排泄出体外。乙酰化反应是含氨基酸、磺酰胺、伯胺基、肼、酰肼等基团成分或代谢物的重要代谢途径，可使中药成分的水溶性下降，活性或毒性降低。与乙酰化反应类似，中药成分在甲基转移酶的催化下，利用S-腺苷蛋氨酸提供的甲基而发生甲基化反应，从而使其极性下降、不易排泄，但结构趋于稳定。进入肝脏内的含羧基中药成分及第Ⅰ相代谢反应生成的羧基转化物可与体内氨基酸以肽键的形式发生结合反应，参与反应的羧酸主要是取代的苯甲酸，且以甘氨酸的结合反应最为常见。例如，异香草酸的甘氨酸结合反应（图8-12）。另外，中药成分可在谷胱甘肽转移酶的催化下发生谷胱甘肽结合反应，生成的谷胱甘肽结合物解离去掉谷氨酸和甘氨酸后转化生成半胱氨酸结合物，再被乙酰化生成硫醇尿酸衍生物随胆汁排出体外。例如，许多外源性化合物在第Ⅰ相代谢反应中极易形成某些生物活性中间体，而这些中间体可与细胞内的重要生物大分子发生共价结合，从而对机体造成损害。谷胱甘肽与其结合后可防止此种共价结合的发生，发挥解毒作用。

3.中药成分在其他部位的代谢 除胃肠道与肝脏外，中药成分发生体内代谢的部位还包括血浆、肺、肾、脑、皮肤等。同时，随着分子生物学如蛋白质分离纯化技术、免疫抗体标记技术等的发展和应用，越来越多的药物代谢酶在肝外组织和器官中被发现，且某些代谢过程仅在肝外的特定组织中进行。

例如，研究发现绿原酸在体内的主要代谢产物为绿原酸类似物，且多集中在尿液，因此推测其转化类型为甲基化和异构化，主要代谢部位为肾脏，可能的代谢酶为甲基化酶和异构化酶。

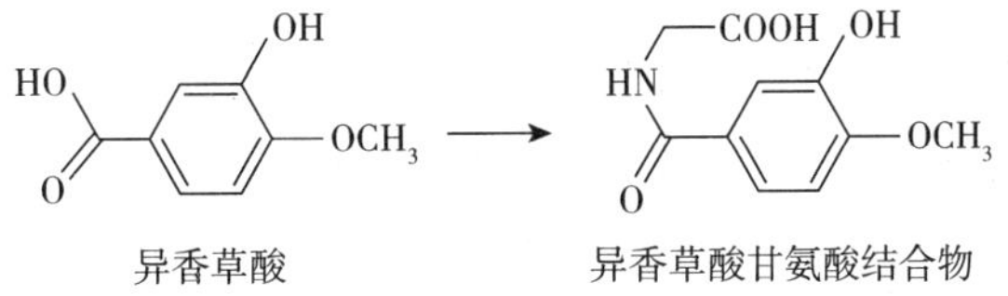

图8-12　异香草酸的甘氨酸结合物反应

第二节　基于药效学的中药质量表征成分确定

建立科学的中药质量标准对于保证临床用药的安全有效、提高中医药的国际地位和促进中药的现代化具有重要意义。近年来，越来越多的中药有效成分被阐明，并应用于质量标准的制定。例如，人参中的人参皂苷 Rg_1、Re、Rb_1，甘草中的甘草酸等。同时，中药的法定对照品也进行了相应修订。例如，何首乌的质量控制原来采用大黄素，现在采用与其药效相关且有高度专属性的二苯乙烯苷类。因此，基于中医药理论与实践，以活性为导向，运用细胞、分子模型和系统生物学理论、技术对筛选、分离、鉴定与疗效相关的具有种属专一性的活性成分，将有助于阐明反映中药临床功效的质量表征成分。

一、基本思路与方法概述

（一）基本思路

中药材来源广泛多变、制备工艺复杂，使得中药及其制剂的质量控制存在一定难度。同时，中药活性成分种类多样且具备多种药理作用。因此，仅对少数成分进行质量控制不能完全体现中药的整体质量和临床疗效。

为确保中药整体质量的安全性、有效性及稳定性，中药的质量评控应当以临床应用的"终点指标"即疗效稳定可控为导向，建立多指标、定量化、综合性的中药质量评控体系，实现"从田间到临床"的全过程中药质量监测与控制。

二、基本流程

（一）样品采制与化学分析

1.样品采制　中药材治病防病的物质基础为其所含的有效成分，而有效成分的质和量与中药材的品种、栽培、加工、运输、储存等各个环节有十分密切的关系。因此，中药材的采制是影响药物质量和疗效的重要环节，需要考虑多种因素的影响。

（1）品种因素　中药材的品种真伪影响其质量优劣，最终会影响临床疗效，甚至危害生命安全。尤其各地自然条件、用药习惯等不同，使得中药同名异物、同物异名、一药多源的现象较为多见。

（2）栽培种植及产地生态条件因素　在中药材由野生变家种的过程中，因种植产地选择不适宜、种植技术方法不当、生长年限不够、采收加工方法不当、农药化肥使用不规范等原因，可能导致药材性状（包括形、色、味、质地、断面、大小等）和内在化学成分与野生品差异较大。产地的气候、土壤和水质等生态条件也是影响中药材质量的主要因素。例如，产地的不同可导致甘草中甘草酸含量有5~6倍的差异。

（3）采收加工因素　中药材采收通常以药材质量最优化和产量最大化为原则，但有时二者并不一致，因此需选择合适的采收期才能更好地保证中药材质量。例如，茵陈多为春季采收高6～10厘米的幼苗，自古就有"三月茵陈四月蒿，五月拔来当柴烧"的说法。薄荷在花开末期收割，此时薄荷脑的含量最高。中药材的产地加工方法对其质量也有影响。例如，川芎、当归的有效成分藁本内酯容易被氧化，挥发性成分易于散失，若切片过薄，在干燥时将不利于有效成分和挥发性成分的保存。

（4）炮制加工因素　根据中药材及其制剂生产工艺和临床的需要，往往需要对药材进行炮制，从而有助于中药材的减毒增效、药性缓和、有效成分的煎出等，中药材的炮制是否得当直接影响其有效成分的含量和药效。例如，乌头炮制后可将二萜双酯类生物碱转化为低毒的二萜单酯类生物碱；许多中药材酒制后，可促进有效成分的溶出和物质迁移。

（5）运输贮藏条件　中药材在运输和贮藏过程中易受温度、光照及空气等影响，从而发生复杂的物理或化学变化。例如，新鲜的细辛镇咳作用明显，而贮藏半年后则不具备镇咳作用；又如丹皮中的有效成分丹皮酚在贮藏一年后含量下降为原来的一半，贮藏四年后再下降一半。

（6）提取纯化过程　中药材的提取纯化包括提取、分离、浓缩和干燥等工艺环节，是其质量传递的关键环节。因此，提取纯化工艺的设计应当基于中药材所含成分的理化性质及其之间的差异。另外，中药单煎时与合煎时的效果不同，各中药成分间可能存在助溶、拮抗、沉淀、分解、络合和化合等物理或化学变化。

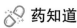 药知道

炮制虽繁必不敢省人工，品味虽贵必不敢减物力

南朝刘宋时期雷敩编撰的《炮制论》，归纳并提出了"炮制"，即通过适当的炮制手段提高中药的药效或减轻其毒性或烈性，成为后世"炮制十七法"的鼻祖。

"炮制虽繁必不敢省人工，品味虽贵必不敢减物力"，始见于1706年同仁堂药店创始人乐凤鸣编写的《同仁堂药目叙》，是同仁堂人恪守至今的古训。该叙载："凡所用丸散无不依方炮制，取效有年。每庭训之……遵肘后、辨地产，炮制虽繁必不敢省人工，品味虽贵必不敢减物力，可以质鬼神，可以应病症，庶无忝先君之志也"。"两个必不敢"本意是：不论制作过程多么繁琐、工艺多么复杂，为确保疗效显著，不敢有半点懈怠而节省步骤；不论中药配方的成本多么高昂、药材多么稀缺，为出珍品，不敢有半点吝啬而省物料。

"两个必不敢"体现的是以诚信为本，药德为魂的中医药企业质量观和行为准则。同时，"两个必不敢"与社会主义核心价值观的"诚信"要求高度一致，是每个中医药人的立身之本。

2.样品化学分析　中药具有多种成分和生物活性，其疗效是各种活性成分通过调控多个不同靶点协同作用的综合体现。因此，中药单一或多个指标成分的含量高低无法完全表征整个中药的药效好坏。中药指纹图谱兼具整体性和模糊性的特点，能较全面地反映中药中化学成分的种类与数量，系统描绘并评价中药产品的质量。高效液相色谱法在中药指纹图谱中的应用最为广泛，其具有分离效能高、分析速度快、操作自动化等优点。随着现代仪器分析的不断发展与完善，液相色谱-串联质谱法（LC-MS）、气相色谱-串联质谱法（GC-MS）等方法因具备灵敏度高、快速、专属性强等优点，同时能够提供各色谱峰的定性鉴定结构信息，更符合中药指纹图谱的要求。此外，中药指纹图谱的图谱数量要满足统计学意义，即药材的批次要做足够多，从而获得足够数量的图谱进行后续分析。同时，图谱中各成分间需尽可能分离完全且每个成分均能被检出，色谱峰各项参数必须符合指纹图谱的相关规定。

（二）药效学评价

1.基于细胞模型的药效学评价 细胞模型可从细胞学角度直接观察和评价待测中药样品对细胞状态、细胞表型及胞内效应物质的影响，一方面避免了整体动物模型成本高昂且针对性不强的缺点，同时也避免了样品个体间及种间差异、吸收代谢差异，是目前常用的中药活性评价模型之一。采用细胞模型进行活性评价试验周期较短、所需样品量较少、可同时筛选大量中药成分。然而，细胞模型可能与整体动物模型所得结果并不一致，还需要做进一步验证。

2.基于离体组织或器官的药效学评价 离体组织、器官水平的活性评价模型可观察待测中药样品对生理或病理条件下组织器官的药理作用。与整体动物模型相比，离体组织器官模型减少了样品用量、降低了筛选成本。同时，也克服了细胞模型与机体实际状态差异较大的缺点。然而，离体组织器官模型往往规模较小，难以实现多个成分的同时筛选，效率较低。

整体而言，基于细胞、细胞器、活性酶或离体组织器官的药效学评价方法具有相对快速、便捷、重复性好等优点，但往往存在与药效关联性差、特异性较差等不足。因此，主要适用于对细胞无毒或低毒、待测成分明确、样品易于精制或低浓度即显示体外活性等情况下的中药活性评价。

3.基于整体动物模型的药效学评价 整体模型既包括了小鼠、大鼠、兔等整体动物模型，也包括了斑马鱼、线虫等模式生物模型。其中，整体动物模型被认为是最贴近实际病理情况的模型之一，能够从整体水平反映出药物效应、不良反应以及毒性作用。多数情况下，整体动物模型只对已在细胞或离体组织模型上发现的中药活性成分进行药效评价或作用机制研究。由于斑马鱼与哺乳动物具有较高的生理相似性，且具有强大的繁殖力，近年来其在中药药效物质的筛选中也逐渐受到关注。

（三）化学与药效学关联分析

中药"谱效"关系是在其化学指纹图谱、药效物质成分鉴定和药效活性测定的基础上，采用现代化学、生物信息学等研究手段开展指纹图谱信息与药效活性信息的相关性研究，从而实现中药化学指纹图谱向中药药效组分指纹图谱的转化，建立中药指纹图谱谱效学研究体系。一般而言，首先通过药物信息学相关方法进行信息挖掘，找出和药效活性真正相关的药效成分群（药效组分），并去除与药效无关的化学成分。然后阐明指纹图谱中指纹峰或峰组与各项药理指标的相关性，以及关键药效成分峰在发挥整体药效中的地位，从而获得中药药效组分指纹图谱。因此，中药谱效学其实质是一种将中药的化学成分信息与功效主治密切相关的药效试验结果进行关联的综合评价模式，有助于发现与确定与疗效相关的中药质量表征成分。

三、应用

灰色关联度分析、人工神经网络分析、主成分分析、相关分析、聚类分析、回归分析等数据关联分析统计学方法已应用于中药谱效学研究。根据各统计学方法的侧重点不同，可将其分为以下3类：①预测各化学成分与药效间关联度的方法包括灰色关联度分析、相关分析和人工神经网络分析；②简化数据结构寻找主要活性成分的方法包括主成分分析、典型相关分析和聚类分析；③建立回归方程预测药效的方法包括多元回归分析、偏最小二乘法回归分析。鉴于各种中药谱效相关分析的统计学方法都有其适用范围和优缺点，应根据样本和数据选择合适的分析方法或联合应用多种统计学方法，从而更加客观、准确、全面地进行谱效学分析。另外，常用的统计学软件包括grey modeling software、matrix laboratory、data processing system、statistical analysis system、statistical product and service solutions等，使用前应根据分析目的选择合适的统计学软件。

四、应用实例

（一）中药药效物质研究

中药的谱效关系分析中，多以不同批次、不同产地或不同提取方式等所得到的中药及其提取物为研究对象，采用适宜的分析方法建立指纹图谱，再通过药效学试验得到一系列药效指标，并采用数据处理技术对两者进行谱效关系研究，进而揭示中药的主要药效物质。例如，采用气相色谱-质谱联用法测定不同产地来源的山姜精油指纹图谱，利用二甲苯刺激小鼠耳片肿胀的炎症模型和醋酸扭体试验测定其抗炎镇痛生物活性，并结合灰色关联分析建立谱效关系，筛选出α-胡椒烯、β-蒎烯、樟脑和α-卡地诺可能是山姜精油抗炎镇痛的主要生物活性成分。

（二）药效预测研究

谱效关系研究可以建立指纹图谱和药效作用的相关性，并建立相应的谱效关系方程，在此基础上开发相应的软件，可以实现对中药药效的预测，即通过输入指纹图谱数据，可以计算出该药的药效作用，实现对药效作用的预测和计算。例如，通过对黄芩进行指纹图谱分析，同时对主要指纹峰馏分进行药效学及活性试验，结合神经网络模型对指纹图谱与药效数据进行系统分析，可建立黄芩药效评价的BP神经网络模型。进一步收集海量数据，训练模型参数，可开发黄芩谱效结合评价系统，即在输入指纹图谱数据后，能够计算黄芩药效，实现应用谱效结合模式评价黄芩药效的目的。

（三）工艺优化研究

中药制备工艺优化的核心是最大限度地保留药效物质，最大限度地除去无效物质。在中药制备工艺优化研究中，应用谱效关系研究方法可以发现和跟踪药效物质，指导制备工艺的优化，保证中药的临床疗效。例如，以HPLC指纹图谱主成分保留率和急性肝损伤药效模型为指标，评价绵茵陈提取液的大孔吸附树脂精制工艺的合理性。结果发现绵茵陈提取液精制前后的指纹图谱基本一致，保肝作用无显著差异，未发现明显的急性毒性反应。说明以指纹图谱和药效学试验相结合的方法，可以用于评价绵茵陈提取液大孔吸附树脂的精制工艺。

第三节　基于血清药物化学的中药质量表征成分确定

PPT

近年来，依据中医理论整体观、中药多成分协同作用，药物与生物体相互作用等研究思路，应用HPLC、LC-MS等现代仪器方法开展了大量中药及方剂的血清药物化学研究实践。"中药血清药物化学"的概念及理论也被正式提出，并定义为"以药物化学研究手段和方法为基础，综合运用多种现代技术，分析鉴定中药口服后血清中移行成分，研究其药效相关性，确定中药药效物质基础并研究其体内过程的应用学科"。可见，中药血清药物化学即是中药入血成分的研究。中药的入血成分及其代谢产物是中药功效表达的最终物质基础，也是发现和确定中药质量表征成分的重要依据。

一、基本思路与方法概述

（一）方法概述

关注中药口服后的体内过程，从体内成分的角度研究中药的药效物质基础或质量表征成分将更为合理。除少数药物直接作用于肠道或肠道菌群而发挥药效外，一般而言，中药经口服给药进入体内后，在胃肠道消化液、消化酶及肠菌作用下发生代谢转化，胃肠道中存在中药成分的原型、次生代谢产物及中药中各成分间相互反应生成的新成分。这些成分的组合，一部分被机体吸收入血，另一部分直接被排泄出体外。其中，进入血液的多数成分经门静脉进入肝脏，并经肝药酶进一步代谢后，再度进入血液循环。随后，具有生物活性的入血成分及其代谢产物将作用于第一靶点，使其分泌生理活性物质并发挥药效。无论经过上述何种途径，中药所含有效成分以血液为介质输送至作用靶点或作用部位从而发挥作用。因此，可通过采集服药一定时间后的含药血清，利用现代药物化学的方法分离、制备并分析血清内的中药移行成分，同时分析其活性与中药临床疗效的相关性，从而明确中药中实际产生作用的有效成分群体或质量表征成分。

二、基本流程

（一）中药成分体外的分离与鉴定

详情参见本章第一节中"一、中药成分体外分析"。

（二）中药血中移行成分的分离与鉴定

血中移行成分是指中药给药后进入机体血液的中药源性成分，包括中药的原型成分及其代谢产物。血中移行成分的产生途径主要有：①中药中的化学成分被直接吸收入血；②中药中某些化学成分在胃肠道内被分解代谢生成次生代谢产物而吸收入血；③某些被吸收入血的成分经肝药酶系的作用产生新的代谢产物。综合运用高效液相色谱法、液质联用法、气相色谱法、气质联用法和毛细管电色谱法等现代分析方法，对中药给药后的血中移行成分进行判别分析，明确其组成、性质及结构，是中药血清药物化学研究的核心步骤。

（三）中药血中移行成分的生物转化分析

越来越多的研究表明，中药所含化学成分需经过生物转化变成代谢产物后才具有生物活性，且与母体成分相比脂溶性降低，水溶性增加，更易被机体排泄。中药血中移行成分的代谢通常分为相互衔接的两个过程，即第Ⅰ相和Ⅱ相代谢反应。其中，第Ⅰ相代谢反应是引入功能基团的反应，即母体药物分子通过发生氧化、还原和水解等反应从而引入极性基团。第Ⅱ相代谢反应是结合反应，即母体药物分子中原有的极性基团或第Ⅰ相代谢反应中新生成的极性基团与体内某些成分发生结合反应。尽管第Ⅰ、Ⅱ相代谢反应的产物都可以直接排泄，但后者更为容易。另一方面，排泄进入胆汁的代谢产物可在肠菌作用下被进一步代谢，并被重吸收进入肝脏，称为第Ⅲ相代谢反应。肝肠循环将有利于化合物在体内的滞留，从而延长中药成分作用于靶器官和靶组织的时间。

（四）中药及其血中移行成分的药效相关性分析

以中医药理论为指导，选择适宜的医学动物建立中医证候动物模型或病证结合动物模型，并利用系统生物学的组学技术（如基因组学、转录组学、蛋白质组学和代谢组学等）评价中医药的整体疗效，评价中药血中移行成分与传统临床疗效的相关性，使获得的药效物质基础更好地与中医病因、病机变化及临床实际相结合，发现真正体现中药质量和功效的质量表征成分。

三、关键技术

（一）用药方案

1.给药样品的制备　中药血清药物化学研究要求对试验每一阶段使用的中药材或制剂保持一致性。在给药样品成分体外分析的探索阶段可采用小规模、单批次制备的样品为研究对象。给药样品一经确定，所用中药材则必须成批量统一购入，要求产地、品种、药用部位、生长环境、采收季节和加工方法必须一致。中药制剂则要求使用中试以上规模的大生产样品，从而保证研究结果的实用性和可重现性。中药血清药物化学研究用样品包括中药材粉末、浸膏、汤剂、丸剂、散剂和外用膏剂等，应根据研究需要制备符合相应要求的样品。

（1）药材样品的制备

1）药材粉末　通常需加适量水将粉末混匀后以混悬液形式给药，因而需要关注药粉混悬的均匀度。特别是当不同药材粉末相对密度相差较大时，需避免相对密度不同的药材粉末分布不均匀的现象，必要时可添加助溶剂。

2）浸膏　浸膏样品的制备工艺需做完整说明，如提取物浓缩或干燥的方法和条件，以避免不同批次样品间的质量差异。浸膏是中药提取物的高度浓缩物，保存不当容易染菌。如给予实验动物染菌的浸膏样品，可能引起动物炎性反应而影响试验结果。因此可根据情况对浸膏进行灭菌处理，并尽量与相应制剂的灭菌方法相近，避免破坏中药成分。

（2）制剂样品的制备　传统制剂主要是经方制剂，其必须遵循古方用药习惯，即原古籍著作中记载的处方组成、炮制方法和制备方法等如法炮制给药形式；对于目前已有国家标准的来源于古方的制剂，应按照相关标准如《中国药典》、部颁标准的要求制备给药样品；对于市售中成药，可购买知名厂家生产的品牌商品。为适应不同给药剂量的需要，液体制剂可通过调整溶媒量制成含药浓度不同的规格；固体制剂可通过调整辅料用量制成含生药量不同的规格；经皮肤给药的外用制剂可制成面积不同或含药物量不同的规格等。

2.给药样品的质量控制　中药血清药物化学是以高效的成分分析方法为基础开展的研究，其核心内容始于给药样品的成分体外分析。因此，首先要求建立一种高灵敏度、高分辨的中药及方剂成分分析方法对中药进行成分体外分析，以确保在体外最大限度地检出中药原型成分，从而使中药中尚不明确的众多成分由无序到有序、各成分来源明晰，充分认识中药中化学成分的客观存在。中药中所含化学成分的定性定量分析通常采用色谱及光谱联用技术，通过鉴别、检查、含量测定结合中药色谱指纹图谱，对样品进行质量的整体轮廓控制，以确保药物的质量均一稳定。

3.给药途径及方法

（1）给药途径　中药在临床上最主要的给药方式仍然是口服给药，同时还包括冻干粉针、注射液和气雾剂等非口服给药剂型。绝大多数非口服给药的中药及方剂的有效成分也必须吸收入血后才能发挥相应药效。因此，可根据不同中药的具体要求选择合适的给药途径进行中药血清药物化学研究。例如，口服制剂可采用灌胃给药，注射剂应采用注射给药，经皮给药剂型应采用皮肤给药，并制备含药血清进行后续研究。

（2）给药剂量　最佳给药剂量应为原中药或方剂的临床用药量或整体模型动物的等额有效剂量，可通过动物预试验确定合适的给药剂量。为更清晰、全面地检出中药血中移行成分，在试验前期可允许使用极限给药剂量（半数致死量或最大耐受量）。

（3）给药时间与次数 原则上应以原中药或方剂的临床给药时间和次数为依据。鉴于人体与动物对中药各成分的吸收、分布、代谢及排泄规律的差异，为保证血中移行成分的顺利检出和数量，中药血清药物化学研究常用的给药方案包括：①单次给药法，即以较高浓度一次性给药；②多次给药法，即在短时间内（3~5小时）多次给药，根据实验动物的耐受量而定，一般为2~3次；③连续给药法，即每天给药1~2次，连续给药7~10天。

（4）给药前禁食 饮食可能会影响中药成分的吸收、代谢等体内过程从而影响疗效，不同中药对饮食有不同的要求，有些要求饭前服用，有些要求饭后服用等，因此在制备中药含药血清时可根据其服用特点确定给药前禁食与否。

（二）血清的采集

1.采血时间 各中药成分体内浓度达到峰浓度或稳态血药浓度后可进行采血，但由于各成分理化性质及体内过程不完全相同，药动学参数各异，难以采取统一标准设计给药次数与采血时间。同时，实验动物不同，采血时间也需进行相应调整。例如，小鼠、大鼠等小型实验动物的采血时间通常在末次给药后的0.5~3小时，猪、狗等大型实验动物的采血时间通常不超过6小时。若采血时间过早，部分中药成分尚未被吸收入血；若采血时间过晚，部分中药成分已发生转化或被排泄而造成漏检。在实际操作中，一般采用多时间点动态采血法、多组动物采血比较法，以避免因个体差异带来的影响，从而得到更为确切和全面的结果。

2.采血方式 中药口服给药后经胃肠道吸收的绝大多数成分都需经过肝门静脉进入肝脏，进行进一步的生物转化。从肝门静脉采集的血液中既包含中药的原型成分，又包含其生物转化的代谢成分，最利于解析血中移行成分。因此，中药血清药物化学研究的主要采血方式是肝门静脉采血。除肝门静脉采血外，还包括尾静脉取血、腔静脉取血及眼眶后静脉丛取血等静脉采血方式。以血清为原料制备中药血中移行成分或进行血清药理学研究时，还可使用心脏采血、主动脉采血等采血量更大、更简便的采血方式。

（三）血中移行成分的确认技术

1.直观比较判别法 是对以一定的色谱条件建立的空白和含药生物样品的指纹色谱图，进行以保留时间为序列、以化合物的波谱特征为鉴定依据的比较分析法。同时，通过与同一条件下的体外样品指纹色谱图进行比对，鉴定中药体内移行成分的来源。

一般而言，首先，建立一种高灵敏、高效的中药成分体外的定性定量分析方法，以确保中药体外原型成分能够被检出。这不仅可以控制给药前的中药质量，又能够为体内血中移行成分的确定建立参照体系。然后，利用相同的色谱条件及方法分析空白血清和含药血清中的成分，比较分析确定入血成分；并通过阴性对照药物及其血清样品的分析测定，确定血中移行成分的来源。

2.质量短缺过滤技术 随着现代仪器分析技术的发展，特别是液相色谱－质谱联用技术在生物样品分析中的广泛应用，更多的中药血中移行成分逐渐被发现。同时，机体中内源性物质也获得了灵敏的检测，使得含量较低的中药血中移行成分信号被掩盖，从而对血中移行成分的辨识造成了干扰。因此，采用直观比较判别法较难获得中药血中移行成分的全貌时，可通过质量短缺过滤（mass defect filter）技术实现对血中移行成分的全息检测。

质量短缺是指化合物或离子的精确质量与整数质量间的差值，质量短缺过滤技术，即通过设定较窄的质量短缺范围过滤掉背景化合物的信号从而识别目标化合物的技术。通常情况下，通过设置较窄的质量短缺过滤范围，可从含阳性药物的生物样品的高分辨LC-MS全扫描色谱图中过滤质量短缺值位于设置范围之外的其他离子，而保留与母体化合物短缺值相近的目标离子，进一步简化LC-MS色谱图及对应的质谱图，更加便于辨识代谢产物的色谱峰及对应质谱图中的分子离子。

3. **MetaboLnx数据处理技术**　MetaboLnx软件需预先设定母体化合物，然后根据设定的相对于母体化合物的精确质量偏差（即特定的代谢途径）提取目标化合物（代谢产物）信息；同时，可根据设定的过滤参数提供阳性样品中存在的非目标化合物供筛选，以获得全息的检测。因此，MetaboLnx主要有两种离子提取方式，一种为靶向性，要求设置特定的代谢途径，并根据设定的代谢途径提取目标化合物；另一种为非靶向性，要求设置某些参数，如质量短缺过滤参数，并根据参数提取非目标化合物。

4. **离子淌度质谱分析法**　离子淌度质谱是离子淌度分离与质谱联用的新型二维质谱分析技术，其原理是基于离子在漂移管中与缓冲气体碰撞时的碰撞截面不同，使得离子可按形状和大小被分离。漂移管内充有惰性气体，当离子在漂移管中运动时，可与惰性气体分子发生碰撞；即使离子所带电荷相等、质量相似，而尺寸、形状不同的离子与惰性气体碰撞时接触的横截面积也不一样，即离子运动"阻力"不同，从而使得离子通过漂移管的时间不同，最终达到区分离子的目的。在进行中药及方剂体内移行成分分析时，通过对空白生物样品及含药生物样品进行超高效液相-离子淌度质谱分析，可得到以超高效液相一级分离的保留时间为横坐标、以离子淌度二级分离的淌度时间为纵坐标的二维色谱图，并通过与空白生物样品、中药或方剂的体外样品色谱图对比进一步确定其体内移行成分。

5. **主成分分析方法**　通过对空白生物样品和含药生物样品进行主成分分析，绘制出反应组间离散程度的得分图（score plot）和表示离子对离散趋势贡献程度的载荷图（loading plot）；再通过两组间偏最小二乘判别分析获得s-plot，以显示离子对离散趋势贡献程度；随后结合相关反应贡献度得到VIP值，选择对组间离散趋势贡献程度大的离子，其中仅在给药组内出现的离子为潜在的体内移行成分；再通过MS及MS/MS分析、鉴定结构，同时与相应的中药或方剂体外全成分分析结果相比较，判断体内移行成分的属性，即原型或代谢物。

四、应用实例

（一）阐明中药药效物质基础

中药药效物质基础是指中药中含有的能够表达药物临床疗效的化学成分总称，开展中药药效物质基础研究能够揭示中药的奥秘，保障和控制中药的质量，是中药现代化、国际化的必经之路。中药血清药物化学在假设中药给药后活性成分能被吸收入血的基础上，通过分析口服中药后血清中的移行成分，以此来寻找中药的药效物质基础，是一种符合中医药理论体系、切实可行、简便快捷的研究方法。例如，六味地黄丸是滋阴补肾的经典名方，但其补肾的药效物质基础尚不明确。研究人员通过对大鼠口服六味地黄丸后的血中移行成分进行研究，共发现了11个入血成分，其中4个为新产生的代谢产物，7个为六味地黄丸所含的原型成分。并且，有一个成分虽为地黄中所含的原型成分，但其他两种药材也能代谢产生，对其体内的量变有共同的贡献。随后，六味地黄丸血中移行成分对氢化可的松致大鼠肾虚动物模型的保护作用的药效学试验进一步证明了血中移行成分是六味地黄丸补肾的药效物质基础，其中以莫诺苷、獐牙菜苦素和马钱子苷的作用最为明显，推断其是六味地黄丸补肾作用的质量表征成分。

（二）建立中药质量标准

中药质量标准的建立是保证中药健康发展的前提，随着时代的发展，我国中药质量标准的评价方法也在不断地完善和提高，经历了从完全依靠经验进行鉴定到显微鉴别，再到如今的各种现代科学技术综合应用进行鉴别的过程。应用中药血清药物化学方法寻找中药的质量表征成分，在此基础上制定中药的质量标准体系，能够在一定程度上提升中药质量标准体系的科学性。例如，研究人员对灌胃给予枳术丸的大鼠血清分析后发现，柚皮苷、橙皮苷为枳术丸主要的入血成分。橙皮苷能够降低毛细血管通透性，橙皮苷和柚皮苷具有抗炎的药理活性，建立枳术丸中柚皮苷和橙皮苷含量测定的方法，以柚皮苷和橙皮苷的含量来评价枳术丸的质量标准，能够切实地将枳术丸的临床疗效与质量关联起来，更具科学性。

（三）阐明中药复方配伍机制

复方是将2味或2味以上不同中药相配伍，依靠中药之间的相互作用，达到增效、减毒的目的，是中医临床用药的主要形式。虽然复方配伍的科学性和临床疗效的有效性已经在长期的实践中得到了证明，然而为加强人们对传统中医药的认可，不能仅仅依靠传统的"君臣佐使""七情"等理论对复方配伍进行解释，更需要从科学的角度阐明复方配伍机制。中药血清药物化学以入血成分为切入点，通过对血清中移行成分相互作用及消长规律的研究，减少了众多不入血成分的干扰，同时避免了单味药分析的局限性，能够在一定程度上诠释复方配伍的科学性。例如，研究人员利用UPLC-MS技术研究发现，灌胃给予茵陈蒿汤的大鼠血中共有21个移行成分，其中有8个成分仅在茵陈蒿全方配伍时才能在血中检出，而不能在单味药的入血成分中检出。并且，当以不同的药味配伍灌胃给药时，茵陈蒿汤的主要药效成分6,7-二甲氧基香豆素和栀子苷的药代动力学均有明显改变，且每种组方药物都能够改善6,7-二甲氧基香豆素和栀子苷的药代动力学行为。这些研究表明茵陈蒿汤的组方具有协同增效的效果，一定程度上解释了其配伍的科学性。

> **？ 思考**
>
> 在传统中医临床中，有"饮片入药，生熟异治"的说法，即中药可通过炮制改变药性、减毒增效和扩大其使用范围。例如，五味子的生品、酒制和醋制炮制品间化学成分均有差异，临床疗效也有所区别。请结合本节的学习内容设计试验，分别筛选、辨识不同制法五味子的质量表征成分。

第四节　基于组学分析的中药质量表征成分确定

PPT

组学分析是一种集成高通量技术的分析方法，可以全面、系统地研究中药的质量表征成分。具体而言，中药可以通过基因组、蛋白质组、代谢组等方面的组学分析，从而确定质量表征性成分。例如，基因组学分析可以帮助鉴定中药药材的基因组序列，包括DNA序列和RNA序列，从而确定中药的遗传多样性。基于组学分析方法，通过生物信息学分析和机器学习算法进行综合分析和解读，从而确定中药的质量表征成分。这种方法可以在分子水平上对中药进行全面、深入的研究和分析，有助于提高中药的质量控制和标准化程度。

一、蛋白质组学

蛋白质组学的系统性、全方位的研究模式，高灵敏度、高通量、高效率的技术手段，是从整体的角度分析生物体内动态变化的蛋白质组成与活动规律，其研究思路与中药整体性、动态性和系统性的作用特点相契合。中药质量表征性成分就是中药所含有的能够表征药物临床疗效的化学成分。明确中药质量表征性成分是中药质量控制的基础与核心，是中药材及其产品安全、有效和质量稳定、可控的保障。由于中药作用的整体性、中药成分和作用机制的复杂性，使得中药质量表征性成分的阐明一直进展缓慢，成为制约中药现代化、产业化和国际化进程的主要因素。因此，利用蛋白质组学技术，通过分析蛋白质组表达谱的差异，不仅可以揭示中药多环节、多靶点、多组分的分子机制，还对于控制中药质量、优选种质资源及完善现代中药安全性评价体系具有重要的指导意义。

（一）蛋白质组学概况

20世纪90年代，澳大利亚科学家MarcWilkins首次提出蛋白质组（proteome）的概念，即一个细胞或组织内整体基因组表达的全部蛋白质。蛋白质组学（proteomics）是蛋白质组概念的延伸，即以蛋白质组为研究对象，从整体的角度分析生物体内动态变化蛋白质的组成与活动规律。蛋白质组学是研究蛋白质组的学科，它的核心在于对蛋白质进行全面的分析，包括蛋白质在各个阶段的结构、功能、表达水平和分布、翻译后修饰以及蛋白之间的相互作用。蛋白质组学从不同角度有不同的分类方式。

1.经典蛋白质组学和鸟枪法蛋白质组学　从研究策略的角度来看，可以将蛋白质组学分为经典蛋白质组学和鸟枪法蛋白质组学。前者主要是指双向凝胶电泳–质谱技术，即先采用双向凝胶电泳技术，根据不同蛋白质之间的等电点和相对分子质量的不同分离蛋白质，然后采用例如基质辅助激光解吸电离的飞行时间质谱技术鉴定双向凝胶电泳分离的蛋白质。而鸟枪法蛋白质组学则主要采用二维液相色谱–串联质谱技术，其基本流程是先将蛋白质混合物通过离子交换色谱或亲和色谱进行初步分离，随后将利用被蛋白酶初步分离得到的蛋白质并消化成多肽的混合物通过在线的一维或二维LC–MS或LC–MS/MS进行鉴定。

2.自下而上和自上而下的蛋白质组学　从质谱的鉴定方法上，可以分为自下而上（bottom-up，BU）和自上而下（top-down，TD）的两种蛋白质组学分析方法。BU是指在传统的蛋白质质谱鉴定过程中，蛋白质首先被蛋白酶（通常是胰蛋白酶）消化成为多肽，相关的多肽再被断裂成碎片，最后通过质谱分析和鉴定，这种方法已经被广泛应用于蛋白质组学的研究。TD则是指质谱鉴定蛋白质过程中，完整的蛋白质分子不需要先经过蛋白酶的消化直接在质谱中被鉴定，而带有多种带电离子的蛋白质分子则在串联质谱中作为前体被鉴定。TD的优势在于可对蛋白质的翻译后修饰以及大规模蛋白质异构体进行精确的测序分析，其挑战之处在于大分子量蛋白质的二级质谱数据解析困难。鉴于此，middle-down技术应运而生，该技术通过限制性酶解将大分子量蛋白质水解为几条分子量相对较小的大肽，然后通过对大肽的二级或多级质谱分析鉴定蛋白质序列。以上技术在研究中药复杂体系作用机制中的蛋白质鉴定、量化、多态性以及翻译后修饰的分析也常联合使用。

3.表达蛋白质组学、结构蛋白质组学和功能蛋白质组学　从研究内容的角度可以分为表达蛋白质组学（expression proteomics）、结构蛋白质组学（structural proteomics）和功能蛋白质组学（functional proteomics）三个方面，其中表达蛋白质组学研究基因编码所有蛋白质的识别和定量及其在生物体内的定位和在后转录阶段的修饰。结构蛋白质组学是指对通过表达蛋白质组学得到的全部蛋白质进行三维结构的精确测定。而功能蛋白质组学主要研究蛋白质之间的相互作用，确定蛋白质在特定通道和细胞结构中的作用，说明蛋白质结构和功能间的相互关系。

（二）蛋白质组学在中药质量表征性成分确证的常用技术

随着生命科学研究进入后基因组时代，蛋白质组学的研究逐渐成为核心内容之一。质谱技术的不断发展和成熟，带来了高通量、高灵敏度和动态范围更广的技术优势，为蛋白质组学的研究提供了可靠的手段。近年来，蛋白质组学研究已经从蛋白质简单的定性向精确的定量方向发展。对中药蛋白质组进行分析需要有合适的研究策略和技术、有效的实时分析模式，从而获得在基因组和转录组上不易获得的功能信息。

1.蛋白分离技术

（1）双向电泳技术（two-dimensional electrophoresis，2-DE）　是一种利用蛋白质等电点和相对分子量的差异对蛋白质进行分离的二维电泳技术。对分离后的蛋白质进行染色处理，以图谱的形式展示出来，之后再利用质谱技术对蛋白质进行鉴定，获得差异表达蛋白。2-DE可以提供较为完整的蛋白质图谱，且蛋白质分离情况更为直观，在复杂蛋白质分离上的能力是其他分离方法无法比拟的。然而2-DE也存在一些难以克服的缺陷，比如动态范围有限以及分离样品中大小差别较大的蛋白、低含量的蛋白（如信号蛋白和转录因子）以及疏水蛋白（膜结合蛋白和跨膜蛋白）的能力有限，操作过程费时费力，难以实现与质谱的直接联用等。这些缺陷限制了2-DE在蛋白质组学中的应用。为了弥补传统2-DE技术的不足，双向荧光差异凝胶电泳技术（two-dimensional differential in-gel electrophoresis，2D-DIGE）技术应运而生，它是在双向电泳技术的基础上以不同荧光标记不同的蛋白质，再用单一凝胶进行分离的电泳技术，大幅提升了分析方法的准确度和灵敏度。

（2）多维液相色谱（multidimensional liquid chromatography，MDLC）　是指两种或两种以上具有不同原理特性的液相分离方法的优化和组合，与一维分离模式相比，多维分离技术的最大特点是可极大地提高峰容量，对蛋白质组进行分析时明显降低了歧视效应，并可直接与质谱联用，便于自动化，易于实现高通量，极大地提高了检测的动态范围和灵敏度。多维液相色谱分离技术主要包括多维HPLC/CE方法，可以采用交换色谱（IEC）、亲和色谱（AC）、反相液相色谱（RP-HPLC）等和毛细管电泳（CE）模式［毛细管区带电泳（CZE）、毛细管凝胶电泳（CGE）、等电聚焦（CIEF）、胶束电动色谱（MEKC）和毛细管电色谱（CEC）等］，通过在线或离线的方式进行偶联，从而实现对复杂样品的分离。尽管多维液相分离模式的分辨率和2-DE相比仍有待进一步提高，但它具有以下优点：灵敏度高、分析速度快；可以通过不同分离模式的偶联来实现对样品中分子大小差别较大的蛋白、低含量的蛋白以及疏水蛋白的分析；可以直接和MS联用；易于实现系统的自动化等。因此，作为和2-DE互补的一种分离模式，它在蛋白质组学的研究中已开始发挥重要作用，并且逐步取代双向凝胶电泳成为蛋白质分离技术的主流。

2.质谱检测技术　质谱（mass spectrometry，MS）技术是当今高通量蛋白质组学研究的最常用的蛋白质鉴定技术，其基本原理是蛋白质样品先经过离子化，随后离子按质荷比（m/z）的大小在质量分析器磁场的作用下被分离后进入检测器，检测器检测离子信号并输出结果。质谱仪的组成部分一般包括离子源、质量分析仪、真空管和检测器。蛋白质组学研究中常用的离子源是基质辅助激光解吸离子化（matrix-assisted laser desorption and ionization，MALDI）和电喷雾离子化（electrospray ionization，ESI）。在蛋白质组学的研究中，常采用"软电离"方式电离蛋白质分子，该方式不会形成碎片离子，从而保留整个蛋白质分子的完整性。常用的质量分析器为傅立叶变换离子回旋共振质谱（FTICR/FT）、飞行时间质谱（TOF）、线性离子阱质谱（LIT/LTQ）和四极杆离子阱质谱（QIT）。根据离子源和质量分析仪的不同，质谱仪对蛋白分子的检测范围和分辨率也随之不同。高分辨率质谱仪可以得到$500\sim20000m/z$值的质谱，其中包含多达400000数据点，因此，这种小样本大数据量的特点给数据的处理、分析和挖掘带来了很大的挑战。

（1）基于同位素标记相对和绝对定量（isobaric tags for relative and absolute quantification，iTRAQ）技术和等压串联质谱标签（tandem mass tag，TMT）技术　iTRAQ和TMT技术因其高通量、高灵敏度、适用范围广的特点，在过去数年间一直是最受欢迎的方法。二者都是基于串级质谱的化学标记技术，通过比较二级或者三级质谱图中不同样品定量报告离子的峰强度实现定量分析。iTRAQ技术的核心原理是多肽标记和定量，即采用4种或8种同位素编码的标签，通过特异性标记多肽的氨基基团，而后进行串联质谱分析，可同时比较这些蛋白质的相对含量或绝对含量，简化了定量过程的复杂性，并最终通过多肽定量值回归到蛋白的定量值，从而测定出不同样本之间蛋白质的差异。TMT技术与iTRAQ原理相似，可于一次试验中最多同时检测10个样品，是目前标记样品最多的定量技术，适用于对多个样品进行高通量的检测，试验设计也更加灵活。由于具有通量高、检测全面、定量准确等优点，iTRAQ和TMT技术被广泛应用于生命科学研究中，在中药研究领域，可用于分析给药前后生物体差异蛋白的变化，寻找发挥药效作用的关键靶点和通路。

（2）基于蛋白质非标记定量（label-free quantification，LFQ）技术　非标记定量技术是一种通过液质联用技术对蛋白酶解所得肽段进行分离和分析，比较不同样品中肽段的信号强度，从而对肽段所对应的蛋白质进行相对定量的技术。目前已知的两种主要方法：第一种被称为谱图计数法，即根据蛋白质丰度越高，对应的肽段被质谱鉴定到的概率越大的原理，对蛋白质进行相对定量。第二种被称为离子强度法或信号强度法，该方法基于多肽的质谱信号强度与其浓度相关的原理，通过比较质谱图中的离子信号强度或峰面积，确定不同样品中对应蛋白质的相对含量。与标记方法相比，LFQ方法通常具有更大的动态检测范围、更低的试验成本、更快的工作效率以及更高通量的蛋白检测等优势，且由于配套的非标记定量蛋白组学数据处理软件和程序的出现，使得越来越多的LFQ方法被用于蛋白质标记方法的替代或补充。

（3）细胞培养条件下稳定同位素标记（stable isotope labeling by amino acids in cell culture，SILAC）技术　是一种稳定、高效揭示细胞内全部蛋白质反应变化及相关信号通路调控改变的方法，可用于药物开发、细胞蛋白质标志物识别等领域。SILAC是在细胞培养过程中利用稳定同位素标记的氨基酸结合质谱技术，对蛋白表达进行定量分析的一种新技术。它不仅可以对蛋白质进行定性分析，还可通过质谱图上一对轻重稳定同位素峰的比例来反映对应蛋白质在不同状态下的表达水平，实现对蛋白质的精确定量。这种技术的优点在于从源头引入质量差异，最大程度地降低了试验系统误差，更接近样品真实状态，不仅适合于进行全细胞蛋白分析，还适合于膜蛋白的鉴定和定量，而且测定每个样本时只需要几十微克的蛋白量。但由于该技术依赖于含有氨基酸的稳定同位素，这使得稳定同位素序列的掺入具有依赖性和预测性。目前已有学者将SILAC技术应用于中药有效成分作用靶点的研究中。

（4）基于同位素编码亲和标签（isotope coded affinity tag，ICAT）技术　ICAT技术作为一种体外标记稳定同位素的相对定量方法已经成为重要的蛋白质组学定量分析手段。1999年，Gygi等人合成了一种能与半胱氨酸结合的亲和试剂，称为稳定同位素编码的亲和标签，它包括轻链和重链（轻链含有8个氢原子，而重链对应的位置是8个氘原子）两种形式，可以在体外标记不同状态下的蛋白质样品，是利用链霉亲和素柱选择性分离吸附在ICAT标签上的肽段，洗脱后进行LC-MS分析的一种研究技术。这种稳定同位素亲和标签技术可以广泛地应用于细胞和组织的定量蛋白质组学分析上，提供精确的蛋白质相对定量数据。

（5）蛋白芯片（protein-chip/MS）技术　主要原理是利用经过特殊处理的固相支持物或芯片的基质表面，制成蛋白质芯片，根据蛋白质生化特性不同，选择性地从待测生物样品中捕获配体，将其结合在芯片的固相基质表面上，利用激光脉冲辐射使芯片表面的分析物解析成带电离子，根据质荷比不同的离子在电场中飞行时间不同来确认样品中各种蛋白质的分子量、含量及表达水平等信息。蛋白质芯片技术可以在同一芯片上进行大量生物信息的平行分析，在尽量小的空间范围内，以尽量少的试剂完成多目标的并行检测，过程迅速、方法敏感、特异性高，不会破坏所测定的蛋白质，目前被广泛应用于中药质量的研究中。

（6）基于活性探针的质谱检测技术　主要原理是通过对化合物进行修饰，引入一些亲和基质或报告基因来钓取需要的靶标蛋白，再通过质谱等其他辅助技术来分析，主要分为活性蛋白质谱（activity-based protein profiling，ABPP）技术和以小分子化合物为中心的化学蛋白质组（compound-centric chemical proteomics，CCCP）技术，其基本流程可以概括为先将化学探针或化合物基质与蛋白质提取液相互反应，使其与固相联接，得到被修饰的固相微球，然后利用亲和层析等方法将这些蛋白质加以分离纯化，再通过高灵敏度的质谱仪器分析，最后用生物信息学数据库归属相应靶点蛋白的名称和属性等信息。近年来，随着分子探针和基质的不断优化，ABPP和CCCP技术越来越多地用于发现与化学探针或者目标活性化合物特异性结合的一系列蛋白质，从而为阐明细胞的信号传递系统和疾病的作用机制提供重要信息。

3.质谱的数据库 质谱产生的巨量数据可与质谱数据库中的质谱信息进行对比，从而确定未知片段为数据库中已知蛋白质的可能性。目前世界上常用的质谱数据库和搜索引擎包括Mascot、SEQUEST、X!Tandem、pFind、OMSSA和Phenyx等。

（三）蛋白质组学在中药质量表征性成分确证的研究内容

目前中药质量表征研究主要有以下三个方面：①依据中药传统功效进行质量评价研究，以中药传统功效为理论依据确认中药质量表征成分，体现中药用药特点；②依据中药化学成分与活性关联来评价中药质量，例如建立二者的谱-效关系，而如何将成分与活性有机联系，建立关联，体现中药"多成分、多靶点"的特点，是亟须解决的问题；③依据中医整体观的概念进行中药质量表征性成分评价研究。在中医药理论指导下，结合现代药理学及其药效物质基础，整合系统生物学和网络药理学等技术，对基于药效组分整体观的中药质量评价研究，是目前该领域研究的重点和难点，本章节仅侧重叙述蛋白质组学在中药质量表征性成分确认中的研究内容。

1.蛋白质组学绘制中药及其不同药用部位的蛋白质表达谱 蛋白质组学既可以评价中药的质量表征性成分，来做中药的质量控制，还可以获取中药材在生长、发育、成熟和衰老过程中蛋白质的变化规律。中药及其不同用药部位的蛋白质表达会有所不同，而这些差异化表达蛋白质可能会导致中药中生物活性物质的产生与积累有所差异。通过开展中药及其不同用药部位的蛋白质组学研究，鉴定其中的差异化表达蛋白质，并利用聚类分析、基因本体论（gene ontology，GO）注释、京都基因和基因组百科全书（KEGG）途径分析，分析差异表达蛋白质数量、种类、分子生物功能、细胞内存在位置及参与的作用通路，最终获得中药活性物质产生的通路机制，为中药材中有效成分的定向生物合成提供理论依据。作为传统中药的重要组成部分，与植物药研究的蓬勃发展相比，动物药质量评价研究难以实现突破性进展的主要原因是其化学成分不明确，且难以与药效、毒性相关联。研究表明，药用动物体内富含多种生物活性物质，其中蛋白质与多肽占据了相当大的比重，蛋白质组学的发展为动物药蛋白类成分的研究提供了新的思路。

2.蛋白组学技术筛选中药质量表征性成分的作用靶点 通过比较给予中药前后细胞或动物组织中蛋白质表达谱的差异，可以找到中药可能的相关靶点蛋白质，提取与标志性蛋白质高度关联的外源性中药成分作为中药质量的表征性成分，并运用生物学的试验手段对特异性靶点（如酵母双杂交、免疫共沉淀、基因过表达及基因敲除等技术）、蛋白质相互作用的信号网络进行验证。利用蛋白质组学开展对中药质量表征性成分的作用靶点及作用机制进行的研究，不仅可以为中药新的治疗靶点提供新线索，还更加全面地阐述了中药治疗疾病的作用机制，推动了中药的现代化进程。为了进一步明确中药分子的作用靶点，还可以与分子对接等计算机模拟技术进行联合，为新药研发提供直接信息。与此同时，如果想要进一步更好地将蛋白质组学技术应用于中药作用靶点的研究中，还需要利用现代生物信息学技术建立和分享包含与中药作用可能的相关靶点蛋白的公用数据库，通过公用数据库规模的扩大和拓扑算法的构建等多学科交叉联合应用从而使蛋白质组学技术成为筛选中药作用靶点的有力工具。相信随着自身技术和技术之间的相互结合与不断发展，蛋白质组学将更有助于中药复杂体系物质基础和作用机制的阐明，更有利于中药乃至中药复方研究脉络的梳理，更好地为中药早日实现现代化和国际化作出积极贡献。

3.蛋白质组学技术完善中药安全性评价体系　中药对机体造成毒性或不良反应是由于其中含有的一些有毒物质，目前已经发现了一些中药中的有毒成分，而蛋白质组学可以通过筛选药物作用前后相关的差异蛋白、靶蛋白，并通过生物信息学方法分析得到其参与的生物学过程和相关信号通路，从而阐明这些有毒成分诱导机体产生毒性反应的作用机制。蛋白质组学在中药毒理学中的应用，不仅有利于阐明中药的毒性机制，同时对科学合理地使用有毒中药具有重要的指导意义，保证了临床用药的安全、稳定、有效及质量可控，完善了中药安全性评价体系，促进了中药安全性的现代化发展。

（四）蛋白质组学在中药质量研究的展望

随着自身技术的不断发展，蛋白质组学在阐明中药复杂体系的物质基础和作用机制中有着不可替代的作用，为中药现代化研究的更多方向提供了分子水平上的理论依据。但也存在着一些不足，例如就横向比较而言，蛋白质组学只在蛋白质这一个层次阐述了自身的变化，具有一定的局限性，同时蛋白质组学与基因组学和转录组学相比，所鉴定的蛋白质相对较少，未来仍需要利用定量蛋白质组学技术提高重复性，并结合生物信息学分析对蛋白质组学的应用进行深入研究。注重蛋白质组学基础研究的同时还需要整合基因组学、转录组学和代谢组学等多组学技术，更好地发挥系统生物学的优势，为揭示更深层次的中药整体作用机制奠定基础。最后，由于蛋白质的磷酸化、乙酰化和糖基化等复杂的翻译后修饰能够显著改变蛋白质功能，而现有的蛋白质组学技术却难以对其进行全面监测，故发展能够检测蛋白质翻译后修饰情况的蛋白质组学技术如磷酸化蛋白质组学、糖蛋白质组学等将会是未来蛋白质组学的主要发展方向。我们要提高蛋白质组学的研究方法，深入挖掘蛋白质组学数据中各个靶点蛋白之间的网络联系，从而更精确地阐释中药的作用机制，为中药现代化提供更好的技术服务和理论基础。

（五）基于蛋白质组学和网络药理学的养心氏片质量表征成分及其抗心衰作用机制研究

中药复方制剂在临床中应用广泛，且疗效显著，在防病治病等方面有着重要作用。但是对于中药复方的作用机制与本质特征的研究尚不深入，制约着中药复方制剂在临床中的推广和应用。

养心氏片是由人参、黄芪、丹参、党参、当归、山楂、延胡索、葛根、淫羊藿、地黄、灵芝、黄连和甘草13味药材组成的复方制剂，用于治疗慢性心力衰竭、气虚血淤型冠心病心绞痛、高血糖等病症，疗效显著。但目前对于其化学物质基础和保护心血管的作用机制尚不明确，在体内"多成分–多靶点–多途径"的整体药理作用特征也没有被深入挖掘，阻碍了其在临床中的应用。

本研究运用蛋白质组学、整体药效学、系统生物学和网络药理学的整体研究思路，从多层次、多角度入手，系统阐述了养心氏片抗心力衰竭的作用机制。首先，建立养心氏片化学成分库，利用UHPLC-Q-TOF/MS技术分析鉴别养心氏片化学成分以及入血成分。其次，通过构建慢性心力衰竭大鼠模型，评价养心氏片的抗心力衰竭作用。在此基础上，利用蛋白质组学技术，对慢性心力衰竭大鼠和给予养心氏片后大鼠心脏组织中的蛋白质进行鉴别分析，筛选出相关的差异蛋白，利用生物信息学分析，阐明养心氏片抗心力衰竭作用的关键靶点和通路。最后，利用网络药理学技术构建养心氏片抗心力衰竭作用的"成分–靶点"相互作用网络，阐明养心氏片抗心力衰竭的分子机制。本研究不仅揭示了养心氏片的质量控制与药效机制，同时也为中药复方制剂作用机制的研究提供了新的研究思路和方法。

本研究的技术路线如图8-13所示。

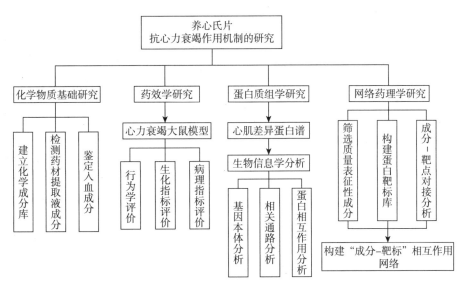

图8-13 养心氏片抗心力衰竭作用机制研究技术路线图

思考

如何应用鸟枪法的定量蛋白质组学方法评价人参药材质量？

二、代谢组学

（一）代谢组学概况

1.代谢组学简介 代谢组学研究的对象是生物体内分子量小于1500Da的小分子代谢物，利用质谱、核磁共振、色谱-质谱联用等多种分析技术，从整体上研究细胞内代谢物组成及其与生理和病理状态变化的相关规律。作为系统生物学的一个重要组成部分，代谢组学是以代谢为核心的新兴组学，紧随蛋白质组学和转录组学之后发展起来的。它通过分析机体在不同条件下的差异代谢物，来发现潜在的生物代谢机制。与其他组学相比，代谢组学反映的是生物学事件的结果，因此能够更准确地反映生物的表型信息以及外界环境对生命体的影响。代谢组学与其他组学整合后，可以为生命科学的研究提供更多的解决方案。目前，代谢组学已经广泛应用于疾病诊断、药效机制、药物安全性评价和营养科学等领域。

2.代谢组学与中药研究 代谢组学强调把人或动物作为一个完整的研究系统，从整体层面研究生物体的变化，着重探究生物整体、系统或器官内的代谢物质及其受影响因素的关系。代谢组学克服了单一指标或少数指标的局限，也可以定量定性地研究生物体内的小分子物质，从全局角度分析生物体受到外界刺激后全身代谢网络的变化，发现生物体内代谢物的种类、数量及变化规律，具有整体性、全面性和动态性。代谢组学既重视共性，也注重个性，与中医理论中"整体观念""司外揣内"相吻合。将代谢组学技术应用于中药药效物质基础和质量控制的研究，可以弥补传统研究的不足，从整体的角度分析给予中药前后生物体内的代谢物差异，同时提供全面且行之有效的质量评估方法。

（二）代谢组学基本研究方法与流程

代谢组学的研究方式根据研究对象和目的不同，主要可以分为非靶向代谢组学和靶向代谢组学，此外，拟靶向代谢组学和代谢流组学也在迅速发展。非靶向代谢组学对产生代谢活动的整体网络进行研究，测量数百种甚至上千种代谢物，以确定特定疾病状态或表型相关的代谢特征，是最经典的代谢组学。非靶向代谢组学研究方法包括代谢指纹识别及代谢产物分析，代谢指纹识别是利用代谢物组成的差别来分类或识别样本，而代谢产物分析则是同时测量尽可能多的代谢物以全面反映生物系统中的代谢活动。靶向代谢组学通常是围绕一种假说或特定的生化问题，对一组特定代谢产物或代谢网络进行的定量测量，主要优势在于立即了解不同生物状态之间的变化，并允许对若干独立研究进行比较分析。拟靶向代谢组学于2012年首次提出，采用定量离子选择方法、多反应检测方式、MS等技术测量所有代谢物的丰度，该方法兼具非靶向和靶向代谢组学的优点。代谢流组学是结合稳定同位素示踪剂以呈现动态的代谢过程，这种方法可以评估代谢物的相对变化，有助于更好地了解机体的代谢特征，特别是与代谢性疾病有关的代谢过程。在中药药效物质基础和质量评价研究中，非靶向代谢组学的研究方法应用较为广泛。

代谢组学研究一般包括样品采集和制备、代谢组数据的采集、数据预处理、多变量数据分析、标志物识别和途径分析等步骤。生物样品可以是尿液、血液、组织、细胞和培养液等，采集后首先进行生物反应灭活、预处理，然后运用核磁共振、质谱或色谱等现代技术检测其中代谢物的种类、含量、状态及其变化，得到代谢轮廓或代谢指纹。而后使用多变量数据分析方法对获得的多维复杂数据进行降维和信息挖掘，识别出有显著变化的代谢标志物，并研究所涉及的代谢途径和变化规律，以阐述生物体对相应刺激的响应机制，达到分型和发现生物标志物的目的。

1.样品采集与制备 代谢组学研究要求严格的试验设计，样品的采集与制备是代谢组学研究的初始步骤，也是最重要的步骤之一。首先需要采集足够数量的代表性样本，减小个体差异对分析结果的影响。试验设计应充分考虑样品收集的时间、部位、种类、样本群体等，在研究人类样本时，还需考虑饮食、性别、年龄、昼夜和地域等诸多因素的影响。此外，分析过程应处于严格的质量控制之下，需要考察样本的重复性、稳定性、空白等。

根据研究对象、目的和采用的分析技术不同，所需的样品提取和预处理方法各异。如采用NMR技术平台的样品预处理步骤较少，分析体液样品时，通常只要用缓冲液或水控制pH和减少黏度即可。采用MS进行全成分分析时，样品处理方法相对简单，但不存在一种普适性的标准化方法，所以仍将相似相溶作为基本原则，脱蛋白后代谢产物通常用水或有机溶剂分别提取，获得水提取物和有机溶剂提取物，从而分离非极性相和极性相，以便进行分析。对于代谢轮廓分析或靶标分析，还需要做较为复杂的预处理，如常用固相微萃取、固相萃取、亲和色谱等预处理方法。用气相色谱或气相色谱质谱联用时，常常需要进行衍生化，以增加样品的挥发性。由于特定的提取条件往往仅适合某些类化合物，目前尚无一种适用于所有代谢产物的提取方法。应该根据化合物的理化性质选择不同的提取方法，并对提取条件进行优化。

由于代谢组学分析的样品量通常较大，样品往往不能在一天内采集完成，因此，应注意样品保存问题，通常最佳保存温度为-80℃。COMET项目表明，尿样保存在-40℃冰箱中，至少9个月内没有发现变化，但在18个月后，发现TCA循环中的中间产物有轻微的变化。而血浆在-80℃下保存6个月，在NMR谱上没有发现明显的变化。

2.代谢组学数据采集 完成样本的采集和预处理后，样品中的代谢产物需通过合适的方法进行测定。代谢组学分析方法要求具有高灵敏度、高通量和无偏向性的特点，与其他组学技术只分析特定类型的化合物不同，代谢组学所分析的对象的大小、数量、官能团、挥发性、带电性、电迁移率、极性以及其他物理化学参数的差异很大。由于代谢产物和生物体系的复杂性，至今尚无一个能满足上述所有要求的代谢组学分析技术。现有的分析技术都有各自的优势和适用范围，最好采用联用技术和多个方法进行综合分析。色谱、质谱、NMR、毛细管电泳、红外光谱、电化学检测等分离分析手段及其组合都是代谢组学的研究手段。其中，色谱-质谱联用方法兼备色谱的高分离度、高通量及质谱的普适性、高灵敏度和特异性，NMR特别是¹H-NMR以其对含氢代谢产物的普适性而成为最主要的分析工具。

3.代谢差异研究数据分析　代谢组学得到的是大量、多维的信息。为了充分挖掘所获得数据中的潜在信息，需要应用一系列的化学计量学方法对数据进行分析。在代谢组学研究中，大多数是从检测到的代谢产物信息中进行两类（如基因突变前后的响应）或多类（如不同表型间代谢产物）的判别分类，以及生物标志物的发现。数据分析过程中应用的主要手段为模式识别技术，包括无监督（unsupervised）学习方法和有监督（supervised）学习方法。

无监督学习方法不需要有关样品分类的任何背景信息，能够通过原始谱图信息或预处理后的信息对样本进行归类，并采用相应的可视化技术直观地表达出来。该方法将得到的分类信息和这些样本的原始信息（如药物的作用位点或疾病的种类等）进行比较，发现代谢产物与这些原始信息的相关性，筛选与原始信息相关的标志物，进而考察背后的代谢途径。用于这个目的的方法没有可供学习利用的训练样本，所以称为无监督学习方法。主要有主成分分析（principal components analysis，PCA）、非线性映射、簇类分析等。有监督学习方法用于建立类别间的数学模型，使各类样品间实现最大程度的分离，并利用建立的多参数模型对未知的样本进行预测。在这类方法中，由于建立模型时有可供学习利用的训练样本，所以称为有监督学习。这种方法经常需要建立用来确认样品归类（防止过拟合）的确认集（validation set）和用来测试模型性能的测试集（test set）。应用于该领域的主要是基于PCA、偏最小二乘法（partial least squares，PLS）、神经网络的改进方法，常用的有类模拟软件独立建模和偏最小二乘法–判别分析（PLS-discriminant analysis，PLS-DA）、正交（O）-PLS。作为非线性的模式识别方法，人工神经元网络（neutral network，ANN）技术也得到广泛应用。PCA和PLS-DA是代谢组学研究中最常用的模式识别方法，这两种方法通常以得分图（score plot）获得对样品分类的信息，载荷图（loading plot）获得对分类有贡献变量及其贡献大小，从而用于发现可作为生物标志物的变量。此外，在数据处理和分析的各阶段，都应该足够重视数据的质量控制和模型的有效性验证。值得强调的是，由上述分析仪器导出的元数据（metadata）需要先经过数据预处理再用于模式识别分析，将元数据转变为适合于多变量分析（主要是模式识别）的数据形式，使相同的代谢产物在生成的数据矩阵中由同一个变量表示，所有的样品具有相同的变量数。最后用于模式识别的数据为二维矩阵数据形式，行代表样品或试验数目，列表示相应的单个测定指标（通常为代谢物的信号强度等）。

仪器的微小波动及样品pH和基体的变化会引起NMR中化学位移的改变，色谱质谱方法中流动相组成、柱温的微小变化、梯度的重现性及柱表面的状态变化常导致保留时间的差异。在模式识别前，需对谱图实行峰匹配（或称峰对齐），使各样本的数据能够被正确比较。主要的数据预处理包括滤噪、重叠峰解析（deconvolution）、峰对齐、峰匹配、标准化和归一化等。在实际操作中，应根据实际情况进行其中几项预处理，并非所有步骤都需要进行。相比之下，HPLC的保留时间重复性比GC要差一些，峰匹配要相对困难。

4.代谢物鉴定　代谢组学研究离不开各种代谢途径和生物化学数据库。与已有较完善数据库的基因组学和蛋白质组学相比，目前代谢组学尚未有类似的功能完备的数据库。一些生化数据库可供未知代谢物的结构鉴定或用于已知代谢物的生物功能解释，如京都基因与基因组百科全书（KEGG）、METLIN、HIumanCyc、EcoCyc和metacyc、BRENDA、LIGAND、Meta Cyc、UMBBD、WIT2、PathDB、生物化学途径（Ex PASy）、互联网主要代谢途径（main metabolic pathways on Internet，MMP）、Duke博士植物化学和民族植物学数据库、Arizona大学天然产物数据库等。

理想的代谢组学数据库应包括各种生物体的代谢组信息以及代谢物的定量数据。但实际上，这方面的信息非常缺乏。一些公共数据库对代谢物的结构鉴定也提供了巨大帮助，如PubChem化合物库、ChemSpider数据库等，后者包括了超过一亿个化合物的结构信息，可供检索。

（三）代谢组学在中药质量表征性成分确证中的常用技术

代谢组学研究的需求促进了高灵敏度、高分辨率分析仪器的迅速发展。目前的代谢组学研究中，核磁共振波谱和质谱是最为常用的两大分析技术平台。NMR具有简单的样品预处理、较高的重现性和良好的检测客观性等优势，而质谱拥有较高的覆盖度、分辨率和灵敏度，尤为适合中药和生物样品这样复杂的体系。

目前，基于质谱的技术平台主要采用质谱联用技术、直接进样质谱技术（DIMS）和质谱成像技术（MSI）等。质谱作为检测器常和各种分离仪器联用，基于质谱联用技术的代谢组学分析又可以分为气相色谱质谱联用（gas chromatography- mass spectrometry，GC-MS）、液相色谱质谱联用（liquid chromatography–mass spectrometry，LC-MS）和毛细管电泳色谱质谱联用（capillary electrophoresis–mass spectrometry，CE-MS）等。这3种色谱–质谱联用分析技术分别适合检测不同极性和类别的代谢物，相互之间也有一定的重叠。不过每种分析技术都各自存在局限性，不能完全覆盖整个代谢组的化合物。

1.气相色谱–质谱联用技术 最早有关代谢组学（代谢轮廓分析）的文章就是用GC-MS分析尿液和组织提取物的代谢谱。相对其他代谢组学分析技术而言，GC-MS是代谢组学研究中应用最早的分析技术之一，也是最为成熟的色谱–质谱联用技术之一，适合分析相对分子质量小、低极性、低沸点的代谢物或者衍生化后具有挥发性的物质，其灵敏度高、重现性好，具有大量标准代谢物谱图库，且成本相对低廉，是目前中药代谢组学研究的常用分析平台之一。

（1）GC-MS的关键技术 GC-MS最常用的离子化技术是电子轰击（electron impact，EI）。电子轰击源的主要缺点是固、液态样品须汽化进入离子源，因此，不适合于难挥发的样品和热稳定性差的样品。GC-MS的优势在于EI离子化效果较高，各种分子几乎都能被电离而进入质谱系统；与LC-MS相比，GC-MS不同分子之间的离子抑制效应很低，基质干扰也较小。

近年来，高分辨质谱发展迅速，其中飞行时间（time of flight，TOF）质谱和静电场轨道阱（orbitrap）质谱与气相色谱联用较多。高分辨质谱具有极高的离子采集效率和相对较高的扫描速率，获得数据量远大于相同分析时间下的四极杆质谱，有利于共流出峰的检测，因而越来越受到代谢组学研究者的青睐。高分辨质谱不但可以得到化合物的质谱图，还可以对每一个碎片离子进行高分辨检测，结合高分辨的标准数据库，能大幅度提高定性的准确度。

（2）衍生化方法 代谢物谱中包含大量的非挥发性代谢物，这些物质的极性强，挥发性低，如血液、尿液中的氨基酸、脂肪酸、胺类、糖类、甾体类物质。气相色谱只适于分离分析有足够挥发性的物质，极性强、挥发性低、热稳定性差的物质往往不能直接进样分析，这些物质需要进行适当的衍生化处理转化成相应的挥发性衍生物，扩大气相色谱的测定范围。经过衍生化反应后，不但更易区分生物样品中结构极其近似的化合物，还可解决载体、柱壁对高极性、低挥发性样品的吸附问题，改善组分峰形。通常衍生化过程包括与O-烷基羟基胺生成肟，再与烷基硅烷化试剂N-甲基-N-三甲基硅烷三氟乙酰胺（MSTFA）反应，将极性官能团的活泼氢用非极性的三甲基硅烷基取代，通过降低偶极–偶极作用力来增加挥发性。如果代谢物中含有多个活泼氢，衍生化反应可得到多个衍生化产物。对于某些特定的目标化合物也可采用特殊的衍生化方法。通常衍生化反应是可以高效、定量和重复进行的，还可在低温下快速完成，这可使样品中不需衍生化处理的热不稳定代谢物得以保留，不受反应影响。常用的衍生化试剂主要有硅烷化试剂、烷基化试剂、酰基化试剂、缩合反应试剂和手性衍生化试剂等。

（3）GC-MS的特点 与代谢组学的其他分析手段如NMR、LC-MS、CE-MS相比，GC-MS较为成熟。但由于代谢物的性质和种类十分复杂，特别是还包括具有特殊生物学意义的立体异构和几何异构体，目前尚没有一种分析技术可对代谢产物进行全面分析，通常需多个分析技术联合使用。GC-MS分析技术本身也还需要不断完善。在代谢组学研究中，GC-MS分析的生物样本普遍需要衍生化预处理，为了满足组学分析大样本量对通量和信息量的要求，需要建立可与多个官能团发生衍生化反应且重复性好的高通量预处理方法。就GC分离分析步骤而言，经衍生化反应的代谢物仍有较宽的沸程，部分衍生化的代谢物在较高温度下才能从色谱柱中流出。此外，尽管GC-MS有商品化的质谱谱图库，但由于还有相当数量的代谢物或其衍生化产物的质谱图未包含在其中，对这些代谢物的鉴定仍是一项巨大的挑战。目前的研究人员多将自建代谢物质谱库和商品化谱图库联合使用，尽快完善代谢物质谱谱图库并实现研究人员的质谱数据交换将会对代谢物鉴定有较大帮助。

2.液相色谱－质谱联用技术　　液相色谱高分离及液相色谱－质谱联用技术在代谢组学研究中占据了较大比重。这主要得益于液相色谱的高分离能力、质谱的高灵敏度及其联用后所带来的丰富的信息量。另外，液相色谱无需对体液及组织提取物进行衍生化处理即可直接分析，以上优点使得液相色谱及液相色谱－质谱联用技术得以在代谢组学研究中大显身手。使用LC及LC-MS技术进行的代谢组学研究仍存在一些挑战，如分析方法的偏向性、方法有限的峰容量造成的峰重叠、潜在生物标记物的鉴定以及海量数据的处理策略等。这些挑战也成为基于LC及LC-MS的代谢组学平台技术研究的热点。

（1）LC-MS的关键技术　　随着高效固定相的研制和装柱技术的改进，液相色谱的柱效不断提高。高压液流系统的应用，使得细粒径固定相得到了普及，大幅度提高了液相色谱的分析速度和分离能力。为了实现高选择性和良好分离度，应选择与被分离物的物化性质相匹配的色谱固定相。目前应用最多的液相色谱是反相液相色谱（RPLC），主要用于分离非极性或中等极性代谢物。亲水相互作用色谱（HILIC）则与RPLC互补，已成为强极性和亲水性代谢物的替代选择。

在色谱填料进步的同时，超高效液相色谱（UHPLC）的问世大大拓宽了液相色谱的应用领域。UHPLC可耐受超高压力（15000～18000psi），结合较小的粒径（亚2μm颗粒）及超高柱效填料（窄内径色谱柱），能够将样品高效、快速分离并获得尖锐的色谱峰。与传统液相色谱相比，UHPLC可以大幅缩短分析时间并提高分离度，前者可在短时间内分析大批量样品进而节约成本，后者对代谢组学中的生物样品等复杂基质的分析极为重要。

多维液相色谱（multi-dimensional liquid chromatography，MDLC）的概念最早由Giddings等提出，是指将样品中的组分进行两次或多次LC分离，且被分开的组分在后续分离中不会再融合。与传统LC方法相比，MDLC技术可结合不同的分离机制增加分离维数并提高峰容量，在提高代谢组学的覆盖度和分离度方面具有独特优势。

生物体内的代谢物数量众多，如人类代谢组学数据库（human metabolome database，HMDB）现已收录超过10万种代谢物，且代谢物的理化性质各异、浓度范围跨度9个数量级，代谢组全景分析具有极大挑战。随着代谢组学研究领域的不断拓宽，以及高分辨质谱的快速发展，在组学研究中，质谱逐渐成为不可或缺的分析技术。与NMR相比，质谱技术具有检测灵敏度更高、代谢组覆盖范围更广等优势。代谢组学研究中常用的高分辨质谱主要包括飞行时间质谱、静电场轨道阱质谱、傅里叶变换离子回旋共振质谱（fourier transform ion cyclotron resonance MS，FT-ICR MS）。HRMS具有更高的质量分辨率和质量精度，更有利于发现新的有意义的生物分子，已在非靶向代谢组学研究中得到广泛应用。近年来不断涌现了基于高分辨质谱的代谢组学新技术，以满足不同层面的代谢组学研究需求，如与微纳尺度液相色谱、多维色谱联用技术等。

（2）LC-MS的特点　　LC-MS技术集中了分辨率、灵敏度和覆盖性的优势，非常适合于极端复杂基质中非靶标和靶标代谢产物的分析和鉴定。采用LC-MS技术的样品预处理步骤非常简单，可以在很短的时间内检测选定的靶标化合物，还能够同时分析复杂基质中结构相似的化合物，因此非常适合于代谢产物的代谢轮廓分析。此外，LC-MS还能反映在预处理阶段较难分离和不稳定的化合物信息。因此，在不具备待分析化合物结构信息时，LC-MS可以同时对生物样品中的已知和未知化合物进行测定，并进行代谢组学分析。

目前，基于液相色谱及液相色谱–质谱联用技术的代谢组学研究尚存在以下挑战：分析方法上对化合物的偏向性，如极性化合物在反相液相色谱柱上保留较弱，常常由于离子抑制现象无法得到较好的检测；与GC-MS技术相比，尚没有可供定性参考的数据库，对代谢产物特别是结构信息较少的化合物的解析较为困难；需要合适的数据挖掘技术和数据处理方法，来提取由LC-MS的高分辨率所带来的海量数据中的有用信息。这些挑战也正是基于LC-MS技术的代谢组学方法的研究热点。

3.核磁共振波谱　NMR是一种结构分析的有力工具，用于代谢组学的研究已经有20多年的历史。目前它仍是代谢组学研究中的主要技术，广泛应用于药物毒性、基因功能和疾病的临床诊断中。NMR方法有以下特点：不对样品的结构和性质造成破坏，无辐射损伤；可在一定的温度和缓冲液范围内选择试验条件，能够在接近生理条件下进行试验；可研究化学交换、扩散及内部运动等动力学过程，提供大量有关动态特性的信息；可设计多种编辑手段，试验方法灵活多样。^{1}H-NMR的谱峰与样品中各化合物的氢原子是一一对应的，所测样品中的每一个氢在图谱中都有其相关的谱峰，样品中各组分的相对含量通过图谱中信号的相对强弱得到反映。因此，NMR方法对研究代谢产物中的成分尤为适合，从一维^{1}H图谱上可以看出很"精细"的代谢物成分图谱，即代谢指纹图谱，通过模式识别方法得出相应的、有价值的生物学信息，对这些信息进行统计分析和研究，了解与它们有关的机体代谢过程和生命活动。多维核磁共振技术以及LC-NMR联用的方法，使分辨率进一步提高，逐步完善着基于NMR的代谢组学研究。

（四）代谢组学在中药质量评价研究中的应用

不同基原的中药材基因型不同，同时同种药材也可能受到产地生长环境长期的影响，逐渐形成了不同产地、不同采收期、不同生长年限等的药材独有的形、色、气、味特征，也形成了独特的代谢物指纹信息，这些信息将是识别中药材产地和品种来源等的客观依据。可以通过代谢组学的方法，对不同产地和不同品种药材间的代谢物差异进行表征，再结合多元统计分析方法对代谢组学捕获的数据进行分析，从而实现对中药品种、产地等来源的识别和区分。

《中国药典》收载的中药郁金基原有四种，包括姜科植物温郁金 *Curcuma wenyujin* Y.H. Chen et C. Ling、姜黄 *Curcuma longa* L.、广西莪术 *Curcuma kwangsiensis* S. G. Lee et C. F. Liang 或蓬莪术 *Curcuma phaeocaulis* Val.的干燥块根。前两者分别习称"温郁金"和"黄丝郁金"，其余按性状不同习称"桂郁金"或"绿丝郁金"。万建波团队采用基于超高效液相色谱–四极杆飞行时间质谱法（UHPLC-Q-TOF-MS）的代谢组学分析法对33份来源于姜黄属4个不同种的郁金药材进行鉴别研究，统计分析结果显示各样本化学成分差异明显，阐释了不同基原郁金的化学成分特征。由此可见，代谢组学方法在中药品种和产地识别研究方面具有较大潜力。

1.样品预处理和LC-MS数据采集　研究首先在对郁金样品进行干燥、粉碎、混合后，采用加压液相萃取系统对郁金样品进行预处理，采用了增大极性化合物保留的反相超高效液相色谱系统进行分离，并运用四极杆–飞行时间质谱系统对来源于姜黄属4个不同种、共33个不同批次的郁金药材进行了高分辨质谱数据的采集。

2.分析方法验证和数据分析　研究通过对各样本混合制备的质控（QC）样品进行典型离子的峰强度、保留时间和精确质荷比的重复性进行考察，验证了代谢组学的分析方法的可靠性。通过无监督的主成分分析（PCA）和有监督的正交偏最小二乘–判别分析（OPLS-DA）对所得到的样品进行处理，从四个不同物种中提取的莪术样品的化学成分有明显的差异（图8-14）。这些结果表明，姜黄素、姜黄酮、姜黄醇和泽泻酮四种物质可分别作为姜黄、温郁金、蓬莪术和广西莪术的特征性化学成分。

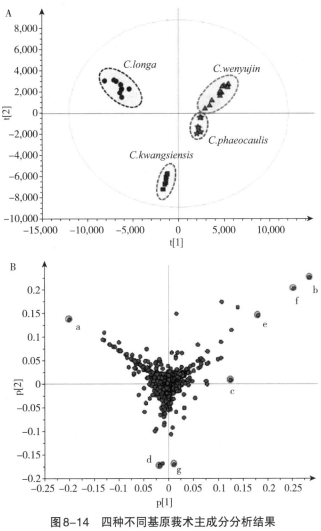

图8-14 四种不同基原莪术主成分分析结果

A.得分图 B.载荷图

第五节 基于网络药理学的中药质量表征成分确定

PPT

中药是以中国传统医药理论指导采集、炮制、制剂，说明作用机制，指导临床应用的药物。中药复方是在中医整体观念、辨证论治思想指导下，依据药性、药量、配伍等组成的具有特定主治功效的处方。传统药物研究中，"单一化合物–单靶点–局部作用"的研究思路难以解决中药"多成分–多靶点–多途径"、缺乏科学的有效性、安全性评价体系等研究问题。因此，需要发展多层次、系统性的研究模式来进一步揭示中医药的科学内涵。

近年来，在生物医药大数据分析、人工智能技术向各个领域不断交叉渗透、蓬勃发展的时代背景下，以网络和系统为特色的新一代医药研究模式——网络药理学应运而生。作为一个交叉学科，网络药理学以及中医药网络药理学与生物数据、实验技术、计算机算法、数据库发展等息息相关。网络药理学研究按分析对象可分为疾病、药物两类，按分析目的可归类为数据库开发、算法开发、机制研究、技术应用四大类。网络药理学的研究理念与中医药学的整体论思想相契合，是从系统层次和生物网络的整体角度来阐释疾病发病机制和药物作用机制。中药中的活性成分被认为是其临床上发挥作用的物质基础，而网络药理学可以为中药活性化合物的发现、作用机制阐释、药物配伍规律解析等研究问题提供新的思路。利用网络药理学通过将中药的药物靶点和病证相关分子共同映射于生物分子网络，以生物分子网络为基础建立药物与病证的关联网络，可系统地分析药物作用机制，从而发现与适应证相关的指标性成分，为中药质量评价提供理论依据。

一、基本思路与方法概述

中药网络药理学是以"网络靶点"为核心，生物网络为基础，揭示复杂疾病、证候和方剂之间相互联系的方法学。"网络靶点"指的是中药方剂或组合药物以病证的生物分子网络及其关键模块为靶点，对疾病或证候发挥综合性系统调节作用。可以通过定量表征关键的生物分子、通路以及生物模块来阐释中药方剂的整体调控机制。

网络药理学研究的一般流程可分为三个阶段，数据收集与筛选、网络的构建与分析、结果分析与验证。网络药理学研究的一般流程包括以下几个技术环节：①活性成分收集和筛选；②活性成分作用靶点的预测；③收集相关疾病的靶点群；④将疾病靶点与化合物靶点进行整合，获得复方或单味药成分针对某种疾病的作用靶点信息；⑤网络构建和基因富集分析（图8-15）。

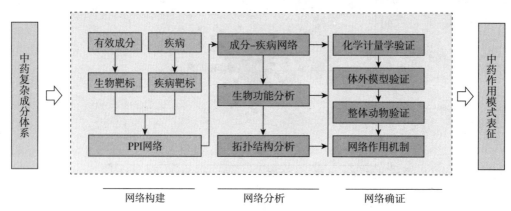

图8-15 网络药理学研究的一般流程

二、基本流程

（一）中药化学成分数据收集与筛选

中药中所含有的化学成分是达到药效的物质基础，也是网络药理学分析的起点，纳入分析的中药成分的范围和准确度直接影响后续分析的正确性。因此，需要全面了解其中的物质组成，除了可以利用HPLC-TOF/MS或NMR等仪器分析技术，对中药中的化学成分进行定性分析外，还可以利用多个数据库收集中药中的化学成分。常用的中药成分数据库有ETCM、TCMSP、TCMID、TCMGeneDIT和HIT等。

中药系统药理学数据库与分析平台（traditional chinese medicine systems pharmacology database and analysis platform，TCMSP）是一个融合了药物化学、药动学、药物靶点的系统药理学平台。用户可以通过中药的拼音名称、英文名称或拉丁文名称检索，该数据库提供了：①中药信息；②人体吸收、分布、代谢、排泄（ADME）评价数据；③与化合物相关的靶点信息；④相关疾病信息、药物-靶点网络，以及靶点-疾病网络等信息。此外，该平台还提供了基于ADME特征的化学筛选流程。研究者可进一步根据生物利用度、类药性等特点，对化合物进行筛选，最终组成自己的中药成分数据库。

TCM Database@Taiwan数据库提供了每个中药化合物结构的cdx（2D）和Tripos mol2（3D）格

式文件下载和虚拟筛选信息。所提供的化合物分子文件格式可直接用于后续分子对接等研究。利用 ChemBioOffice 计算了其物理化学性质，包括脂水分配系数和极性表面积。以上信息均可为化合物筛选提供依据。

TCMID（traditional chinese medicine integrated database）数据库的信息是通过文献挖掘和用其他数据库信息汇集而来，化学成分信息由 TCM Database @ Taiwan 及《中药百科全书》获得，包括6个方面的数据信息，即中药、复方、组分、靶点、药物和疾病。数据库通过将中药组分和疾病数据库（如 DrugBank、OMIM 和 PubChem 等）相链接的方式将药物组分信息与疾病建立联系。

BATMAN–TCM（bioinformatics analysis tool for molecular mechanism of traditional chinese medicine）数据库是基于 TCMID 数据库中的"中药–方剂–成分"关联数据，已知的药物–成分靶点来自 DrugBank、京都基因与基因组百科全书（KEGG）和 TTD 数据库。该数据库可检索到中药的化学成分及成分的潜在靶点，并可以对这些靶点进行功能分析并获得结果，包括基因本体（GO）、KEGG 通路及 OMIM/TTD 疾病富集分析结果。除此以外，也允许用户同时输入多个中药、方剂、化合物，可对列表进行比较或组合分析，帮助研究者通过分子和整体的水平了解中药。

（二）"中药–成分–疾病–靶点–通路"网络模型的构建

网络药理学研究的基础是药物与疾病关联关系的识别。通过数学领域图论和复杂网络的方法进行网络构建，然后运用可视化手段，将药物、疾病、靶点描述成节点。药物与靶点、疾病与靶点、中药/化学成分/药物共享的疾病/靶点/通路/生物过程、疾病/靶点/通路/生物过程共享的中药/化学成分/药物之间的关系描述成边。随后进行知识和信息的整合，对节点、边和整个网络添加对应的属性。为了使网络传达的信息更直观，最后，通过性状、颜色、大小、粗细等丰富特征描述。

药物组网络、疾病组网络和分子相互作用组网络是网络药理学中的主要分子网络。药物组网络是指药物作用相关的网络，其包括"药物–靶点"关联网络、"药物–药物"关联网络、"靶点–靶点"网络。疾病组网络是指疾病发生发展或治疗过程相关的网络，主要包括"疾病–基因"网络、"疾病–疾病"网络和"基因–基因"网络。分子相互作用组网络是指细胞内外具有功能依赖性的生物分子所形成的网络。应用网络药理学研究中药质量表征成分需要从这三个网络出发，寻找"中药–化合物–疾病–靶点–通路"之间的关系。

1.药物相关靶点网络的构建　靶点预测的准确性越高，后续研究才越可靠，故中药及其药效成分潜在靶点预测的准确性在整个研究的过程中起着至关重要的作用。药理试验、数据库查询、分子对接仿真法、反向分子对接仿真法和计算预测法组成化合物的靶点信息。研究者可以利用高通量的筛选技术对化合物进行药理活性试验，也可通过 Pubchem、ChEMBL 等数据库收集，总体可靠性较高。但试验无法提供全面的药理活性检测，因此可通过计算预测，正、反分子对接方法弥补试验法的不足。

（1）数据库查询法　STITCH（search tool for interactions of chemical）数据库是一个化合物–蛋白相互作用分析平台。包含已知的和预测的化学组分与蛋白的相互关系信息，这些关系包括直接的（物理作用的）和间接的（功能的）联系。

SwissTargetPrediction 数据库预测小分子的蛋白质靶点是基于结构相似原理，反向筛选。SwissTarget Prediction 模型是通过对已知活性物质的各种大小相关子集进行多重逻辑回归拟合。由于分子的二维和三维描述是互补的，这种基于配体的双重评分的反向筛选，在预测各种测试集中的大分子靶点方面表现出了较高的性能。

Drugbank 数据库是一种综合性药物数据库。主要用来检索已上市药物，并将药物的生物信息学和化学信息整合起来。其中包含了一千余个经 FDA 批准的药物，和与药物相关的蛋白序列。每个 DrugCard 条目可提供与药物相关的80多个数据字段，一半是药物或化合物的数据，一半是药物靶点或蛋白的信息。

TTD（therapeutic target database）是一种疗效药靶数据库，可以检索药物、药物靶标以及相关适应证或疾病信息。用户可以通过靶点、药物、疾病和生物标志物搜索数据库，也可以使用药物相似性搜索工具预测没有靶点信息的化合物的靶点。

中医化学数据库（chemical database of traditional Chinese medicine，CHEM-TCM）、中药成分靶点数据库草药组分靶点（HIT）数据库（herbal ingredients targets database，HIT）和TCMSP等都可以对化合物的靶点信息进行检索。这些数据库各有特点，需要针对研究目的，选择多个数据库查询，进行补充。

（2）正、反分子对接仿真法和计算预测法　除了数据库查询法，还可以用正、反分子对接仿真法和计算预测法。

正向分子对接法是以已知的靶点蛋白为出发点，从大量已知三维结构的分子中钓筛与之具有最佳亲和力的配体，仅适用于拥有完整三维结构信息的蛋白质靶点，因此限制了其大规模的应用。

反向分子对接法与正向分子对接法相反，是以小分子化合物为探针，在已知结构的候选靶点数据库内，搜索可能与之结合的生物大分子，通过空间和能量匹配，识别可能形成的分子复合物，进而预测药物的潜在作用靶点。从小分子化合物为出发点，更适合于中药现代化研究的需要。PharmMapper是一个反向分析对接服务器，可进行综合药效基因匹配。可检索到化合物与蛋白之间相互作用，得到药物–靶点作用关系信息。另外还有其他用于反向靶点预测的程序，如基于配体结构相似性的ReverseScreen3D，基于分子3D结构相似的ChemMapper等。

计算预测法是建立在已有试验数据的基础上，根据药物分子与靶点蛋白之间的相关性（结构相似性、序列相似性、功能相似性、药理效应相似性等），通过数学算法对已知或未知化合物的潜在作用靶点进行预测的方法。

SEA（similarity ensemble approach）数据库根据蛋白质配体的化学相似性，对蛋白质进行定量分组和关联。利用配体拓扑结构计算各组间的相似度，利用统计模型对相似性结果的显著性进行排序。但药理效应无法预测，因为化学结构相似性检索仅依据结构特征的相似性，故需整合更多的信息才能提高预测性能。

预测方法有时虽准确度不高，但却能弥补研究偏性的问题，使得即使研究较少的化合物也能预测出其潜在作用靶点，大大扩充了用于药物组网络构建的药物–靶点对应关系。

2.疾病相关靶点网络的构建　多数疾病都是由多种基因和多种环境因素相互作用的结果。基因的改变或基因的异常表达会引起疾病，疾病的发生与发展也会引起机体内环境的改变，从而影响基因的表达。为了对疾病进行更有效的治疗，需要建立与疾病相关的靶点基因数据库，寻找到与疾病相关的靶点蛋白。而与化合物靶点网络一样，试验方法无法全面验证一个疾病的全部基因，因此需要对与疾病相关的潜在基因进行合理的预测。常用的方法有数据库查询法和计算预测法。

（1）数据库查询法　OMIM（online mendelian inheritance in man）在线数据库是关于人类基因和遗传表型关系的权威数据库。描述了各种疾病的临床特征、诊断、鉴别判断，还提供了已知有关致病基因的组成结构和功能、连锁关系、动物模型等信息，可以查询到疾病表型与其致病基因之间的关联。

DisGeNET数据库是一个基因–疾病关联（GDA）关系数据库，包含了疾病与关联基因和突变位点的信息。提供了变异与疾病、性状和表型之间的关联信息，以及基因与疾病、失调、性状、临床或异常人类表型之间的关联。该数据库用疾病特异性指数（DSI）和疾病多效性指数（DPI）反应基因与疾病的关联关系。DSI越高代表该基因对该疾病更特异；DPI越低表示该基因对该疾病所属的疾病类别更为特异。

Genecards数据库是一个综合数据库，提供了关于所有注释和预测的人类基因，包括基因组、转录组、蛋白组、遗传、临床和功能信息。基因名称包含官方名和别名。数据库对与疾病相关的基因进行打分（relevance score），可根据需要对基因进行筛选，网络药理学研究中一般选择大于中位数或两倍得分的基因。

NCBI-gene数据库是NCBI数据库中一个用于检索不同物种基因信息的数据库。NCBI-gene对每个基因都有详细的记载，包括别名、其他数据库的相关链接、在DNA上的位置、上下游基因、相关的疾病信息和参考文献等多种详细的信息。DrugBank数据库、TTD数据库也可查询疾病相关的基因信息。

（2）计算预测法　对致病基因进行预测是基于生物计算的，其将大规模生物数据、数据挖掘理论和致病基因预测及复杂网络理论进行结合。计算预测方法根据具体计算方法所依据的理论基础，大致可归为4类：基于分类方法、基于直接邻居方法、基于疾病模块方法和基于网络传播方法。基于分类法需要训练分类模型，涉及数据特征的选取，因此选用的分类模型、数据的准确性、选取的特征以及特征的维度对结果均会有很大影响。基于直接邻居法只适用于预测已知遗传信息的疾病。基于疾病模块法的不同聚类方法对结果影响很大，但对于疾病基因模块内的基因，无法对其进行打分排序。基于网络传播方法充分应用了生物网络的全局拓扑特性，相比只考虑局部拓扑特性的疾病模块法，其能更有效地计算已知致病基因和候选致病基因之间的相似性。

3.复杂网络的构建与可视化　通过以上方法，可以按试验需要得到"化合物-靶点"网络、"疾病-靶点"网络。为找到中药中对应某一疾病的特征性成分，通常以"靶点"作为桥梁，构建化合物与疾病的网络，建立化合物与疾病的联系。可以对"化合物-靶点""疾病-靶点"2个网络的靶点取交集，从而寻找出共有靶点；也可对"疾病-靶点"网络进行分析，查找出与疾病关联性较强的"关键靶点"后，寻找与"关键靶点"有相互作用的化合物。为了解靶点之间的联系，需要建立分子相互作用网络。分子相互作用组网络主要是指由细胞内外具有功能依赖性的生物分子（基因、miRNA、蛋白质和代谢产物等）所形成的网络，该类网络在一定程度上能在分子水平将组织和器官、药物和疾病进行整合，从总体上反映药物干扰或疾病病理状态下的机体变化，有助于识别特定疾病的基因和通路及从整体上阐释药物作用机制。常用的网络有蛋白相互作用网络、信号转导网络、基因调控网络、代谢网络及其他相关网络等。最常用的是蛋白相互作用网络。

PPI网络是由蛋白通过彼此之间的相互作用构成。蛋白质参与生物信号传递、基因表达调节、能量和物质代谢及细胞周期调控等生命过程的各个环节。因此构建化合物与疾病相关的PPI网络有助于系统了解蛋白之间的功能联系，了解疾病等特殊生理状态下生物信号和能量物质代谢相互作用关系以及原理。可以从数据库中下载PPI关系，常用的是STRING数据库。

STRING数据库是常用的蛋白互作数据库，可以提供蛋白与蛋白间相互作用图，用于挖掘单个蛋白或多个蛋白与其他蛋白的相互作用。该数据库可以通过蛋白名称、蛋白序列等多种格式进行检索。在中药指标性成分的网络药理学研究中，可将得到的化合物与疾病的交集靶点上传到STRING网站上，生成PPI网络。为了更清楚地展示分析蛋白质间的互作关系，对网络进行可视化处理，通过添加节点和边的属性特征，对网络进行可视化处理。点代表蛋白质，蛋白之间的连线代表预测的功能相关。节点度值反映了网络节点与其他节点的连接数量，而介数中心度能反映该节点对网络中其他节点的影响，值越大，则表明该节点在网络中的作用越大。接近中心度表示不同节点之间的关联紧密程度。通过将节点和边属性可视化，最终将网络特征直观化地展示出来。

常用的复杂网络可视化工具分为三大类：①编程语言，如JAVA、C等；②半编程语言，如Matlab、R语言等；③界面交互式软件，如Cytoscape、Gephi、Pajek、GUESS等。主要应用的是第三类工具，其中Cytoscape是最主要的工具。

Cytoscape是开源的免费网络可视化工具，该软件与生物学领域结合紧密，可根据需要方便地将相关数据库中的注释信息、基因表达谱及其他类型的数据整合到网络中使网络属性更丰富。能用于大规模的蛋白质相互作用、蛋白质-DNA相互作用和遗传交互作用分析，可对分子互作网络及生物学通路进行可视化分析。

（三）网络分析与验证

网络的分析可以利用Cytoscape对构建的网络进行拓扑结构分析。网络拓扑分析是网络药理学研究中最重要的分析算法之一，通过between、degree、coefficient等拓扑学属性，计算节点拓扑属性、挖掘网络隐藏信息、筛选生物关键节点，以筛选出核心网络，为预测中药有效成分和作用机制提供依据。

DAVID数据库是一个功能全面的注释工具，可从生物途径、GO、PPI、疾病和文献等方面为基因提供丰富的分析。

KEGG数据库可对关键靶点所在通路进行富集分析。通过对生物学过程进行计算机化处理，构建模块并绘制图表，从而对基因的功能进行系统化的分析。

基因本体（gene ontology，GO）数据库的注释针对基因产物，从生物过程、细胞成分和分子功能3个方面描述基因产物。GO富集分析提供了一种描述基因产物之间相似性的方法，可以用来整合不同生物的基因信息、预测与疾病的相关基因和判断蛋白结构域的功能等领域。

对网络进行分析后，还应对所预测的通路或靶点进行验证。根据研究目的主要的验证方法有文献验证、蛋白水平试验验证、细胞模型试验验证、动物模型试验验证、临床试验验证。结合验证结果对网络进行进一步深入地综合分析。

三、分析结果的评价

网络药理学作为一个多学科交叉融合而产生的研究工具，从生物分子网络角度揭示药物作用机制，从整体、系统和网络的角度证实了中药多成分、多靶点的特点，有利于中药现代化研究发展。同样，作为一个研究工具，对其分析结果也应有全面的评价体系。世界中医药学会联合会发布了首个针对网络药理学研究的评价标准——《网络药理学评价方法指南》。指南评价中，要求从可靠性、规范性、合理性三个方面进行评价，具体要求如下。

1. **可靠性评价**　评估主要数据及其关联信息的获取是否准确、软件算法与分析方法的设计是否合理以及验证方法的选择与模型构建是否可靠、能否满足分析要求。

2. **规范性评价**　评价相关技术方法的应用是否准确，数据信息的提取与转换、网络的构建与分析、软件/算法的开发以及试验验证等流程是否规范，可以用于保障分析结果的准确性和可重现性。

3. **合理性评价**　评估数据筛选与过滤、网络分析指标的选择与阈值的确定、验证模型及检测指标的选择等内容是否合理。网络药理学评价内容分为基础性评价和扩展性评价，具体内容参见表8-1。

表8-1　评价内容

评价内容	疾病分析				药物分析			
	数据库开发	算法开发	机制研究	诊疗发现	数据库开发	算法开发	机制研究	药物研发
可靠性								
数据来源	●	●	●	●	●	●	●	●
数据信息	●	●	●	●	●	●	●	●
关联信息	●	●	●	●	●	●	●	●
软件算法	○	●	○	○	○	●	○	○
分析方法	●	●	●	●	●	●	●	●
验证方法2	—	●	●	●	—	●	●	●
模型构建3	—	○	●	○	—	○	●	○

续表

评价内容	疾病分析				药物分析			
	数据库开发	算法开发	机制研究	诊疗发现	数据库开发	算法开发	机制研究	药物研发
规范性								
信息提取	●	—	—	—	●	—	—	—
信息转换	●	—	○	○	●	—	○	○
算法实现	—	●	—	—	—	●	—	—
分析路径	—	●	●	●	—	●	●	●
验证流程	—	●	●	●	—	●	●	●
合理性								
数据溯源	●	●	●	●	●	●	●	●
数据筛选	●	—	—	—	●	—	—	—
分析指标	—	●	●	●	—	●	●	●
验证模型3	—	○	●	○	—	○	●	○
检测指标	—	●	●	●	—	●	●	●

注1："●"基础性评价内容，"○"扩展性评价内容，"—"不做要求。

注2：验证方法主要包括临床、试验等方法。

注3：模型构建与验证模型中的"模型"主要指动物实验、细胞等模型。

　　基础性评价是在网络药理学研究中，针对不同的分析对象（疾病、药物）和分析目的（数据库开发、算法开发、机制研究、诊疗发现、药物研发等），必须开展的评价内容，以保证分析结果的真实可信。

　　扩展性评价是在基础性评价之上，可针对不同的分析对象和分析目的选择开展的评价内容。使评价活动更加深入和客观，以提升网络药理学分析结果的可信度。网络药理学评价的技术内容分为数据收集、网络分析和结果验证3个方面，具体内容参见表8-2。

表8-2　技术内容

评价内容	数据收集	网络分析	结果验证
可靠性	数据来源	软件算法	验证方法
	数据信息1	分析方法	模型构建
	关联信息2		
规范性	信息提取	算法实现	验证流程
	信息转换	分析路径	
合理性	数据溯源	分析指标	验证模型
	数据筛选		检测指标

注1：数据信息包括疾病、疾病靶标、药物、药物成分、成分靶标等。

注2：关联信息包括蛋白质相互作用、基因与蛋白质对应关系、蛋白质与代谢物相互作用、代谢物反应过程等。

四、应用实例

　　中药方剂是目前中医临床治疗呼吸系统疾病的首选方式，我国传统中医根据呼吸系统疾病的临床表现将其归为"咳嗽"和"喘证"。古代医家讲究理气以化痰，痰化则咳止喘平，而中成药橘红痰咳液的用药配伍基本符合这一治则。钟仁兴等运用网络药理学的方法研究临床常用治疗咳喘的方剂"橘红痰咳液"的药效物质基础与分子机制，同时探究了其配伍作用规律。

　　研究者通过结合中医诊疗呼吸系统疾病时的理论，将病症分为"咳嗽症、哮喘症和痰症"，分别收集相关病症靶点。研究收集筛选了"橘红痰咳液"组方中8种药味中含有的24个目标化合物和其作用靶点。由于西医范畴中无"痰"病这一疾病，故在"痰症"靶点的搜集中，无法在传统疾病数据库中查到相应的靶点。所以，研究者首先收集通过临床广泛使用的西药祛痰药，后在DrugBank数据库上收集其作用靶点。同时通过查阅文献发现"痰"与"气道黏液高分泌"存在极为紧密的联系，因此在文献中对气道黏液高分泌的发病机制靶点进行搜集，首次整合了"痰"症的疾病靶点。将该病症靶点集与搜集得到的中药目标化合物靶点集进行映射，得到每味药中各化合物与相应病症映射的自由度。以其传统药效为基础，参考靶点映射后每味药的总度值大小，将组方中的8味中药分为"止咳组、平喘组、化痰组"。

根据不同病症，分别探讨组方中各功效组发挥药效的潜在作用机制。通过GO分析探讨了药物作用的生物学过程；KEGG分析探讨了药物作用的生物通路。并用Cytoscape软件对各功效组治疗对应病症的机制进行可视化。最后，将每个功效分组中的不同类型靶点与其在方中对应的化学成分进行分子对接，并与DrugBank数据库中收录的临床广泛使用的化药进行比较分析。通过文献检索并结合网络药理学研究手段，发现了柚皮苷、L–麻黄碱等8个主要活性成分。这8个活性成分通过调控42个关键蛋白靶点，作用于24条信号通路，在治疗呼吸系统疾病中发挥止咳、平喘、化痰的主要作用。

目前，在《中国药典》中规定的橘红痰咳液的质量检测标准仅以化橘红中的柚皮苷为质量标志物，单一成分的检测并不能起到控制复方质量的作用。因此，本研究分析得出以上8种目标化合物可能为该方主要活性成分，可与柚皮苷一起作为橘红痰咳液的质量标志物，进而有效地提升该复方的质量控制标准。

目标检测

一、选择题

（一）A型题（最佳选择题）

1. 气相色谱适用于分离分析的物质为

    A. 极性大   B. 热稳定性差   C. 高沸点

    D. 挥发性强   E. 不易汽化

2. 由于代谢组学分析的样品量通常较大，样品往往不能在一天内采集完成，应注意样品保存问题，通常最佳保存温度为

    A. 0℃   B. –20℃   C. 4℃

    D. –200℃   E. –80℃

3. 植物性中药为适应环境变化从而产生不同的初生和次生代谢产物，其中古人有"三月茵陈四月蒿，五月六月当柴烧"的说法，此处采收时间主要影响的是

    A. 贮存   B. 有效成分含量   C. 便于切割

    D. 减少毒性   E. 采集用途

4. 中药竹节参含有的成分多为结构相似的人参皂苷成分，且多糖基、分子质量大，色谱分离困难，尤其众多皂苷成分中含有5个以上的同分异构体。此时，可以选择（   ）进行成分分析与鉴定

    A. 直观比较判别法   B. 质量短缺过滤技术   C. 离子淌度质谱分析法

    D. MetaboLnx数据处理技术   E. 主成分分析方法

（二）X型题（多项选择题）

5. 《网络药理学评价方法指南》中要求对网络药理学分析结果从（   ）进行评价

    A. 规范性   B. 可靠性   C. 可持续性

D. 重要性　　　　　　　E. 合理性

6. 确定中药质量表征成分的核心原则包括

A. 传递与溯源　　　　B. 特有性　　　　　　C. 可测性

D. 有效性　　　　　　E. 处方配伍

二、问答题

1. 请说明采用高分辨液质联用仪进行中药体外有效成分分析的流程。

2. 请查找文献举例说明蛋白质组学在中药防治阿尔茨海默病中的研究进展。

第九章　药学统计学在中药分析学中的应用

随着中药学学科的不断发展和现代分析仪器与试验技术的不断提高，可获得高通量、高维的中药学相关数据。同时，由于计算机与统计软件的普及，而且在中药药学数据实践处理中遇到的问题越来越复杂，往往涉及许多因素，需要探讨各因素之间的关系与变化趋势，以便尽可能全面地了解事物的本质，这就需要多元统计分析方法进行分类和降维等处理。分析和应用这些数据，开展药学统计学在中药分析学应用中的研究必将有力地促进中药分析学科的发展。

第一节　常用药学统计学方法

PPT

多元统计学中的各个模型在不断地发展中，为了与经典统计加以区别，往往称之为现代多元统计，本节侧重于常用多元统计方法介绍与应用。

一、聚类分析

聚类分析（cluster analysis）是研究物以类聚的思想进行分类的一种多元统计分析方法，通过样本的分类指标，把性质相近或相似的样本归为一类。这些类或组不是事先给定的，而是根据数据特点而定的。聚类分析在药物的研究、中药的鉴别与质量评价和代谢组学代谢轮廓的分析中已获得广泛的应用。

研究样品间的聚类通常有两种方法：距离法和相似系数法。距离法首先假设各样本点自成一类（如 n 个样本点一共有 n 类），再计算各样本点之间的距离，然后将距离最近的样本点并成一类，而距离较远的点归为不同的类，重复以上步骤，直到分类完成为止。相似系数法是将相似系数绝对值接近于1的相近样品归为一类，而相似系数接近于0彼此无关的样品归为不同的类。

聚类分析的实质是寻找能反映样本元素间亲疏关系的统计量，根据统计量对样本进行分类，常用的聚类统计量有距离系数统计量和相关系数统计量。

（一）距离公式

设有 n 个样本，每个样本观测 p 个变量，可用如下矩阵表示。

$$\begin{bmatrix} x_{11} & x_{12} & \cdots\cdots & x_{1p} \\ x_{21} & x_{22} & \cdots\cdots & x_{2p} \\ \cdots\cdots & \cdots\cdots & \cdots\cdots & \cdots\cdots \\ x_{n1} & x_{n2} & \cdots\cdots & x_{np} \end{bmatrix}$$

有以下几种距离定义。

绝对距离：　$d_{ij} = \sum \left| x_{ik} - x_{jk} \right|$　　　　　　　　　　　　　　（9-1）

欧氏距离：　$d_{ij} = \sqrt{\sum_{k=1}^{p} \left(x_{ik} - x_{jk} \right)^2}$　　　　　　　　　　（9-2）

切比雪夫距离：　$d_{ij} = \max_{1 \leqslant k \leqslant p} \left| x_{ik} - x_{jk} \right|$　　　　　　　　　（9-3）

马氏距离：　$d_{ij} = \left[(X_i - X_j)' S^{-1} (X_i - X_j) \right]^{\frac{1}{2}}$　　　　　（9-4）

其中　$X_i = (x_{i1}, x_{i2}, \ldots, x_{ip})$　$i = 1, 2, \cdots, n$，S是样本数据矩阵相应的样本协方差矩阵，即

$$S_{ij} = \frac{1}{n-1} \sum_{k=1}^{n} (x_{ki} - \bar{x}_i)(x_{kj} - \bar{x}_j)$$　　　　　　　（9-5）

（二）相似系数公式

对于相关系数统计量，常用的有夹角余弦和相关系数。对于第u与第v个指标间的相似系数统计量，有如下计算方法。

夹角余弦：　$c_{uv} = \dfrac{\sum\limits_{i=1}^{n} x_{iu} x_{iv}}{\sqrt{\sum\limits_{i=1}^{n} x_{iu}^2 \sum\limits_{i=1}^{n} x_{iv}^2}}$　　　　　　　　　（9-6）

相关系数　$r_{uv} = \dfrac{\sum\limits_{i=1}^{n} (x_{iu} - \bar{x}_{.u})(x_{iv} - \bar{x}_{.v})}{\sqrt{\sum\limits_{i=1}^{n} (x_{iu} - \bar{x}_u)^2 \sum\limits_{i=1}^{n} (x_{iv} - \bar{x}_v)^2}}$　　　　　（9-7）

其中，$\bar{x}_u$和$\bar{x}_v$为n个样品中第u与第v个指标的均值。

以当归药材的指纹图谱为例，简述聚类分析在中药学中的应用。取不同产地15批当归药材的中药指纹图谱作为试验样本，经筛选得15个样本中共有的10个峰的相对峰面积作为统计指标对当归样品进行聚类分析，其试验数据如表9-1所示。

表9-1　不同产地15批当归药材样本数据

序号	相 对 峰 面 积									
1	0.28	1.40	1.44	1.11	1.22	1.90	1.44	1.05	0.86	1.28
2	0.36	2.68	2.45	3.45	2.62	2.61	2.66	2.50	2.50	2.42
3	0.49	0.34	0.34	0.31	0.37	0.37	0.37	0.37	0.23	0.28
4	0.50	0.21	0.21	0.21	0.17	0.22	0.20	0.24	0.24	0.21
5	0.52	0.33	0.31	0.33	0.31	0.30	0.30	0.28	0.26	0.28

序号	相 对 峰 面 积									
6	0.86	1.07	0.66	1.22	1.08	1.08	1.14	0.97	0.65	0.89
7	0.91	1.20	0.71	1.23	1.14	1.14	0.92	1.00	1.15	1.22
8	1.09	1.97	1.81	2.70	2.31	2.59	2.55	1.92	2.33	1.99
9	1.18	0.34	0.35	0.48	0.57	0.39	0.51	0.57	0.54	0.58
10	1.18	0.34	0.35	0.48	0.57	0.39	0.51	0.57	0.54	0.58
11	1.20	1.42	0.40	0.44	0.55	0.39	0.49	0.55	0.69	0.58
12	1.37	0.34	0.33	0.30	0.47	0.37	0.38	0.47	0.36	0.49
13	1.41	1.01	0.94	1.59	1.75	1.90	1.66	1.63	1.21	1.52
14	1.48	0.62	0.66	0.61	0.73	0.69	0.68	0.62	0.97	0.60
15	1.69	0.11	0.11	0.13	0.09	0.11	0.07	0.14	0.12	0.11

　　用MATLAB统计分析工具箱对15批当归指纹图谱数据作为指标进行聚类，聚类分析是根据物以类聚的思想，15批样本各自为一类，根据每一批当归的指纹图谱性质，计算样本间距离，距离相近的聚为一类，然后将聚类最近的两类合并，并计算新类与其他类的距离，再按最小距离合并，每次缩小一类直至所有样品都成为一类，则聚类过程停止。从图9-1可以看出，如果分为2类，聚类结果为2和8是一类，其他样本为另一类，分类结果见表9-2。聚类分析算法可以用在根据中药指纹图谱峰面积作为聚类指标进行聚类，对中药的分类具有一定的指导意义。

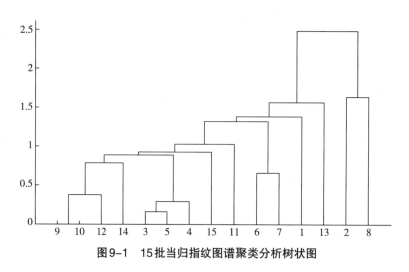

图9-1　15批当归指纹图谱聚类分析树状图

表9-2　不同产地15批当归药材样本数据分类结果

序号	相 对 峰 面 积										类别
1	0.28	1.40	1.44	1.11	1.22	1.90	1.44	1.05	0.86	1.28	1
2	0.36	2.68	2.45	3.45	2.62	2.61	2.66	2.50	2.50	2.42	2
3	0.49	0.34	0.34	0.31	0.37	0.37	0.37	0.37	0.23	0.28	1
4	0.50	0.21	0.21	0.21	0.17	0.22	0.20	0.24	0.24	0.21	1
5	0.52	0.33	0.31	0.33	0.31	0.30	0.30	0.28	0.26	0.28	1

续表

序号	相对峰面积										类别
6	0.86	1.07	0.66	1.22	1.08	1.08	1.14	0.97	0.65	0.89	1
7	0.91	1.20	0.71	1.23	1.14	1.14	0.92	1.00	1.15	1.22	1
8	1.09	1.97	1.81	2.70	2.31	2.59	2.55	1.92	2.33	1.99	2
9	1.18	0.34	0.35	0.48	0.57	0.39	0.51	0.57	0.54	0.58	1
10	1.18	0.34	0.35	0.48	0.57	0.39	0.51	0.57	0.54	0.58	1
11	1.20	1.42	0.40	0.44	0.55	0.39	0.49	0.55	0.69	0.58	1
12	1.37	0.34	0.33	0.30	0.47	0.37	0.38	0.47	0.36	0.49	1
13	1.41	1.01	0.94	1.59	1.75	1.90	1.66	1.63	1.21	1.52	1
14	1.48	0.62	0.66	0.61	0.73	0.69	0.68	0.62	0.97	0.60	1
15	1.69	0.11	0.11	0.13	0.09	0.11	0.07	0.14	0.12	0.11	1

二、判别分析

判别分析（discriminant analysis）又称分辨分析法，是指在一系列多因子观测值的基础上，根据许多观测到的某些指标对所研究对象进行分类的一种多元统计模式识别分析方法。判别分析在中药质量控制方面已获得广泛的应用。例如通过对中药所含元素多少和该中药味之间关系的分析，建立中药的定量判别方程，再按照判别函数鉴别中药的真伪和对中药进行质量评定。假设有 k 个总体，记作 G_1，G_2，$\cdots$，G_k，它们的分布函数分别为 F_1，F_2，$\cdots$，F_k，建立一个准则，对给定的任意一个样本 x，通过带入准则来判断 x 属于哪个总体。判别分析常用方法有距离判别分析、费歇尔判别分析和贝叶斯判别分析等。

（一）距离判别

设有 k 个总体，分别记为 G_1，G_2，$\cdots$，G_k，定义样品到总体 G_1，G_2，$\cdots$，G_k 的距离分别为 $d_2(x, G_1)$，$d_2(x, G_2)$，$\cdots$，$d_2(x, G_k)$，可用如下数学模型进行判断。

若 $d_2(x, G_u) > d^2(x, G_i)$，其中 u 为 1 至 k 中的一个总体，$i=1$，$\cdots$，k，且 $i \neq k$，则 $x \in G_u$；

若 $d^2(x, G_i) > d^2(x, G_j)$，其中 i，j 分别为 1 至 k 中的一个总体，$i=1$，$\cdots$，k；$j=1$，$\cdots$，k 且 $i \neq j$，则待判断。

当总体均值向量为 μ，协方差为 V，则任意随机向量 x 与总体的马氏距离的平方为

$$d^2(x, \mu) = (x-\mu)' V^{-1}(x-\mu) \tag{9-8}$$

当 V 为单位矩阵时，则为欧式距离。

（二）费歇尔（Fisher）判别

通过将总体与总体之间尽可能分开的原则，把多维数数据进行投影到某个方向上，再选择合适的判别规则，将需要判断的样品进行分类。以两个总体为例来简单说明费歇尔判别原理。

设两个总体分别为 G_1 和 G_2，它们的均值分别为 μ_1 和 μ_2，协方差矩阵分别为 V_1 和 V_2，设 $V_1=V_2=V$，y 是 x 的线性组合：$y = L'x$。寻求 L 向量，使得来自两个总体的数据间的距离较大，来自同一总体的数据间的差异较小。当选择

$$L = cV^{-1}(\mu_1 - \mu_2) \tag{9-9}$$

其中 $c \neq 0$，时，投影满足要求。当 $c=1$，y 可表示为

$$y = L'x = (\mu_1 - \mu_2) V^{-1}x \tag{9-10}$$

为费歇尔线判别函数，可有以下规则进行判断。

若 $y > m$ 时，判断 $x \in$ 总体 G_1；若 $y < m$ 时，判断 $x \in$ 总体 G_2。

其中，m 为两个总体均值在投影方向上的中点。

$$m = \frac{L'\mu_1 + L'\mu_2}{2} = \frac{1}{2}(\mu_1 + \mu_2)' V^{-1}(\mu_1 + \mu_2) \tag{9-11}$$

（三）贝叶斯（Bayes）判别原理

若对研究的对象已有一定的认识，已知总体的先验概率，然后抽取一个未知总体的样本，用样本来修正已有的先验概率分布，得到后验概率分布，再结合误判损失函数，可以得出期望误判损失，使平均损失最小的判别方法称为贝叶斯判别法。设每一个总体 G_i 的概率密度函数为 $f_i(x)$，$i=1,\cdots,m$，来自总体 G_j $(i, j=1,\cdots,m)$ 时所产生的损失为 $C(j/i)$，并且 $C(j/i)=0$ 由于一个判别规则的实质是对 p 维样本空间做了一个划分，$R_1, R_2, \cdots, R_m$，所以我们可以简记一个判别规则为 $R=(R_1, R_2, \cdots, R_m)$，那么，对于判别规则 $R=(R_1, R_2, \cdots, R_m)$ 产生的误判概率记为 $P(j/i, R)$，有

$$P(j/i, R) = \int_{R_i} f_i(x)dx \tag{9-12}$$

如果已知样品 x 来自总体 G_i 的先验概率为 q_i（$i=1,\cdots, m$），则在规则 R 下，误判的平均损失为

$$g(R) = \sum_{i=1}^{m} q_i \sum_{j=1}^{m} C(j/i)P(j/i, R) \tag{9-13}$$

为寻找划分 R 使得 $g(R)$，即误判平均损失最小。以简单情况为例，假设总体 G 被分为 G_1、G_2 两类，密度函数分别为 $f_1(x)$、$f_2(x)$，先验概率分布分别为 $q_1(x)$、$q_2(x)$，误判损失函数分别为 $c_1(G_2|G_1)$、$c_2(G_1|G_2)$，误判概率分别为 $p_1(G_2|G_1)$、$p_2(G_1|G_2)$，则样品 x 误判的平均损失为

$$G(R) = q_1(x)[c_1(G_2|G_1) p_1(G_2|G_1)] + q_2(x)[c_2(G_1|G_2) p_1(G_1|G_2)] \tag{9-14}$$

如果把 x 判入 G_1 的损失为 g_1，把 x 判入 G_2 的损失为 g_2，则当 $g_1 < g_2$ 时，x 应属于 G_1；当 $g_1 > g_2$ 时，x 应属于 G_2。

距离判别分析是定义样品到各个总体的距离，离哪个总体的距离近即判定为哪一类。费歇尔判别通过将总体与总体之间尽可能分开的原则，把多维数数据进行投影到某个方向上，使得来自两个总体的数据间的距离较大，来自同一总体的数据间的差异较小。再选择合适的判别规则，将需要判断的样品进行分类。若对研究的对象已有一定的认识，已知总体的先验概率，然后抽取一个未知总体的样本，用样本来修正已有的先验概率分布，得到后验概率分布，再结合误判损失函数，可以得出期望误判损失，使平均损失最小的判别方法称为贝叶斯判别法。无论是距离判别分析、费歇尔判别分析，还是贝叶斯判别分析，判别分析都有以下步骤。

（1）根据研究目的确定研究对象（样本）及所用指标。对于若干已明确分类的样本进行指标检测，收集数据，得到训练样本，即训练集。

（2）用判别分析方法得到判别函数，根据训练样本，用判别分析方法可建立判别分析函数。

（3）判别函数是否有实用价值进行考核。

（4）未知样品的指标代入判别函数，将未知类别样品的判别归类。

以当归药材的中药指纹图谱分析为例，说明判别分析方法在中药分析中的应用过程。用MATLAB统

计分析工具箱对中药分析试验数据进行判别分析，将不同产地15批当归药材的中药指纹图谱作为试验样本，经筛选得15个样本中共有的10个峰的相对峰面积作为统计指标可对当归样品进行分类，结果分为两大类（图9-1），以此为依据，用于对新测得的4个样本进行判别分析，待分类数据如表9-3所示。

表9-3　预测4个样本相对峰面积

序号	相 对 峰 面 积										类别
1	1.70	0.21	0.16	0.22	0.13	0.17	0.12	0.27	0.21	0.20	
2	1.73	0.10	0.10	0.12	0.09	0.12	0.05	0.13	0.12	0.13	
3	1.81	0.09	0. 07	0.09	0.07	0.08	0.05	0.07	0.08	0.10	
4	1.82	0.23	0.17	0.22	0.16	0.20	0.14	0.15	0.17	0.21	

启动MATLAB应用程序，新建一个M文件。在M文件上编写程序代码，输入训练集（表9-2）和预测集（表9-3）。运行调试该程序，将得到的类别结果见表9-4。

表9-4　类别判断结果

样本号	类别
1	2
2	2
3	2
4	2

? 思考

聚类分析和判别分析在中药学中的应用有什么异同。

三、主成分分析

在药学试验研究中，常常需要在众多指标当中确定一些指标来描述药品的某些特征。虽然指标之间有一定的独立性，但也常常存在相关性，并且指标之间关系复杂。需要一种进行简化的方法，在不损失或较少损失原有信息前提下，将原来个数较多且彼此相关的指标转化为个数较少但彼此独立或不相关的综合指标，也称降维。主成分分析（principle component analysis）是把高维空间降为低维空间的一种主要统计学方法，主要是将相关性强的指标压缩，从而得到几个综合性指标，通过原数据协方差矩阵的结构，寻找新的原变量线性组合，并且得到主成分。在药学数据分析中，主成分分析经常被用在中药质量控制特征峰的提取；代谢组学数据的生物标志物识别研究，把高维的信息压缩到几个综合指标（主成分）上，通过主成分进行描述机体代谢变化的情况。

（一）主成分分析理论

如果设有p个指标X_1，X_2，$\cdots$，X，为了寻找可以概括这p个指标主要信息的m个综合指标Z_1，Z_2，$\cdots$，Z_m（$m \leqslant p$）。从数学意义上讲，就是寻找一组常数a_{i1}，a_{i2}，$\cdots$，a_{im}（$i=1$，2，$\cdots$，m），使这m个指标线性组合。

$$\begin{cases} z_1 = a_{11}x_1 + a_{12}x_2 + \cdots + a_{1p}x_p \\ z_2 = a_{21}x_1 + a_{22}x_2 + \cdots + a_{2p}x_p \\ \cdots \\ z_m = a_{m1}x_1 + a_{m2}x_2 + \cdots + a_{mp}x_p \end{cases} \tag{9-15}$$

可以概括出这 m 个原始指标 X_1, X_2, $\cdots$, X_m 的主要信息［其中，各个 Z_i（$i=1$, 2, $\cdots$, m）互不相关］，这些矢量被称为主成分也叫荷载向量。其实质就是根据样本特点，选取最相关的特征来参与分类的。z_1 是 x_1, x_2, $\cdots$, x_p 的一切线性组合中方差最大的荷载向量；z_2 是与 z_1 不相关的 x_1, x_2, $\cdots$, x_p 的一切线性组合中方差最大的荷载向量；z_m 是与 z_1, z_2, $\cdots$, z_{m-1} 不相关的 x_1, x_2, $\cdots$, x_p 的一切线性组合中方差最大的荷载向量。z_1, z_2, $\cdots$, z_m 分别称为原变量指标 x_1, x_2, $\cdots$, x_p 的第一、第二、$\cdots$、第 m 主成分，在实际问题的分析中，经常挑选前几个最大的主成分，每个主成分代表了具有相似特征的变量的综合特点。

主成分分析的实质就是确定原来的 p 个指标 X_1, X_2, $\cdots$, X_p 在 Z_1, Z_2, $\cdots$, Z_m（$m \leqslant p$）上的荷载 a_{i1}, a_{i2}, $\cdots$, a_{im}（$i=1$, 2, $\cdots$, m）。对于每一个荷载向量 Z_i，相对应的特征值表示数据的变化被荷载向量 Z_i 解释多少。把原始的数据 X_1, X_2, $\cdots$, X_p，投影到荷载向量 Z_i 的平面上，与 Z_i 相对应的坐标叫作得分，得分图能够显示数据的分类。

（二）主成分分析计算步骤

1. 对于
$$\begin{cases} z_1 = a_{11}x_1 + a_{12}x_2 + \cdots + a_{1p}x_p \\ z_2 = a_{21}x_1 + a_{22}x_2 + \cdots + a_{2p}x_p \\ \cdots \\ z_m = a_{m1}x_1 + a_{m2}x_2 + \cdots + a_{mp}x_p \end{cases}$$

计算相关系数矩阵

$$R = \begin{bmatrix} r_{11}, r_{12}, \cdots r_{1p} \\ r_{12}, r_{22}, \cdots r_{2p} \\ \cdots \\ r_{p1}, r_{p2}, \cdots r_{pp} \end{bmatrix} \tag{9-16}$$

r_{ij}（i, $j=1$, 2, $\cdots$, p）为原指标 x_i 与 x_j 的相关系数，$r_{ij} = r_{ji}$

$$r_{ij} = \frac{\sum_{k=1}^{n}(x_{ki} - \bar{x}_i)(x_{kj} - \bar{x}_j)}{\sqrt{\sum_{k=1}^{n}(x_{ki} - \bar{x}_i)^2(x_{kj} - \bar{x}_j)^2}} \tag{9-17}$$

2. 对于特征方程 $|\lambda I - R| = 0$，求解出特征值，并按由大到小的顺序进行排列，即 $\lambda_1 \geqslant \lambda_2 \geqslant \cdots \lambda_p > 0$。

3. 分别求出特征值 λ_i，$i=1$, 2, $\cdots$, p 所对应的特征向量 U_i（$i=1$, 2, $\cdots$, p），且满足 $\|U_i\|=1$，即 $\sum_{j=1}^{p}U_{ij}^2 =1$，其中 U_{ij} 表示特征向量 U_i 的第 j 个分量；

4. 计算第 k 个主成分的方差贡献率为 $\lambda_k \big/ \sum_{i=1}^{p} \lambda_i$，前 k 个主成分的累计方差贡献率为：$\sum_{i=1}^{k} \lambda_i \big/ \sum_{i=1}^{p} \lambda_i$。通常情况下，如果前 k 个主成分的累计贡献率达到85%，则表明取得前 k 个主成分就能基本包含原指标中的信息了，从而达到减少变量个数的目的。另一种选择主成分个数的方法是选择大于1的特征根所对应的主成分。

5. 计算 k 个样本主成分与第 j 个变量样本之间的相关系数 a_{ij}，即主成分荷载

$$a_{ij} = r(Z_i, x_j) = \sqrt{\lambda_i} U_{kj} (i, j = 1, 2, \cdots, p) \tag{9-18}$$

6. 根据1和2，计算各个成分与 Z_i 相对应的坐标，即各个成分的得分。

以代谢组学代谢图谱数据分析为例，说明主成分分析方法在中药学数据分析的过程。用UPLC/MS技术研究芫花引起的大鼠肝毒性变化的代谢组学研究得到的代谢图谱数据作为数据集。数据集有两组数

据：芫花治疗大鼠模型组（模型组）和健康组大鼠组（控制组）。

中药代谢组学数据导入Micromass Markerlynx软件中进行数据预处理（峰对齐和识别）。经过处预处理后的数据表示的是芫花治疗大鼠模型组和健康大鼠组在不同保留时间的质荷比。解释变量由从色谱试验得到的代谢组指纹图谱数据组成，响应变量由相对应的保留时间升序排列组成。每个数据集包含878个变量，保留时间0.3～7.6分钟，每隔0.001分钟进行变化。每一个代谢物（特征）由同一行的数据决定，而芫花治疗大鼠模型组和健康大鼠组的区别由定量数据决定。

利用R程序对数据进行主成分分析，芫花大鼠给药组和健康大鼠模型组代谢组学图谱数据的得分图和荷载图如图9-2和9-3所示。图9-2中可以看到芫花给药组和健康组数据被清楚地分为两组。图9-3中的荷载图中的点代表的变量（用X标记），表示它们的浓度和相应的保留时间（也称作质子对），选择荷载图中离群远的点（对分类贡献大）作为潜在生物标志物，所以从878数据中选出16个数据作为潜在的生物标志物。

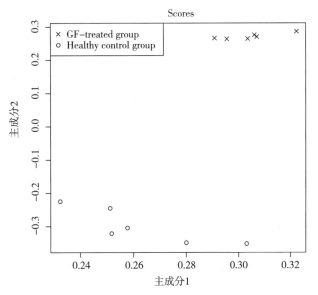

图9-2　芫花给药组（X）和健康组（o）的代谢指纹图谱得分图

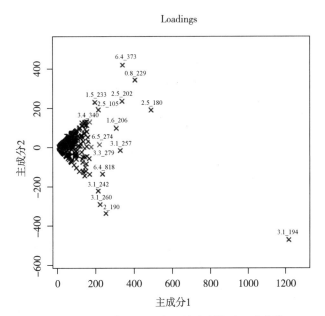

图9-3　芫花给药组和健康组的代谢指纹图谱荷载图

在16个潜在生物标志物中，通过一级质谱全扫描然后选择离子二级质谱扫描碎片信息检索代谢物或者搜索数据库进行生物标志物识别，找到与16个潜在生物标志物中相关的生物标志物。有时由于缺乏一些参考和一些数据库，不是所有潜在的生物标志物都被确认成生物标志物。

四、人工神经网络

人工神经网络（artificial neural network）是由大量处理单元广泛互连而组成的人工网络，用来模拟人脑神经系统的功能和结构而建立的模型，进行分类和预测，是处理非线性问题的多元统计分析方法。尤其在处理规律不明显、组分变量多的问题方面具有其特殊的优越性。人工神经网络模型分为，感知器（perception）神经网络模型、误差反向传输神经网络模型（BPNN）、径向基函数（RBF）神经网络模型和自组织映射（SOM）神经网络模型等。

（一）人工神经网络理论

人工神经网络主要模拟过程是：输入的多个变量（信息）x_1，x_2，$\cdots$，x_n，它们与本处理单元的互相作用强度即连接权值（w_{i1}，w_{i2}，$\cdots$，w_{in}），通过调整适当的连接权值，当作用达到一定的阈值（A_i）后，以传递函数 $[f(x)]$ 的方式输出，数学神经元模型如图9-4所示。当完成对网络的训练之后，向网络输入一组特定的输入值，则网络能通过对该组的输入值的特征概括提取，进而给出其相应的输出值。

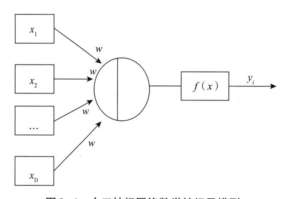

图9-4　人工神经网络数学神经元模型

（二）人工神经网络计算方法

BPNN模型是一种有监督学习的人工神经网络，也是目前应用最广泛的人工神经网络方法。BPNN是多层的人工神经网络，由输入层、隐含层（隐含层可以是多层或单层）和输出层组成，以BPNN为代表，介绍人工神经网络的计算方法。

一个BPNN神经元由n个输入组成，通过调整适当的连接权值（w_{i1}，w_{i2}，$\cdots$，w_{in}）和阈值，使其与隐含层连接（隐含层可以由单层和多层组成），再次通过调整适当的连接权值（w_{i1}，w_{i2}，$\cdots$，w_{in}）和阈值，使其与输出层连接。BPNN的神经元模型及网络结构如图9-5所示。

BPNN之所以被称为误差反向传播算法，主要是学习过程有正向传播和反向传播两个过程。在正向传播中，输入信息由输入层，通过隐含层传向输出层；如果输出层不能达到输出的标准，则逆过来进行反向传播，沿原来的连接路线返回；重新设置修改各层节点间的权值；通过如此反复来调整参数，使得达到精度要求为止或误差函数达到最小。最后得到一组固定的权值，未知样本进行参数输入，通过这组权值，进行结果输出。

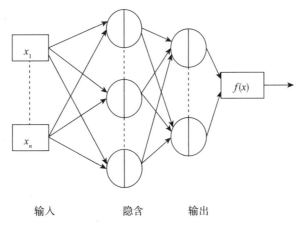

输入　　　　　　隐含　　　　　输出

图9-5　BPNN的神经元模型及网络结构

以不同中药配伍胃蛋白酶的测量值为例介绍人工神经网络在药学中的应用。考察的因素、目标及实验样本见表9-5。

表9-5　不同配伍组合下大鼠胃蛋白酶测量值

组别	X_1 （生姜/g）	X_2 （半夏/g）	X_3 （黄芩/g）	X_4 （黄连/g）	X_5 （党参/g）	X_6 （干姜/g）	X_7 （大枣/枚）	X_8 （甘草/g）	Y （胃蛋白酶）
1	21	10	21	8	12	0	9	10	280.6653
2	27	6	18	8	30	24	21	2	241.9013
3	6	16	12	2	30	24	21	2	280.1288
4	12	0	9	2	6	6	24	14	297.0795
5	12	14	24	4	54	18	24	4	330.8656
6	3	4	24	0	18	18	18	18	239.9726
7	18	2	9	0	42	21	6	6	221.0108
8	15	14	6	8	18	21	6	18	305.1252
9	0	12	0	6	54	15	12	12	257.0864
10	6	8	12	8	36	9	27	16	281.3648
11	0	0	0	0	0	0	0	0	280.7468

利用MATLAB的人工神经网络工具箱进行数据分析。网络结构的确定：由于处方中影响胃蛋白酶释放的组分有8个，对应BP神经网络应有8个输入节点、释放度作为一个输出节点。将试验中的11组数据作为训练样本，为防止出现拟合不完全过早终止循环，导致输出误差过大和网络训练误差太小的过拟合两种情况，设定期望输出误差定为0.01。

定义输入向量 X 和输出向量 Y（训练样本）

$X_1=$ ⌈ 21　　　10　　　21　　　8　　　12　　　0　　　9　　　10

　　　27　　　6　　　18　　　8　　　30　　　24　　　21　　　2

　　　6　　　16　　　12　　　2　　　30　　　24　　　21　　　2

　　　12　　　0　　　9　　　2　　　6　　　6　　　24　　　14

　　　12　　　14　　　24　　　4　　　54　　　18　　　24　　　4

　　　3　　　4　　　24　　　0　　　18　　　18　　　18　　　18

　　　18　　　2　　　9　　　0　　　42　　　21　　　6　　　6

$$\begin{bmatrix} 15 & 14 & 6 & 8 & 18 & 21 & 6 & 18 \\ 0 & 12 & 0 & 6 & 54 & 15 & 12 & 12 \\ 6 & 8 & 12 & 8 & 36 & 9 & 27 & 16 \\ 0 & 0 & 0 & 0 & 0 & 0 & 0 & 0 \end{bmatrix}'$$

$Y_1=\begin{bmatrix} 280.6653 & 241.9013 & 280.1288 & 297.0795 & 330.8656 & 239.9726 & 221.0108 & 305.1252 & 257.0864 & 281.3648 \\ 280.7468 \end{bmatrix}$

利用BP神经网络构建函数，用minmax（）函数自动搜索输入向量中，每个要考察因素的范围，隐含层节点个数为10及层数为1，隐含层和输出层的传递函数分别为tansig（S型）和purelin（线性），网络训练次数设为3000次。

当网络训练结束达到误差要求时，对4和7两个样本进行仿真预测，设置不同的隐层节点数，训练网络，结果于表9-6中。

$$X_2=\begin{bmatrix} 6 & 12 & 4 & 10 & 9 & 2 & 8 & 7 \\ 8 & 3 & 1 & 9 & 12 & 7 & 2 & 5 \\ 11 & 9 & 3 & 1 & 10 & 8 & 6 & 2 \end{bmatrix}'$$

$Y_2=\text{sim}（\text{net}, X_2）$

表9-6 不同配伍组合下大鼠胃蛋白酶预测值

组别	X_1（生姜/g）	X_2（半夏/g）	X_3（黄芩/g）	X_4（黄连/g）	X_5（党参/g）	X_6（干姜/g）	X_7（大枣/枚）	X_8（甘草/g）	Y（胃蛋白酶）
1	6	12	4	10	9	2	8	7	274.7146
2	8	3	1	9	12	7	2	5	212.4743
3	11	9	3	1	10	8	6	2	281.4077

这样就可以选择预测值与试验值最接近的隐层节点数，再选择其他与训练集相同的参数设置，通过输入半夏泻心汤不同配伍组合（$X_1, X_2, \cdots, X_8$）预测大鼠胃蛋白酶的释放度（Y）。

五、相关分析

中药材或中药复方及其制剂化学成分复杂，相关分析数据处理方法是将建立的化学指纹图谱与药效评价结果关联起来的途径。目前，有很多种数据处理模型被应用于中药谱效关系研究中，合理地选择相关分析数据处理方法是至关重要的。常用的分析方法有相关性分析、灰度关联度分析和典型相关分析等。

（一）相关性分析

相关性分析（correlation analysis）是指对两个或多个具备相关性的变量元素进行分析，从而衡量两个变量因素的相关密切程度。相关性的元素之间需要存在一定的联系或者概率才可以进行相关性分析。相关性不等于因果性，也不是简单的个性化，相关性所涵盖的范围和领域几乎覆盖了人们所见到的方方面面，相关性在不同的学科里面的定义也有很大的差异。相关分析是研究随机变量之间相关性的统计分析方法，按照相关形式可分为线性相关和非线性相关。

线性相关分析包括双变量相关分析、偏相关分析和距离分析。通过将指纹图谱中色谱峰的相对峰面积或成分的相对含量与药效指标进行相关分析，可得出各色谱峰对应成分与药效指标的相关系数。相关的类型非常多，其中应用较广的是皮尔逊（Pearson）相关系数。它对应于两个变量的协方差，这两个变量被标准偏差的乘积归一化。距离相关性，指度量两个随机变量或随机向量之间的线性和非线性关联。这与皮尔逊相关性形成对比，皮尔逊相关性只能检测两个随机变量之间的线性关联。偏相关是指在调整一个或多个其他变量的（线性）影响后，两个变量之间的相关性。然后，在对数据集进行分区后，独立于数据集运行相关性测试。当处理 X 和 Y 之间的相关性，若 Z 与 X 和 Y 都有密切相关，则 Z 的存在会影响 X 和 Y 之间真实的相关性，因此，需要控制 Z 后，研究 X 和 Y 之间的相关性。因此偏相关又叫作净相关。

使用 SAS9.4 进行 Pearson 相关性分析来分析谱效关系。采用傅里叶变换红外光谱（FTIR）采集 12 个不同批次红芪药材的 MIR（mid-infrared spectrum，MIR）指纹图谱（表 9-7），然后采用 DPPH 法测定 12 个批次红芪药材的不同浓度的煎煮液的抗氧化作用（表 9-8），对红芪 MIR 指纹图谱与抗氧化活性之间的相关性进行研究，结果见表 9-9。

表 9-7 12个红芪药材样本 MIR 指纹图谱特征吸收处的峰强度

样本	峰强度												
	X_1	X_2	X_3	X_4	X_5	X_6	X_7	X_8	X_9	X_{10}	X_{11}	X_{12}	X_{13}
1	0.163	0.412	0.852	0.406	0.563	0.490	0.581	0.407	0.811	0.817	0.714	0.676	0.682
2	0.173	0.284	0.860	0.427	0.408	0.299	0.383	0.167	0.809	0.718	0.450	0.528	0.508
3	0.119	0.203	0.833	0.194	0.393	0.257	0.414	0.130	0.679	0.630	0.518	0.425	0.455
4	0.423	0.450	0.497	0.467	0.611	0.539	0.626	0.479	0.856	0.862	0.716	0.718	0.714
5	0.076	0.147	0.832	0.137	0.325	0.178	0.293	0.077	0.662	0.622	0.436	0.361	0.396
6	0.092	0.196	0.848	0.151	0.347	0.211	0.246	0.074	0.822	0.642	0.426	0.381	0.419
7	0.051	0.136	0.839	0.166	0.201	0.178	0.293	0.041	0.636	0.520	0.408	0.290	0.347
8	0.219	0.284	0.830	0.283	0.445	0.342	0.449	0.263	0.729	0.745	0.611	0.572	0.583
9	0.095	0.187	0.838	0.155	0.356	0.212	0.329	0.116	0.778	0.700	0.476	0.439	0.460
10	0.064	0.141	0.832	0.111	0.284	0.158	0.271	0.060	0.649	0.544	0.406	0.328	0.344
11	0.266	0.349	0.849	0.332	0.513	0.405	0.528	0.297	0.779	0.770	0.646	0.599	0.614
12	0.016	0.057	0.834	0.049	0.208	0.085	0.171	0.025	0.626	0.499	0.299	0.224	0.255

表 9-8 不同样本不同浓度红芪煎煮液对 DPPH 的清除率

样本	浓度（mg/ml）						
	4	8	12	16	24	40	80
1	0.17	0.32	0.44	0.62	0.70	0.74	0.85
2	0.15	0.25	0.32	0.41	0.59	0.74	1.11
3	0.14	0.20	0.30	0.30	0.50	0.63	0.73
4	0.63	0.69	0.75	0.77	0.71	0.81	0.81
5	0.24	0.45	0.41	0.65	0.80	0.75	0.83
6	0.39	0.56	0.61	0.68	0.83	0.91	1.06
7	0.18	0.36	0.68	0.78	0.80	1.02	0.98
8	0.28	0.41	0.54	0.67	0.65	1.67	0.85
9	0.19	0.39	0.54	0.66	0.76	0.78	0.82
10	0.22	0.41	0.55	0.69	0.73	0.74	0.85
11	0.23	0.41	0.62	0.73	0.77	0.80	0.85
12	0.07	0.27	0.42	0.48	0.49	0.51	0.68

表9-9 红芪MIR共有峰强度与不同浓度煎煮液对DPPH清除率的相关分析矩阵

峰强		4mg/ml	8mg/ml	12mg/ml	16mg/ml	24mg/ml	40mg/ml	80mg/ml
X_1	相关性	0.729	0.539	0.422	0.278	0.058	0.245	0.003
	显著性	0.007	0.070	0.172	0.381	0.859	0.444	0.993
X_2	相关性	0.548	0.366	0.268	0.220	0.111	0.189	0.121
	显著性	0.065	0.242	0.400	0.493	0.732	0.557	0.708
X_3	相关性	−0.833	−0.695	−0.532	−0.325	−0.032	0.014	0.210
	显著性	0.001	0.012	0.075	0.302	0.921	0.966	0.512
X_4	相关性	0.431	0.210	0.125	0.070	−0.017	0.159	0.284
	显著性	0.162	0.513	0.698	0.828	0.958	0.621	0.371
X_5	相关性	0.542	0.359	0.168	0.127	0.045	0.136	−0.025
	显著性	0.069	0.251	0.603	0.695	0.890	0.675	0.939
X_6	相关性	0.548	0.361	0.284	0.227	0.083	0.196	0.036
	显著性	0.065	0.249	0.372	0.477	0.799	0.542	0.911
X_7	相关性	0.461	0.261	0.225	0.175	0.029	0.182	−0.073
	显著性	0.131	0.413	0.482	0.587	0.929	0.571	0.821
X_8	相关性	0.553	0.384	0.293	0.245	0.029	0.184	−0.092
	显著性	0.062	0.218	0.355	0.443	0.929	0.566	0.776
X_9	相关性	0.583	0.464	0.259	0.173	0.238	0.088	0.398
	显著性	0.047	0.128	0.416	0.590	0.457	0.785	0.201
X_{10}	相关性	0.540	0.385	0.200	0.187	0.126	0.226	0.080
	显著性	0.070	0.217	0.532	0.560	0.696	0.480	0.804
X_{11}	相关性	0.497	0.338	0.285	0.269	0.131	0.284	−0.093
	显著性	0.100	0.283	0.370	0.398	0.685	0.372	0.773
X_{12}	相关性	0.510	0.327	0.200	0.175	0.068	0.248	0.071
	显著性	0.091	0.300	0.532	0.586	0.833	0.437	0.827
X_{13}	相关性	0.527	0.353	0.245	0.220	0.116	0.272	0.057
	显著性	0.078	0.261	0.444	0.493	0.719	0.392	0.862

通过对红芪MIR的13个共有峰的强度与不同浓度煎煮液对DPPH的清除率进行相关分析，可以看出，在4mg/ml浓度下，不同样品峰X_1、X_3、X_9与DPPH的清除率存在显著相关关系。其中峰X_1相关系数为0.729，显著性$P=0.007 < 0.05$，为正相关；峰X_3相关系数为−0.833，显著性$P=0.001 < 0.05$，为负相关；峰X_9相关系数为0.583，显著性$P=0.047 < 0.05$，为正相关。

（二）灰度关联度分析

灰度关联度分析（grey relationalanalysis，GRDA）是灰色系统理论的一个分支，为一个系统发展变化态势提供了量化的度量，非常适合动态过程分析。灰色关联分析法需要的数据相对较少，对数据的要求较低，原理简单，易于理解和掌握，对传统分析方法的不足有所克服和弥补。对受多种因素影响的事物和现象从整体观念出发进行综合评价。基本思想是根据序列曲线几何形状的相似程度来判断其联系是否紧密。曲线越接近，相应序列之间关联度就越大，反之就越小。灰度关联度分析可采用灰度关联分析软件GreyModeling Software（GM）或Matlab各版本软件实现。

利用灰度关联度分析，可以分析各组因素间数据变化过程中的相关联性，判断色谱峰与药效指标之间相关性的大小。对来自不同产地的25份甘草样品进行主要成分浸出物、水分、灰分等含量测定后，采用灰度关联度法，以定义的相对关联度为测度，评价各个指标与甘草酸含量的关联度，其11种指标数据见表9-10。

表9-10 25批甘草的各项检查指标

序号	甘草酸含量	水浸出物	醇浸出物	水分	灰分	酸不溶性灰分	铅	镉	砷	汞	铜
1	2.53	7.993	8.677	8.461	5.966	1.062	3.8	0.114	0.7	0.03	8.9
2	2.94	8.094	8.973	9.562	5.645	1.112	4.2	0.078	0.9	0.04	9.4
3	3.14	8.544	9.117	9.069	4.155	1.077	1.7	0.094	0.7	0.03	10.1
4	2.84	7.641	8.087	9.993	4.196	1.011	1.6	0.069	0.8	0.07	7.6
5	2.79	7.981	8.366	8.611	4.421	1.049	3.3	0.171	0.7	0.06	5.8
6	3.06	7.994	8.409	7.190	5.774	1.032	3.7	0.087	0.7	0.08	6.8
7	3.11	8.061	8.544	9.084	5.491	0.998	2.5	0.103	0.6	0.05	7.8
8	3.02	8.033	8.497	8.667	6.741	1.006	3.2	0.187	1.1	0.05	10.6
9	2.94	8.593	9.112	8.908	6.883	0.994	3.1	0.119	0.7	0.06	9.7
10	2.97	8.566	9.053	9.344	5.469	1.016	1.9	0.096	0.9	0.06	9.3
11	3.27	8.747	9.309	9.682	4.016	1.031	2.9	0.078	0.6	0.03	7.4
12	2.52	8.172	8.674	9.367	4.454	1.028	3.4	0.069	0.8	0.05	8.2
13	2.73	8.216	8.941	8.765	5.641	0.983	2.8	0.094	0.7	0.08	7.8
14	3.16	8.415	8.616	8.916	6.809	1.014	3.1	0.096	0.8	0.07	8.8
15	2.99	8.229	8.981	9.522	4.585	1.019	3.3	0.071	1.0	0.06	8.4
16	3.08	8.27	8.887	10.477	5.551	1.009	4.1	0.107	0.8	0.08	7.2
17	2.77	8.167	8.691	9.164	4.333	1.206	3.4	0.089	0.7	0.05	8.1
18	2.61	7.941	8.472	9.944	5.912	1.067	1.9	0.138	1.3	0.07	9.0
19	3.11	8.09	8.347	10.002	4.584	1.153	2.6	0.096	0.6	0.09	8.5
20	2.80	8.411	9.058	8.880	4.469	1.164	2.8	0.087	0.8	0.05	7.4
21	2.23	8.427	8.964	9.119	4.612	1.029	2.8	0.091	0.8	0.04	8.0
22	2.76	8.368	8.844	9.276	6.082	1.647	3.8	0.097	0.7	0.05	8.1
23	3.12	8.705	9.167	9.081	4.095	1.061	3.7	0.084	0.9	0.05	7.4
24	3.03	8.419	9.047	9.007	4.674	1.149	3.4	0.092	1.1	0.08	6.8
25	2.84	8.055	8.707	9.663	5.761	1.093	2.5	0.087	0.8	0.07	9.1

利用MATLAB来实现，求其关联度，结果见表9-11。

表9-11 关联度计算结果

	水浸出物	醇浸出物	水分	灰分	酸不溶性灰分	铅	镉	砷	汞	铜
r	0.8363	0.8206	0.7514	0.7896	0.8031	0.7482	0.7756	0.7465	0.5458	0.8335

从表9-11可看出，水浸出物与甘草酸含量关联度最大，为0.8363。

（三）典型相关分析

典型相关分析（canonical correlation analysis，CCA）是研究两组变量之间相关程度的方法。运用了数学降维的思想，分别在两组变量中提取有代表性的两个综合变量（分别为两个变量组中各变量的线性组合）即典型变量，利用这两个综合变量之间的相关关系来反映两组指标之间的整体相关性。

研究两组变量之间的相关性，是许多实际问题的需要。例如，研究中药指纹图谱指标（$x_1, \cdots, x_p$）与药效评价结果（$y_1, \cdots, x_q$）之间的相关性。当$p=q=1$时，就是两个变量之间的简单相关分析问题；当$p>1$，$q=1$时，就是一个因变量与多个自变量之间的多元相关分析问题；当p、q均大于1时就是研究两组多变量之间的相关性，称为典型相关分析。

设$X=(x_1, \cdots, x_p)'$，$Y=(y_1, \cdots, y_q)'$是两个相互关联的随机向量。利用主成分的思想，分别在两组变量中选取若干有代表性的综合变量V和W，每一个综合变量都是原变量的一个线性组合，即$V=a'X$，$W=b'Y$，用X和Y的线性组合$a'X$和$b'Y$之间的相关来研究X和Y之间的相关。新变量之间有可能最大的相关系数称为第一对典型相关变量。同理，可求得第二、第三、…、第k（k小于等于p和q中的较小者）对典型相关变量以及与之对应的相关系数，各对典型相关变量的相关信息互不交叉。求出第一对典型相关变量后，还可以去求第二对、第三对典型相关变量，使得各对之间互不相关。这些典型相关变量就反映了X与Y之间线性相关的情况。也可以按照相关系数绝对值的大小来排列各对典型变量的先后次序。第一对相关系数绝对值最大，第二对次之，更重要的是人们可以检验各对典型变量的相关系数绝对值是否显著地大于0。如果是，这一对综合变量就具有代表性；如果不是，这一对变量就不具有代表性，不具有代表性的变量就可以忽略。这样就可通过对少数典型变量的研究，代替原来两组变量之间相关关系的研究。

运用SAS9.4对甘草样品断面颜色指标值L*、a*、b*与HPLC指纹图谱三组色谱峰相对峰面积和做典型相关分析。运用颜色数字化方法对甘草断面颜色进行定量分析，利用HPLC开展甘草指纹图谱分析，并对二者进行典型相关分析，以探索颜色数字化指标与HPLC指纹图谱的相关性。

对34批甘草样品分别进行断面颜色值的测量，每个样品测定三遍，记录颜色指标的平均值，结果见表9-12。

表9-12 甘草断面颜色测量指标值

编号	断面颜色			编号	断面颜色		
	L*	a*	b*		L*	a*	b*
1	86.11	–3.61	32.38	18	79.15	–0.21	32.08
2	84.44	–3.97	32.9	19	80.83	–1.07	31.6
3	82.55	–2.69	33.94	20	80.77	–0.29	30.24
4	77.38	–0.14	31.33	21	86.61	–3.11	29.82
5	81.61	–1.18	32.74	22	84.29	–1.48	27.54
6	81.17	–1.19	33.74	23	83.74	–1.64	27.58
7	74.07	2.62	35.05	24	88.61	–4.23	23.26
8	81.09	–1.55	33.51	25	82.41	–0.3	27.84
9	81.35	–1.51	29.3	26	81.82	–1.4	26.22
10	82.33	–1.01	30.46	27	81.37	0.08	28.28
11	83.35	–1.55	28.75	28	83.24	–2	27.55
12	79	–1.74	29.6	29	84.15	–2.33	27.39
13	83.17	–2.3	33.65	30	81.29	–0.23	22.92
14	79.27	–0.2	32.74	31	83.44	–0.95	20.13
15	79.87	0.78	34.19	32	83.79	–1.48	20.29
16	82.76	–2.08	31.79	33	88.83	–3.27	19.12
17	84.84	–3.51	30.58	34	88.52	–3.47	20.06

L*表示明度，明度越大，越偏白；明度越小，越偏黑；a*和b*表示不同的色调方向，+a*表示红方向，–a*表示绿方向；+b*表示黄方向，–b*表示蓝方向，三者的坐标轴相互垂直。

结合甘草样品HPLC指纹图谱和文献分析，将1~10号峰划为一组，其以黄酮苷类成分为主；将11~17号峰划为一组，其以三萜皂苷类成分为主；将18~20号峰划为一组，其以香豆素类成分为主。按照上述分类对34份甘草样品进行总结。以各指纹图谱中测得的甘草酸峰面积为1，计算各样品图谱中色谱峰的峰面积比值，求得三部分的相对峰面积和，结果见表9-13。

表9-13 甘草三组色谱峰相对峰面积和

样品编号	1~10号	11~17号	18~20号	样品编号	1~10号	11~17号	18~20号
1	0.3639	0.2923	0.1015	18	0.2131	0.2143	0
2	0.3538	0.2153	0.0295	19	0.2667	0.2194	0
3	0.3456	0.2239	0.0201	20	0.2960	0.1924	0.0118
4	0.2715	0.2079	0	21	0.3463	0.2477	0.0320
5	0.3287	0.2061	0.004	22	0.2797	0.2268	0.0529
6	0.4352	0.2482	0.0054	23	0.2986	0.2394	0.0326
7	0.1575	0.1842	0.0165	24	0.3531	0.2174	0.1224
8	0.2932	0.1951	0.0403	25	0.1991	0.2136	0.0323
9	0.2836	0.2013	0.0138	26	0.3312	0.2298	0.0341
10	0.2630	0.2055	0.0179	27	0.1795	0.2452	0.0448
11	0.3022	0.2343	0.0111	28	0.2416	0.2338	0.0293
12	0.2952	0.1912	0.0067	29	0.3003	0.2388	0.0344
13	0.2734	0.1936	0.0073	30	0.2217	0.2479	0.0058
14	0.2577	0.1938	0.0078	31	0.3541	0.2319	0.1013
15	0.2410	0.1936	0.0121	32	0.4248	0.2600	0.1474
16	0.3598	0.2270	0.0571	33	0.3942	0.2410	0.0200
17	0.4218	0.2195	0.0103	34	0.3096	0.2581	0.1508

甘草断面颜色测量指标值定义为一组，甘草三组色谱峰相对峰面积和定义为另一组，利用SAS程序的cancorr过程进行典型相关分析，得到结果如表9-14所示。结果显示，第1、2典型相关系数具有统计学意义，第1、2典型相关系数分别为0.767748和0.547924，特征值的贡献率分别为75.72%、22.63%，前两对变量的累计贡献率高达98.35%。结果表明甘草断面颜色与HPLC指纹图谱有显著相关性。

表9-14 甘草断面颜色与HPLC指纹图谱的典型相关分析结果

典型变量对子	典型相关系数	贡献率（%）	累计贡献率（%）	$P_r>F$
1	0.767748	75.72	75.72	<0.0001
2	0.547924	22.63	98.35	0.0221
3	0.174303	1.65	100	0.3400

第二节 数据分析方法展望

PPT

随着信息技术的快速发展，大数据时代冲击着各个行业。在生物医药领域，基因组测序技术的革新使得低成本、高通量、快速成为现实，与此相关数据信息也出现了高通量增长，如何对这些海量的、复杂的数据信息进行处理，提取有效数据，为药物研发提供支撑是人们十分关心的问题。

新药临床试验研发耗时长、成本高，在降低药物研发成本方面，真实世界研究是新方法之一。随着信息技术的快速发展，医疗机构等收集了各种与患者健康状况、常规诊疗和保健有关的数据，按功能类型可分为医院信息系统数据、医保支付数据、登记研究数据、药品安全主动监测和自然人群队列数据等。在中药领域，如何进行真实世界研究、把真实世界数据转换成为真实世界证据，进行数据治理，是真实世界研究面临的挑战。真实世界证据的应用为新药注册上市的有效性和安全性、已上市药物的说明书变更、药物上市后要求或再评价提供证据。

一、大数据

（一）概念

大数据（big data）是指无法用现有的软件工具提取、存储、搜索、共享、分析和处理的海量的、复杂的数据集合。这些数据超过了传统数据库系统的处理能力。它的数据规模和传输速度要求很高，或者其结构不适合原本的数据库系统。为了获取大数据中的价值，必须选择另一种方式来处理它。数据中隐藏着有价值的模式和信息，在以往需要相当的时间和成本才能提取这些信息。大数据的特征，可以用四个V开头的关键词来描述。

1.**规模性（volume）** 指的是数据巨大的数据量以及其规模的完整性。数据的存储从TB扩大到ZB，这与数据存储和网络技术的发展密切相关。在药物研发过程中，随着高通量技术和数据加工处理技术的提高和发展，网络宽带的成倍增加，使得基因组和染色体组等数据得以存储，重要的是数据具有完整性。

2.**高速性（velocity）** 是大数据区分于传统数据挖掘的最显著特征，主要表现为数据流和大数据的移动性。现实中则体现在对数据的实时性需求上。随着移动网络的发展，人们对数据的实时应用需求更加普遍，比如可穿戴医疗设备对患者基本生理指标进行实时监控采集。高速性要求具有时间敏感性和决策性的分析能在第一时间抓住重要事件发生的信息。比如，几个小时的监控数据中可能只有几秒钟有用的异常数据。对此大数据进行分析需要排除无用数据，第一时间抓住异常信息，作出快速准确的判断。

3.**多样性（variety）** 指有多种途径来源的关系型和非关系型数据。这也意味着要在海量、种类繁多的数据间发现其内在关联。互联网时代，各种设备通过网络连成了一个整体。这个阶段，不仅数据量爆炸式增长，数据种类也变得繁多。相对于以往便于存储的以文本为主的结构化数据，非结构化数据越来越多，包括音频、视频、图片等，这些多类型的数据对数据的处理能力提出了更高要求。

4.**价值性（value）** 价值性的高低与数据总量的大小成反比。以全基因组关联分析为例，通过分析全基因组多态位点的方法寻找药物靶点。成千上万多态位点中，可作为药物靶点只有几个。又如对老年病、慢性病患者的实时监控，一天24小时连续采集的数据中，有用的数据可能只有几秒钟产生。如何通过强大的机器算法更迅速地完成数据的价值"提纯"成为目前大数据背景下亟待解决的难题。

（二）应用

大数据可以帮助研发人员提高新药研发效率。由于药物的生物过程和药物模型越来越复杂，大数据可以通过利用分子和临床数据，预测建模来帮助识别那些具有很高可能性被成功开发为药物的安全有效的潜力备选新分子。利用大数据可以帮助提升临床试验的效率。例如筛选临床试验受试者的筛选标准通过大数据，可以瞄准特定人群，这样临床试验就可以规模更小、时间更短、成本更低，更加有效。同时可以通过大数据分析来实时监控临床试验，及早发现可能出现的问题，避免试验过程中成本增加或出现不必要的延误。相对于原来僵化的数据孤岛，使用大数据可以帮助数据在不同功能单元之间顺畅流动。通过打破内部各功能之间的信息壁垒并提升跟外部合作伙伴的协作，制药公司可以大幅扩展其知识和数据网络，如与外部合作伙伴——医生和CRO共享关键数据。数据的这种顺畅流动，对能创造商业价值的实时预测性数据进行分析非常关键。

此外，为确保合理分配稀缺的研发资金，项目组合与产品线相关的快速决策至关重要。但制药企业经常发现，很难作出适当的决定。比如哪个项目该继续、哪个项目该砍掉。基于信息技术的项目组合管理能快速无缝地实现数据驱动的决策。通过大数据分析当前项目的商业开发机会，预测其市场竞争力，帮助企业客观地作出决定，以确保研发投入的合理性。

虽然大数据可以有效地帮助研发人员提升新药研发效率，但目前大数据技术还有一些方面需要改进。目前大数据技术面临的问题有：①信息采集不足。大数据要发挥作用，首先要有足够的患者、药物等相关信息，这是数据分析的基础，然而许多患者可能出于隐私考虑不愿提供这些信息，制药企业也有可能因为商业利益不愿共享药物成分等敏感信息，这就直接导致信息采集不足；②要从海量信息中得出有用的结论，专业的数据分析必不可少，采集到足够信息后，需要由相关领域的专业人士与信息技术专家一起对数据进行有针对性的归纳和分析，而这种跨学科、跨领域合作能否顺利实现，是大数据技术实际应用中的重要问题，而且正考验着制药企业的大数据整合能力。目前医疗信息物流系统非常分散，为了集成一个整体数据，常常需要连接多个分散数据库的数据，进行重新整合，这样操作非常麻烦和浪费时间；③在技术层面还存在网络容量有限的问题。很多新药研发机构现有的基础设施无法满足海量信息分析和处理的需求，因此如何降低存储成本以及提升应用价值就成为大数据所面临的关键技术难题。

二、真实世界数据证据

全球范围内，中国是真实世界研究热点地区。2016年，美国国会通过《21世纪治愈法案》，明确美国食品和药物管理局（Food and Drug Administration，FDA）可在合适情况下使用真实世界数据，作为医疗器械及药品上市后研究及新适应证开发的审批证据。随后，真实世界研究成为制药企业等拓展的重要方向。

近年来，中国真实世界研究相关政策指南的发展还是比较迅速的。2018年8月，在第八届中国肿瘤学临床试验发展论坛上，发布了《2018年中国真实世界研究指南》。系统性对真实世界研究提供建议和指导，同年9月在第三届中华医学事务年会（CMAC）发布了《真实世界研究实践专家共识》，从国内外真实世界研究现状等基本问题谈起，探索了真实世界研究目前存在的误区、流程、应用场景等问题。从监管层面，2019年5月药品审评中心发布了《真实世界证据支持药物研发的基本考虑（征求意见稿）》，并于2020年1月发布《真实世界证据支持药物研发与审评的指导原则（试行）》。2020年8月初，发布了《用于产生真实世界证据的真实世界数据指导原则（征求意见稿）》，从真实世界数据的定义、来源、评价、治理、标准、安全合规、质量保障、适用性等方面，对真实世界数据给出具体要求和指导性建议，以帮助申办者更好地进行数据治理，评估真实世界数据的适用性，为产生有效的真实世界证据作好充分准备。2021年4月，《用于产生真实世界证据的真实世界数据指导原则（试行）》正式发布。2019年10月，《中国中成药真实世界研究技术指导原则》征求意见稿发布。针对各种常见的真实世界研究方法，从研究立题、方法选择等方面进行了阐述，使其适用于真实世界数据的中成药评价。

（一）概念

对于真实世界数据、真实世界证据定义不同的文献对其描述略有不同，但是核心是一致的。药品审评中心在颁布的《真实世界证据支持药物研发与审评的指导原则（试行）》中给出的定义为：①真实世界数据（real-World data，RWD）是指来源于日常所收集的各种与患者健康状况和（或）诊疗及保健有关的数据。并非所有的真实世界数据经分析后都能成为真实世界证据，只有满足适用性的真实世界数据才有可能产生真实世界证据。②真实世界证据（real-World evidence，RWE）是指通过对适用的真实世界数据进行恰当和充分的分析所获得的关于药物的使用情况和潜在获益-风险的临床证据，包括通过对回顾性或前瞻性、观察性研究或者实用临床试验等干预性研究获得的证据。

真实世界数据并不等于可以得到真实世界证据。它需要经过合理设计的真实世界研究，对适用于产生真实世界证据的真实世界数据进行适当的和充分的分析以得到真实世界的证据。因此，为了能够得到真实世界的证据，需要明确解决临床问题，设定统计假设。然后收集真实世界的数据，经过合理和充分的设计和分析，最终生成用于支持监管决策的真实世界证据。

（二）常用统计分析方法

真实世界数据的主要来源包括医院信息系统数据、医保支付数据、登记研究数据、药品安全性主动监测数据、自然人群队列数据、组学数据、死亡登记数据、患者报告结局数据、来自移动设备的个体健康监测数据、公共健康数据和患者随访数据等。由于真实世界数据量大，采集数据时间跨度长，与随机对照试验收集到的数据比较，目前的真实世界数据会出现由于缺乏数据记录、采集、存储等流程的严格质控而造成真实世界数据的不完整，为利用真实世界数据进行分析产生真实世界证据增加了难度。另外，真实世界数据尤其是登记研究数据的收集具有倾向性，会导致对真实世界数据分析的结果产生偏倚的潜在风险。由于以上的风险和挑战，使得不是所有的真实世界数据都可以转化为真实世界证据的，尚需要对真实世界数据的质量加以评估。

数据治理（data curation）是指针对特定临床研究问题，为达到适用于统计分析而对原始数据所进行的治理，其内容包括但不限于数据安全性处理、数据提取（含多个数据源）、数据清洗（逻辑核查及异常数据处理、数据完整性处理）、数据转化（数据标准、通用数据模型、归一化、自然语言处理、医学编码、衍生变量计算）、数据传输与存储和数据质量控制等若干环节。真实世界数据治理包括个人信息保护和数据安全处理、数据提取、数据清洗、数据转化、数据质量控制等内容。

1.描述性分析和非调整分析　对于真实世界研究，正确有效的描述性统计分析可以发挥较为重要的作用。描述性统计是一种基本的统计分析方法，以一种简单有效的方式计算、描述和总结所收集的研究数据。在真实世界数据分析中常用的描述性统计分析包括采用均值和中位数的统计量分析数据的集中趋势；采用方差、标准差、四分位范围和数据取值范围等统计量分析数据的离散程度；采用偏度和峰度等统计量分析数据的分布形态。描述性统计分析既有优势，也有不足。通常，数据已经可用，因此使用起来既方便又高效，不存在选择上的困难。然而，描述性研究严重的局限性，推测的原因和结果之间的时间关联可能不清楚。

2.调整分析

（1）协变量的选择　对于采用调整协变量的因果推断方法，协变量选择方法大致分为两类，一类是基于暴露至结局相关路径构成的因果关系网络，识别出风险因子、混杂因素、中间变量、时变型混杂因素、碰撞节点变量及工具变量，将风险因子和混杂因素作为协变量纳入模型，同时避免纳入中间变量、碰撞节点变量和工具变量，但对于混杂等复杂情况，可能需要调整中间变量和碰撞节点变量，对此额外引入的偏倚，应注意采用合理的统计分析方法同时进行控制。当有足够的信息可以构建因果关系图时，是分析评估混杂因素、选择调整变量最稳健的方法。另一类协变量选择方法是基于高维自动变量选择的方法，从数据中经验的学习变量间的相关关系，筛选出与处理因素或结局变量相关的变量作为协变量。经验变量的选择方法是从文献中总结得出，非试验性研究的数据收集主要是前瞻性的，需要深思熟虑的计划，以确保对所有重要研究变量的完整收集。各种与患者健康状况、常规诊疗和保健有关的多用途数据源具有高维度，研究人员面临的新挑战是从这个高维空间中选择一组变量，这些变量表征了患者在选择治疗时的基线状态，从而能够识别因果效应，或者至少产生最少的有偏估计。

（2）利用传统的多变量回归模型进行调整分析　回归模型正在越来越频繁地应用于临床和流行病学研究，以评估治疗效果、研究风险因素、探索预后模式，并得出对个别患者的预测以及其他用途。大多数回归模型都是根据结果变量的建模方式来描述的。比如在线性回归中，结果是连续的，而逻辑回归的结果是二分类的，生存分析的事件结果则涉及时间。从统计学上讲，多变量分析是指有多个自变量或响应变量的统计模型多变量模型可以被认为是在模型方程的右侧有多个变量的模型。这种类型的统计模型可以用来评估一些变量之间的关系，可以评估独立的关系，也可以同时调整潜在的混杂因素。多元回归分析是处理混杂问题最重要的分析方法之一。

3.**倾向评分**　是指在一定协变量条件下，一个观察对象可能接受某种处理（或暴露）因素的可能性，可以综合概括所有已观测到的协变量的组间均衡性。对基于这些协变量的倾向评分进行调整，可以有效地控制混杂效应，是一种在有较多协变量的情况下对混杂效应的调整方法。倾向性评分一旦被合理估计，就可以用不同的方法来控制真实世界队列研究中的混杂因素。利用倾向性评分进行因果效应估计，通常可采用的方法包括倾向性评分匹配法、倾向性评分分层法、逆概率加权法以及将倾向性评分作为唯一协变量纳入统计模型进行调整分析的方法。

倾向性评分与因果关系推断的需求密不可分。所谓因果关系就是在保证其他条件都可比的前提下，评估干预对于患者预后的影响。这是为什么随机对照试验是推断因果关系的金标准，即通过随机化过程对所有的基线因素进行平衡。也就是说，在满足入选条件的患者中，他们是否接受治疗是通过完全随机化决定的。

4.**疾病风险评分**　与倾向评分作用相似，是一个基于所有协变量的综合指标，定义为假定无暴露和特定协变量条件下，发生结局事件的可能性。估计疾病风险评分的方法一般分为：①利用研究样本的所有观测值，将暴露和协变量作为自变量，研究结局作为因变量进行拟合，得到相应的疾病风险评分预测值；②利用无暴露的样本估计疾病风险评分，然后将所有研究样本的协变量取值回代入疾病风险评分模型，得到相应的疾病风险评分预测值。对于结局事件常见，处理因素却罕见，或者可能存在多重暴露的研究，疾病风险评分方法是一种较好的选择，能够平衡不同组间样本的基线疾病风险。对于处理因素多水平，且部分水平较罕见的情况，建议选择疾病风险评分方法。

5.**工具变量**　采用上述传统多元回归、倾向评分和疾病风险评分等方法只能控制已测得到的混杂因素，对未知或无法测量的混杂因素无法调整。工具变量能够控制未观测到的混杂因素，进而估计出处理与结局的因果效应，不涉及具体地对混杂因素或协变量的调整。如果某变量与处理因素相关，并且对结局变量的影响只能通过影响处理因素实现，同时与暴露和结局的混杂因素不相关，那么可以把该变量引入作为工具变量。使用工具变量最大的难点在于找到合适的工具变量。首先，工具变量必须与暴露和结局的混杂因素不相关。其次，工具变量对结局不能有直接影响。最后，工具变量必须与研究的处理因素相关，而且相关性越高越好。较为常见的工具变量估算方法是两阶段最小二乘法。

在真实世界研究中，最重要的就是如何把真实世界数据转化为真实世界证据，主要的目的就是减少数据的偏倚。并且缺失数据在真实世界研究中通常难以避免，不仅结局变量可能缺失，协变量也有可能缺失。研究者和申办方应考虑优化试验设计，尽可能地将缺失率降到最低。在进行主要分析前，应先尝试分析数据缺失的原因。对于缺失数据，选择正确的方法进行填补和分析是避免偏倚和信息损失的有效手段。恰当的填补方法应根据缺失机制和临床问题建立相应的假设来确定。

如何充分合理的利用大数据和真实世界的数据，通过合适的数学和统计模型整合与分析数据以达到为药物评审提供可靠的证据补充是今后科研工作的方向。

药知道

　　国家药监局发布《真实世界证据支持药物研发与审评的指导原则》，其中指出，"对于名老中医经验方、中药医疗机构制剂等已有人用经验药物的临床研发，在处方固定、生产工艺路线基本成型的基础上，可尝试将真实世界研究与随机临床试验相结合，探索临床研发的新路径"。应用真实世界证据支持已有人用经验中药的临床研发策略可以有多种，应根据产品的特点、临床应用情况以及数据适用性等，选择不同的研发策略。例如可以探索将观察性研究（包括回顾性和前瞻性）代替常规临床研发中Ⅰ期和（或）Ⅱ期临床试验，用于初步探索临床疗效和安全性；在观察性研究的基础上，再通过RCT或PCT进一步确证已有人用经验中药的有效性，为产品的注册上市提供支持证据。如果经过评价，存在适用的高质量真实世界数据，且通过设计良好的观察性研究形成的真实世界证据科学充分，也可与药品监管部门沟通，申请直接作为支持产品上市的依据。世界中医药学会联合会、中国中药协会先后成立了真实世界研究专业委员会，这些学术组织将为RWS规范开展提供方法支持。如通过RWS评价经典方药的疗效，适合基于经典方开发的新药评价，进一步认识临床适应证，提高合理用药水平。

目标检测

一、选择题

（一）A型题（最佳选择题）

1. 寻找能反映样本元素间亲疏关系的统计量，根据统计量对样本进行分类是（　　　　）的本质

　　A. 因子　　　　　　　　　B. 主成分分析　　　　　　C. 判别

　　D. 聚类　　　　　　　　　E. 人工神经网络

2. 多元统计学中的各个模型在不断地发展，为了与经典统计加以区别，被称之为

　　A. 新型多元统计　　　　　B. 现代多元统计　　　　　C. 复杂统计

　　D. 多元统计　　　　　　　E. 现代统计

3. 人工神经网络处理的是

　　A. 线性问题　　　　　　　B. 非线性问题　　　　　　C. 离散型问题

　　D. 连续型问题　　　　　　E. 精确模型问题

4. 关于主成分分析的说法正确的是

　　A. 删除无用变量　　　　　　　　　　　B. 高维空间降为低维空间

　　C. 寻找变量潜在关系　　　　　　　　　D. 考察多组数据相关性

　　E. 寻找特殊变量

5. 判别分析又称

　　A. 因子分析法　　　　　　B. 判断分析法　　　　　　C. 分辨分析法

　　D. 聚类分析法　　　　　　E. 校度分析

6. 多元统计分析方法常用软件不包括

　　A. SAS　　　　　　　　　B. R　　　　　　　　　　C. SPSS

　　D. DAS　　　　　　　　　E. WINNOLIN

（二）X型题（多项选择题）

7. 判别分析常用方法主要有
    A. 距离判别分析　　　　　B. 费歇尔判别分析　　　　C. 等距判别分析
    D. 贝叶斯判别分析　　　　E. 投影判别分析

8. 线性相关分析包括
    A. 双变量相关分析　　　　B. 偏相关分析　　　　　　C. 距离分析
    D. 多元分析法　　　　　　E. 校度分析法

9. 以下属于大数据特征的是
    A. 规模性　　　　　　　　B. 高速性　　　　　　　　C. 多样性
    D. 价值性　　　　　　　　E. 流动性

10. 以下属于真实世界数据治理的是
    A. 数据安全处理　　　　　B. 数据提取　　　　　　　C. 数据清洗
    D. 数据转化　　　　　　　E. 数据质量控制

二、问答题

1. 聚类分析与判别分析有什么异同点？

2. 真实世界数据与真实世界证据有什么区别？

参考文献

［1］杭太俊.药物分析［M］.9版.北京：人民卫生出版社，2022.

［2］刘丽芳.中药分析学［M］.3版.北京：中国医药科技出版社，2020.

［3］钟赣生.中药学［M］.5版.北京：中国中医药出版社，2021.

［4］楚中亚，张博，靳颖颖.中药质量控制模式的现状和发展趋势［J］.河南医学研究，2021，30（2）：271-273.

［5］毕开顺.高等药物分析学［M］.北京：人民卫生出版社，2021.

［6］倪鸿飞，何衍钦，沈欢超，等.连续制造研究进展及中药过程知识系统研究［J］.中国中药杂志，2021，46（8）：2045-2050.

［7］孙昱，徐敢，文海若.FDA连续制造对中药智能制造的借鉴和思考［J］.中草药，2021，52（21）：6755-6767.

［8］郭焱.UPLC波长切换法同时测定脑安颗粒中9种化学成分的含量及其化学模式识别分析［J］.中国现代中药，2021，23（5）：868-875.

［9］刘倩倩，梁诗瑶，林艳，等.ICP-MS法测定不同产地玉竹和黄精中26种无机元素［J］.中成药，2022，44（10）：3206-3213.

［10］杨国营，梁颖，曹俊岭，等.中药配方颗粒调剂技术规范专家共识（2022年版）［J］.医药导报，2022，41（8）：1079-1082.

［11］邓远雄，李晓宇，郝刚.体内药物分析［M］.2版.长沙：中南大学出版社，2022.

［12］戴胜云，蒋双慧，董静，等.基质辅助激光解吸电离成像质谱法可视化分析制川乌炮制过程生物碱空间分布的研究［J］.中国药学杂志，2022，57（10）：834-839.

［13］世界中医药学会联合会.网络药理学评价方法指南［J］.世界中医药，2021，16（4）：527-532.

［14］Semra Akgönüllü，Handan Yavuz，Adil Denizli. SPR nanosensor based on molecularly imprinted polymer film with gold nanoparticles for sensitive detection of aflatoxin B1［J］. Talanta，2020，219：121219.

［15］Xie L，Zhao Y，Duan J，et al. Integrated proteomics and metabolomics reveal the mechanism of nephrotoxicity induced by triptolide［J］. Chem. Res. Toxicol.，2020，33（7）：1897-190.